# 男性百歳の研究

秋坂真史［編著］

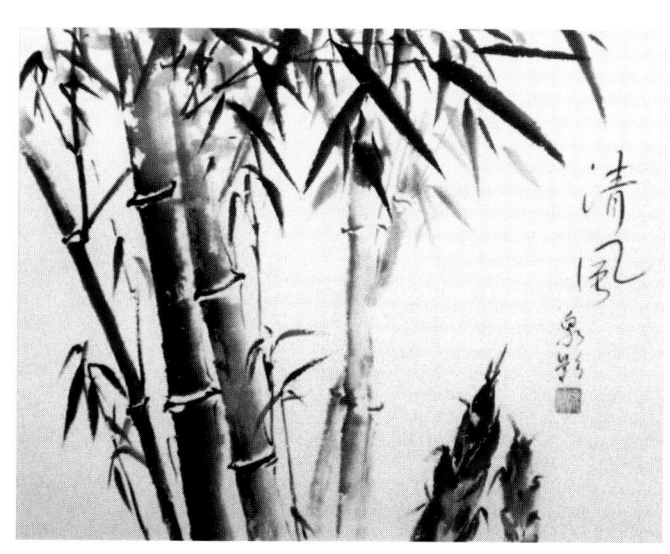

九州大学出版会

本書は財団法人日本生命財団の出版助成を得て刊行された

# 序

　本書は，編著者が沖縄に滞在していた十数年間に，フィールド調査や訪問健康診断，あるいは個人的に出会って，その後もお付き合いさせていただいた500名近くに上る百歳以上の長寿者の方々，とりわけ100名前後の男性百歳から得た調査資料やデータを整理し，あるいは分析した結果をまとめたものである。そのような事情から，本書はとくに，全国の百歳というよりも沖縄百歳，また百歳全体というより男性百歳に的を絞って書かれたものである。

　さて「男性百歳」と男性に焦点を当てたのには理由がある。ある程度予想はしていたものの，調査当初の対象選択の時点で既に圧倒的優位を誇った女性百歳に対して，男性百歳はわずか1割程度という少なさに驚き，この異常なまでの男女差に対する疑問が長年頭を離れなかったからである。

　つまり，ヒトの長寿現象における男性の完璧なる「ひ弱さ」に，科学の好奇心がくすぶり続け，さらに多くのデータを集める衝動にかられたのだった。そして，調べていくにつれ，増え続ける各分野の資料についても，性差は至るところに垣間みられ，ますます疑問はつのるばかりであった。

　母の胎内から生まれ出るときは約1.15倍と男性が多いのに対し，成人に達するまでに激減して男女比はほぼ均等になる。その後は完全に女性に押され，中年には優位性を失い，高齢期に至っては，男性はその「社会的優位性」とは全く裏腹に，生物学的あるいは医学的には女性に圧倒され，ひいては同性の中でも淘汰され続けていくのである。その結果，百歳の栄誉を得るのはごく少数の者に限定されるに至るわけである。その男女比も，ここ数年間は1:9程度という低さである。したがって，森羅万象の中にあっても，これほど「竜頭蛇尾」である科学的現象も珍しいであろう。

　多くの沖縄百歳から得たデータとはいえ，もとより編著者の浅学なるがゆえの分析の甘さや物足りなさも随所にあるかと思う。もともと本研究は編著者のライフワークでもあり，まだまだ発展途上の研究であるがゆえ，足りない部分は今後とも時間をかけてじっくりと煮つめていくつもりである。したがって，今後とも温かい御助言，御叱正を賜われば幸いである。

　ここで，本書は日本生命財団の出版助成にて世に出ることができたことを記し，その御支援と，本書の編集に御尽力いただいた九州大学出版会のスタッフ皆様の労に対しても感謝したい。日頃からの臨床や研究での御指導，長寿科学総合研究事業での百歳調査あるいは本書の出版に当たり，種々の点で御指導や御支援を賜った，崎原盛造琉球大学医学部教授，平良一彦琉球大学教育学部教授ならびに石津宏琉球大学医学部教授の諸氏に，この場を借りて御礼申し上げる。

　なお本書の事例には，直接間接に筆者が出会った百歳男性の中でも，最も印象に残った方々に登場していただいた。編著者の調査中，泉重千代翁以外は，すべて生存中の方であり，電話調査や自

宅に何度か直接足を運ばせてもらって，健康診断や調査をさせていただいた。また泉重千代翁については，既に死去されていたので幾つかの文献に頼ったが，中でも『月刊南島』(海風社，大阪)および『ザ・長寿』(星雲社，東京)は参考とするところ大であった。さらに直接出会った方々については，この取材に快く応じてくれた家族の皆さん，とくに主たる介護者たる渡名喜ヨシ子様，親川京子様，そして比嘉信子様に，たいへん御世話になった。さらに，百歳の訪問健診と調査に御理解と御協力をいただいた，沖縄県内市町村の保健衛生課の課長はじめスタッフの皆様，また他の百歳の家族とくに介護者の皆様にも，この場を借りて厚く感謝申し上げる次第である。

2000年2月吉日

秋坂真史

# 目　　次

序 ............................................................................................................................ i

## 第 1 章　沖縄県における長寿の疫学的特徴 ........................................................... 1
　　はじめに　1
　　1.　沖縄県の疫学的背景　1
　　2.　沖縄県人の死因と死亡率　3
　　3.　地域別市町村別の疫学的背景　7
　　4.　長寿者に関する疫学的背景　9

## 第 2 章　長寿研究の系譜と展望 ............................................................................ 17
　　はじめに　17
　　1.　古代・中世日本における長寿研究の系譜　17
　　2.　近世日本における長寿研究の系譜　19
　　3.　近代日本における長寿研究の系譜　20
　　4.　沖縄県における初期の長寿研究の系譜　25
　　5.　沖縄県における近年の長寿研究の系譜　29
　　6.　長寿研究とくに百歳研究の現況と今後の展望　34

## 第 3 章　長寿の性差に関する概要 ......................................................................... 37
　　はじめに　37
　　1.　寿命と最大寿命　37
　　2.　寿命の生物学的基礎　39
　　3.　長寿の性差に関する国際的通念　41
　　4.　わが国の疫学的性差　43
　　5.　生活習慣的性差　43

## 第 4 章　男性百歳の研究 ........................................................................................ 51
　　第 1 節　生 育 環 境　51
　　　　1.　自然環境（自然風土）　51
　　　　2.　精神環境（精神風土）　66
　　第 2 節　体質と遺伝　71

1.　沖縄地域住民における血清脂質濃度　　71
　　　2.　大動脈脈波速度と動脈硬化指数　　73
　　　3.　百歳の骨密度と日常生活動作能の関連性　　79
　　　4.　沖縄の百歳に関する遺伝学的研究　　81
　　　5.　性腺刺激ホルモン分泌能に関する検討　　89
　　　6.　血液学的検査成績の経年変化に関する研究　　90

　第3節　疫病と受療行動　　96
　第4節　臨床検査成績　　121
　　　1.　平均値の比較　　122
　　　2.　異常値の出現率（ADLによる比較）　　134
　第5節　結婚と社会　　145
　　　1.　男性百歳の所在　　145
　　　2.　百歳長寿の社会的意義　　152
　第6節　労働と体力　　159
　　　1.　百歳の職業労働歴調査　　159
　　　2.　長寿地域の中高年から老年者の心拍数の測定　　161
　　　3.　百歳の現在の心拍数の測定　　167
　　　4.　推定消費カロリーと実際の栄養摂取カロリー　　168
　　　5.　最長寿男性の日常生活動作能の推移　　176
　第7節　生活習慣・ライフスタイル　　179
　　　1.　百歳のライフスタイル　　179
　　　2.　日常生活動作能　　184
　　　3.　長寿者の超音波による踵骨骨密度と生活動作機能との関連性　　190
　　　4.　「最長寿男性」における生活習慣の差異と類似性　　192
　　　5.　「知的生活」を貫いた男性百歳の生活習慣　　196
　第8節　家族と家庭　　199
　　　1.　家族の一般的変容　　199
　　　2.　高齢者の家族の変容　　204
　　　3.　百歳の家族　　209
　　　4.　家族関係　　222
　　　おわりに　　224
　第9節　食物と栄養　　226
　　　1.　男性百歳のメニュー　　226
　　　2.　摂取栄養量　　232

3.「長寿食」に関する一つの考案　238
　　まとめにかえて　244

第10節　性格・心理と精神機能　245

# 第5章　事例研究 ............................................................................................. 267

　はじめに　267
　1. ギネスブックが認めた「世界一長寿男性」　267
　2. 移民地・ハワイからの不運な帰国　272
　3. 最長寿男性例のまとめ　276
　4. 外国の日系百歳例　277
　5. 琉球系カナダ人と沖縄人のまとめ　281
　6. 知的百歳（Intellectual centenarian）　282
　おわりに　284

題字および扉画：秋坂泉影

# 第1章　沖縄県における長寿の疫学的特徴

はじめに

　沖縄県は南西諸島の中核を担い，日本の最南端と同時に最西端に位置している．その最西端である与那国島は東シナ海に浮かび，そこからは天気の良い日には台湾が見えるほど，隣国の台湾や中国に近いことを実感する．沖縄県は国家的にはもちろん日本国の一県であるが，歴史的にはかつて琉球王朝としての独立国であり，民族・文化的にも独特のものを有している．南西諸島は奄美大島周辺の島々まで含まれ，この北部の島々は現在は鹿児島県に属するが，かつての住民は近世までは琉球人として今の沖縄県人と区別がなかった．そして沖縄を含めた南西諸島は，現在なお，歴史・民族的に同一の文化圏を形成していると考えられる．

## 1. 沖縄県の疫学的背景

　沖縄県の人口は1990年には122万人で，65歳以上の老年人口はその7%に当たる，いわゆる高齢化社会である．しかしながら沖縄は，出生率も高く15歳未満の年少人口も多いため，老年人口比は全国的にみると比較的低い水準にある．ただし，65歳以上の老年人口の中での構成比をみると，85歳以上の後期高齢者の占める割合は12%と全国一で，老年人口における高齢化は最も進んでいると言える．沖縄県の人口に関して，例えば平成2年度の資料によると60歳以上の割合が約3.6%で，全国同年齢層男性の約5.5% あるいは沖縄同年齢層女性の約4.5%（全国同年齢層女性は約5.7%）よりかなり小さい値を示しているが，これは主に戦争による影響である．したがって，以後の数値比較の中で，沖縄男性の長寿率を問題とする際には，一般住民あるいは戦闘員としての戦死による対象数減少に対する考慮は必要である．女性の場合も，全国女性との比較の意味においては同様である．つまり沖縄の長寿は有名であるが，実際の数値に関する以上，沖縄戦という悲惨な歴史がなかったなら，現在の長寿者率ははるかに大きな数値になっていたものと推察される．

　20歳から30歳代の青年人口は就学や就職のため県外に流出して人口比は小さいが，近年の少子化，すなわち出生率低下による15歳未満の年少人口の落ち込みは全国より緩やかであり，平成2年の資料では年少人口比が25%で全国平均（18%）よりかなり高い．

　沖縄県は離島を含めると53市町村の自治体より成り，このうち沖縄本島内に存在する自治体総数は33を数える(図1–1)．本章および以降の各章において出てくる自治体の名称と地理的位置について

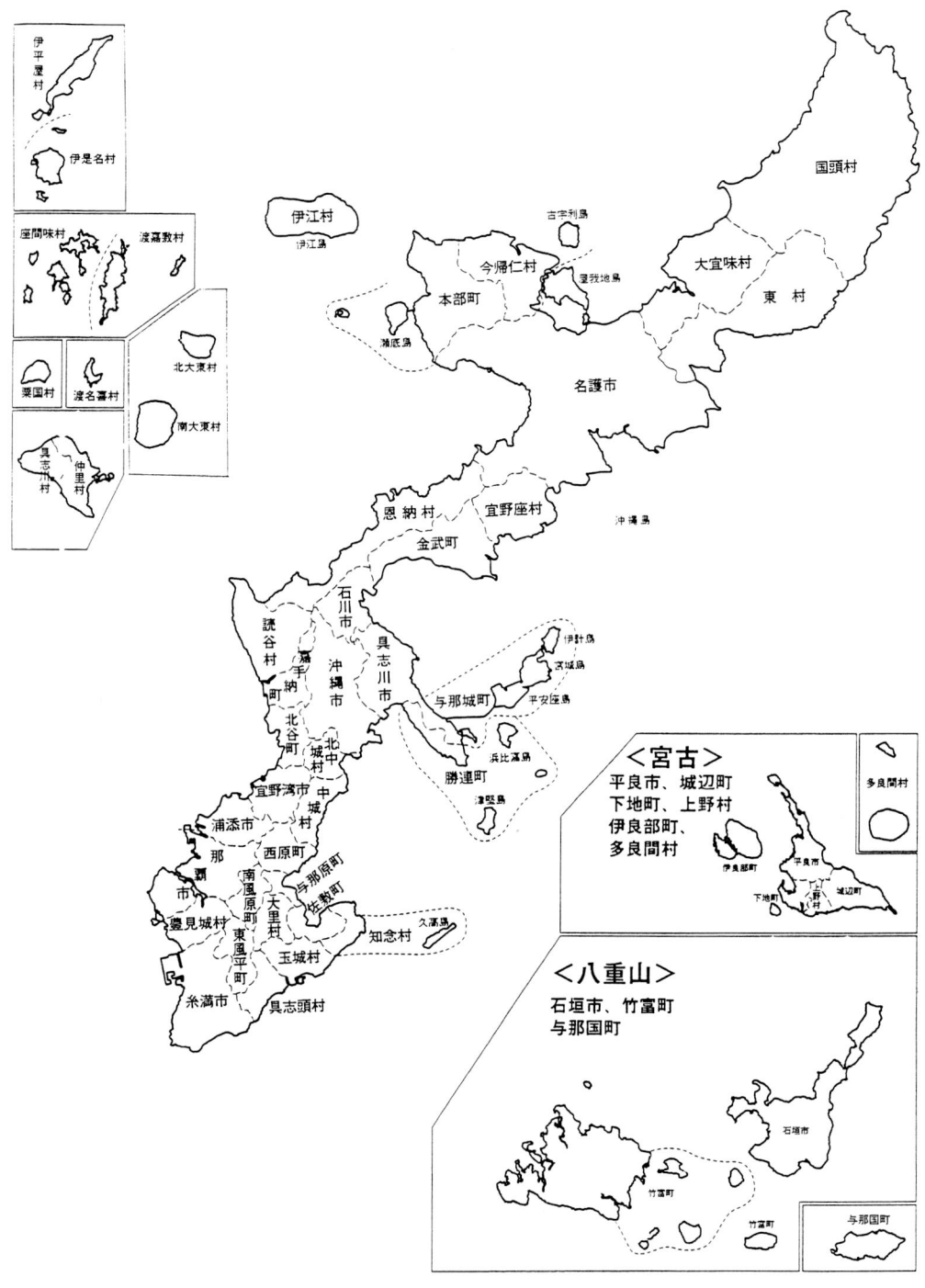

図 1–1

は，この図 1–1 を参照されたい。

　市町村別にみると，人口 5 万人以上の市町村は，南から那覇市，浦添市，宜野湾市，沖縄市，具志川市そして名護市であるが，総人口に占める 65 歳以上老年人口比が県平均より大きく上回る自治体はなく，ほぼ同値なのは中北部の大きな農村地帯を抱え込む具志川市と名護市のみである。すなわち，年少人口は沖縄県でも比較的大きな都市，とくに南部のそれに集中する傾向をみせている。総人口に占める老年人口比が 25% 以上の「超高齢社会」に既になっている県内の自治体は，伊是名村，渡嘉敷村，座間味村，大宜味村，渡名喜村そして粟国村の 6 村である。このうち 30% 以上に達している自治体は，渡名喜村と粟国村で，いずれも沖縄戦の影響が比較的小さかった孤島である。25% 以上の「超高齢」自治体も，大宜味村を除けばすべて離島で，離島や山原の過疎地域に高齢者が多いことが数値上も裏付けられる。

## 2. 沖縄県人の死因と死亡率

　年齢調整死亡率[*]は，全国と同様年々減少しているが，その減少度は沖縄県ではかなり鈍化し，ここ 15 年ほぼ横ばい状態が続いている。平成 2 年度の都道府県別の年齢調整死亡率では，沖縄県は男性で 45 位，女性では 47 位と全国的には最も低い水準である。しかし近年は全国との差も徐々に減少しつつある。20 歳から 39 歳の青年男子の死亡率は全国平均の 2 倍近くとかなり高く，とくに 20 歳から 24 歳年代層ではこの較差が拡大しつつある。すなわち沖縄県の青年男性の死亡率は全国的にも高水準にある。

　一方で，40 歳から 64 歳の中壮年期死亡率は，50 歳未満で全国よりもやや高く，50 歳前半ではほぼ全国並みで，55 歳以上の年代層では全国平均を下回る。

　さらに，65 歳以上の高齢者の死亡率はすべての年齢階級で全国より低い水準で推移しているが，その較差は縮まりつつあり，平成 4 年には 75 歳未満で全国とほぼ同レベルにまで落ち込んだ。女性の場合は，若年層で年による変動でやや高くなることもあるが，おしなべて全国との較差はほとんどみられないと考えてよい。中壮年や高齢者層でも同様で，ほとんどすべての年齢層で全国平均よりも低い水準で推移している。

　若年者ほど死亡率が全国値より高い傾向を有することは，出生年別のコホート[**]でみても同様である。すなわち，昭和 43 年から 47 年生まれのコホート群は，いずれも全国より死亡率がかなり高

---

[*] 年齢調整死亡率（age-adjusted mortality rate）とは，年齢構成の違いを調整して，死亡に対する年齢の影響を取り除いた上で，集団間の死亡率の差を比較する指標。
　　また，観察対象集団の年齢階級別死亡率が基準集団のそれと同じであった場合に，観察集団において期待される死亡数を期待死亡数と呼ぶが，これと実際の死亡数との比を標準化死亡比（SMR: standardized mortality ratio）という。SMR が，1 より大であれば観察集団は基準集団よりも死亡率が高く，1 より小であれば観察集団の死亡率は低いということができる。
[**] コホート（cohort）とは，疫学的研究において，ある時期に予想を立てた上で追跡された一定の人口集団のこと。

く，大正2年から昭和7年までは全国とほぼ同値である。また，明治26年から大正元年のコホート群は，いずれも全国より死亡率が低くなっている。

ところで，沖縄県復帰後の20年間(1973年から1992年)の死亡数を死因別にみると，男性では悪性新生物，心疾患，損傷・中毒，脳血管障害の順に多く，女性では悪性新生物，心疾患，脳血管障害，肺炎・気管支炎の順となっている。全体で，悪性新生物（21.3％），心疾患（15.0％），脳血管障害（13.7％），損傷・中毒（9.0％），老衰（7.6％），肺炎・気管支炎（6.8％）であった。死因順位は，1973年には脳血管障害，悪性新生物，老衰であったものが，20年後の1992年には悪性新生物，心疾患，肺炎・気管支炎，脳血管障害，損傷・中毒，老衰の順になった。したがって，死因別死亡率の年次推移をみると，悪性新生物，心疾患，肺炎・気管支炎が増加し，脳血管障害と老衰は減少，また損傷・中毒はほぼ横ばいで推移している。

このように沖縄県では，悪性新生物，心疾患，脳血管障害の3大死因による死亡率は，全国に比していずれも低いレベルにある。また，損傷・中毒，肺炎・気管支炎は，全国とほぼ同率である。

ちなみに悪性新生物は，全国より4年早い昭和52年から既に脳血管障害を抜いて，沖縄県では死因のトップになった。その年齢調整死亡率は，全国と同様に男性では増加，女性では減少傾向にあり，また男女とも全国より低い水準にあるがその較差は小さくなっている。さらに悪性新生物の部位別死亡率の推移をみると，男性では1978年から，また女性では1985年から，気管支及び肺癌が胃癌を抜いて第1位になった(図1-2)。胃癌は男性では横ばい，女性ではやや減少している一方で，大腸癌が男女とも著しく増加している。とくに女性では，大腸癌による死亡が1990年より胃癌を抜き，翌年は一時，気管支及び肺癌を抜いてトップになったこともある。また白血病や肝癌も漸増している。女性で1973年に死亡数が最も多かった子宮癌は，1989年まで急速に減少していたが，また近年は増加傾向にある。さらに乳癌は増加傾向にある。

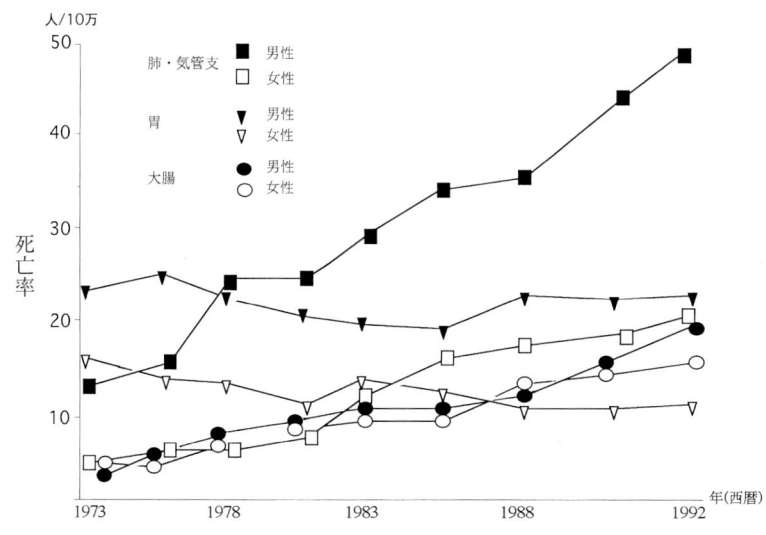

図 **1-2** 悪性新生物死亡率の年次変化

年齢層別に概観すると，沖縄県人の45歳未満では白血病，45歳以上では気管支及び肺癌，そして食道癌による死亡率が全国より高く，肝癌の割合は低い。また胃癌は，すべての年齢階級で全国よりも小さくなっている。

近年の傾向についても，沖縄県では男女とも，気管支及び肺癌，大腸癌（結腸癌・直腸及び肛門癌）が増加し，食道癌と胃癌が減少している。肝癌の割合はほぼ一定，白血病はやや増加傾向にある。女性では子宮癌が著しく減少し，乳癌は増加傾向にある。男女とも大腸癌，女性の肝癌，子宮癌，乳癌は，全国と同様の比率で，胃癌や男性の肝癌は全国よりも割合は小さい。しかし一方で，気管支及び肺癌，白血病，男性の食道癌が全国よりかなり高くなっている。とくに肺癌死亡率の高さは平均的な喫煙率のみからでは説明できず，一部離島での女性の高率の事実と合わせて明確な原因は現在のところ不明である。

沖縄県における人口10万人あたりの罹患率および死亡率は，男女とも全国よりも低い値を示している。心疾患による死亡は1973年には男女ほぼ同数であったが，その後は男性より女性が多い状態で年々増加し，20年間の心疾患による死亡は総死亡の15%を占めている。その年齢調整死亡率は，男女とも全国に比してまだなお低い水準で推移しているが，その較差は減少しつつある。しかし，最近の，例えば1990年の都道府県別年齢調整死亡率は，男女とも全国最低であった。

心疾患の原因別にみる死亡では，虚血性心疾患による死亡が男女とも並行して年々増加し，心疾患による全死亡の32%を占める（図1-3）。しかし，この内訳の大半は「心不全」となっており，実際の病理的診断が可能であるなら，虚血性心疾患の数値はもっと大きなものになっていた可能性がある。

年齢調整死亡率は男女とも全国よりかなり低い状態で推移しているが，全国では男女ともに減少し沖縄はほぼ横這いで推移しているため，その較差は減少している。平成2年度の都道府県別年齢

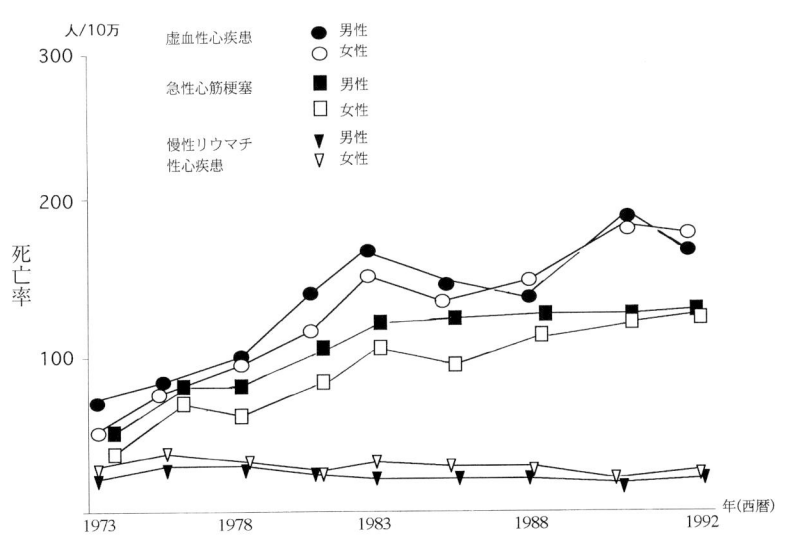

図1-3　心疾患の死因別死亡率の年次変化（心不全を除く）

調整死亡率は，男性が21位，女性は40位であった。

　脳血管疾患による死亡は，1988年頃まで女性が男性を上回って減少していたが，以後は横ばいで推移している。沖縄県では昭和51年(1976年)まで脳血管疾患が死因の第1位であったが，その後悪性新生物，心疾患，肺炎・気管支炎に抜かれ，現在では第4位である。ここ20年間の脳血管疾患による死亡は総死亡の13.7%を占める。その年齢調整死亡率は，1973年以来，男女とも全国よりかなり低い状態で推移しているが，全国に比して減少度は小さく，その較差は減少する傾向にある。しかし，平成2年度の都道府県別年齢調整死亡率は，男女とも最下位であった(図1–4)。

　復帰後20年間の死亡数を死因別にみると，脳出血が減少し，脳梗塞やクモ膜下出血が増加する傾向にある。とくに女性では，1988年以降になると，脳梗塞による死亡が脳出血による死亡を上回るようになった(図1–5)。

　沖縄県の糖尿病による死亡は，男性より女性が多い状態で増減を繰り返しながら全体的に増加傾向を示している。復帰時(1973年)の死亡数の約2倍になっている。また高血圧性疾患による死亡は，男性より女性が多い状態で増減を繰り返しながら減少してきたが，女性では1988年，男性では1990年以降，やや増加傾向を示している。年齢調整死亡率は男女とも全国の約2分の1とかなり低い水準であったが，全国的な急激な減少の結果，その較差は減少し全国値に近づく傾向にある。しかし，平成2年度の都道府県別年齢調整死亡率は男女とも最低であった。

　肺炎や急性気管支炎による死亡は全国と比しても低いが，慢性気管支炎や喘息などの慢性閉塞性肺疾患による死亡では，とくに女性ではまだ全国より高率であり，平成2年度の都道府県別年齢調整死亡率は喘息とともに第1位であった。また慢性肝疾患及び肝硬変による死亡は，男性が女性の2倍多い状態で増減を繰り返し横ばいで推移している。年齢調整死亡率は男性で1975年，女性で

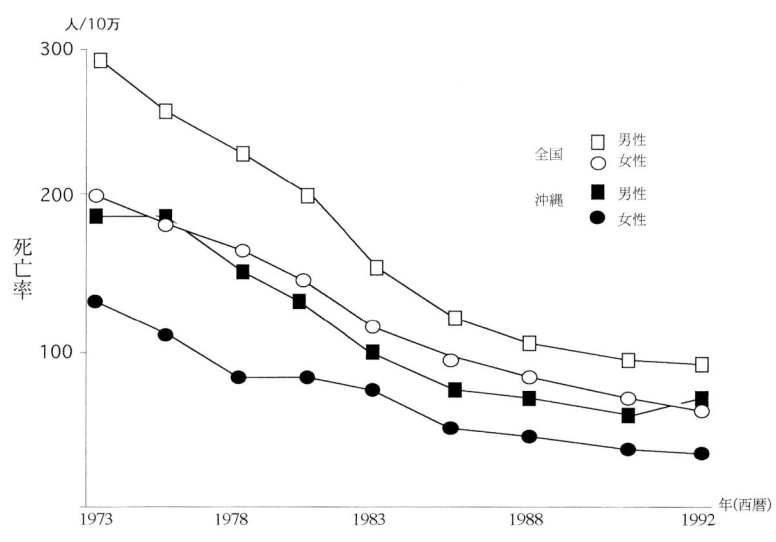

図1–4　脳血管疾患の年齢調整死亡率の年次変化

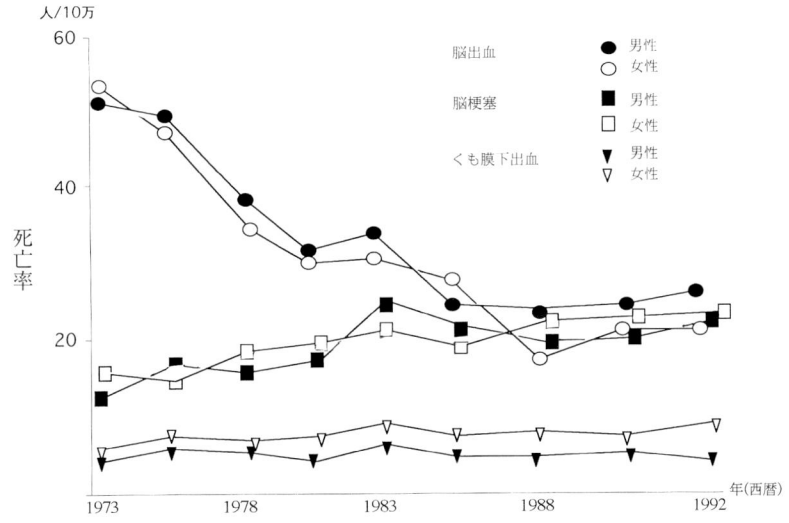

図 1–5　脳血管疾患の死因別死亡率の年次変化

1977年まで全国より高かったが，その後は全国より低い水準で減少している。平成2年度の都道府県別年齢調整死亡率については，沖縄県は全国よりも低率であり，男性は中位，女性は44位と下位であった。さらに腎炎およびネフローゼによる死亡は，女性が男性より多い状態で増減を繰り返し増加傾向を示している。年齢調整死亡率は男女とも1977年まで全国より高かったが，その後は全国とほぼ同様にやや増加傾向で推移している。平成2年度の都道府県別年齢調整死亡率は，全国より低率であり，男女とも中位にある。最後に損傷及び中毒死，すなわち事故や自殺などの外因死は，男性が女性の3倍以上多い状態で増減を繰り返し横ばいで推移している。年齢調整死亡率は男性では全国より高率で，女性は全国より低率でやや減少しながら推移している。平成2年度の都道府県別年齢調整死亡率は，男性の自殺が全国4位の高率となっている。

## 3. 地域別市町村別の疫学的背景

　沖縄県平均を100とした標準化死亡比（SMR）でみていくと，ここ20年間において，悪性新生物について男性で115以上の高率になるのは，国頭村，具志頭村，知念村である。逆に85以下の低率になるのは，北中城村，南風原町である。女性で115以上の高率になったのは与那原町のみで，85以下の低率になるのは北部市町村を中心に多かった。

　心疾患について男性で115以上の高率になるのは，宜野座村，与那城町，那覇市，与那原町，具志頭村である。逆に85以下の低率になるのは，大宜味村，東村，今帰仁村，金武町，北中城村，南風原町，大里村，東風平村であった。女性で115以上の高率になったのは，那覇市，与那原町，玉城村，佐敷町である。一方，女性で85以下の低率になったのは，北部ならびに中部市町村を中心に多く，宜野座村では男性は高率であったのに女性は低率であった。

脳血管疾患について男性で115以上の高率になったのは北部町村に多く，国頭村，大宜味村，東村，本部町である。逆に85以下の低率なのは，中南部の市町村に多く，石川市，読谷村，具志川市，北中城村，宜野湾市，南風原町，大里村，東風平村，佐敷町である。女性で115以上の高率になったのは名護市，本部町，宜野座村，中城村，西原町，与那原町で，一方で85以下の低率なのは，石川市，北谷町，北中城村，南風原町，東風平村であった。

ところで離島では，本島の各市町村に比べて全体的には低率である。しかし，一部に特定の疾患群で比較的高率な地域や，男女差の大きい自治体もみられた。悪性新生物について，男性で115以上の高率なのは伊是名村，渡名喜村である。逆に85以下の低率なのは，伊平屋村，伊江村，南大東村，具志川村，粟国村などと多い。伊是名村と伊平屋村とは隣り合った離島同士であるが，SMRが30以上も開きがあるのは興味深い事実である。女性で115以上の高率になった離島は与那国町のみである。逆に宮古島の市町村，竹富町，南大東村を除き，多くは85以下の低率であった。ちなみに，南大東村の女性の肺癌死亡率は全国平均の4倍もの高い数字が出ているが，これも明確な理由はわかっていない。

心疾患について115以上の高率になったのは，男女とも宮古島の下地町と上野村，および与那国町である。ほとんどの離島で85以下の低率になったが，久米島(具志川村，仲里村)ではやや高率であった。北大東村では男性で低く，女性で高くなっている。

さらに脳血管疾患について，男性で115以上の高率になったのは，伊是名村，仲里村，北大東村，宮古島の市町村，石垣市，与那国町である。逆に85以下の低率になるのは，伊平屋村，南大東村，渡名喜村，粟国村，渡嘉敷村，座間味村などと多い。伊是名村と伊平屋村の隣り島同士でも，SMRが30以上も開きがあったのは興味ある結果である。女性で115以上の高率になった離島は，伊是名村，伊平屋村，伊江村，南大東村，北大東村，仲里村であり，一方85以下の低率の離島は，渡名喜村ならびに慶良間諸島の渡嘉敷村，座間味村などであった。

他方で筆者らは，離島での疾病発生状況につき少し詳しく調べるため国保レセプト1ヵ月分(1987年5月)よりまとめ集計し，国際疾病分類に基づき65歳以上の年齢階層別の離島における入院および外来人数を合計して疾病受診率を求めて報告してきた。これらを沖縄全県および全離島の値と比較し検討してみると，離島ごとの疾患発生率の差に何か特徴がみられるかがわかる。その結果，例えば全離島の高齢者についての状況をみると，悪性新生物では有意差はなかったが，血液疾患，循環器疾患，筋骨格系疾患，呼吸器疾患，消化器疾患，内分泌代謝疾患，精神神経障害，感染症等の多くの疾患において，沖縄全県のそれより有意な低値を示した(表1–1，図1–6〜13)。つまり離島においては，高齢者の疾病発生率が沖縄本島より，さらに少ない可能性が示された。具体的に述べると，内分泌代謝疾患では，石垣，久米，与那国，座間味で全県より低くなっていた。ただし久米島では，全離島と比較すると高値になっている。久米島は人口1万程度の美しい島であるが，今のところ2つずつの公的診療所と民間診療所の計4医療機関しか存在せず，本疾患に属する糖尿病等の住民のアクセスビリティも他離島に比して比較的高いと考えられる。

循環器疾患では全県および全離島の間に有意差はなかったが，他疾患群よりも各離島ごとに多彩

な差を有した。全県との比較で，石垣，伊平屋，久米，多良間で有意に高く，全離島との比較でも多良間を除き有意に高かった。一方，座間味ではいずれも有意に少なかった。循環器疾患の約半数は高血圧症を反映し，他に脳血管疾患や虚血性心疾患等の致死的急性疾患を含んでいる。したがって，個々の離島の食習慣や住民性も反映しやすく，保健行政による衛生指導の浸透度や受療行動等に直接的に影響を受ける側面もあって重要である。呼吸器疾患や消化器疾患でも，幾つかの離島で全県に比して有意に低かった。後者には歯および歯周疾患が6割強を占めるほか，肝疾患，胃十二指腸潰瘍，胃炎等が含まれている。したがって，アルコール摂取習慣や歯科医院の開業状況なども関わってくるものと考えられる。筋骨格系疾患について全県に比較して有意に高い島は，伊良部，宮古，渡名喜であり，逆に少ないのは石垣，伊江，南大東，久米，竹富であった。この疾患群には，腰痛や肩こり等の症状の出る脊柱や頚肩腕疾患，慢性関節リウマチ，変形性関節症，そして骨粗鬆症等の老人性疾患を多く含んでいる。したがって老人の多い過疎地に当然高くなる傾向がある。とりわけ，現在でも砂糖黍の農作業などの厳しい労働条件にある離島や農村住民にあっては，今後とも気をつけねばならない疾患群である。

　沖縄本島を中心に南西諸島の疾病発生状況をみてきたついでに，特定の離島での興味ある特徴を少し述べると，例えば血液造血器疾患では宮古島で全県に比して高率になっており，その他では有意差がない(図1-6)。この大分類での疾患の約8割は貧血であるため，特異的な本有意差は宮古の高齢者に特殊な型の貧血が見られる可能性，もしくは貧血に関する積極的な保健行政等の成果である可能性もある。さらに，もちろんレセプト集計であるから，主治医となった医師の診断特性も少なからず影響しよう。しかしこの際，原因がもし本当に「特殊な型の貧血」であれば，臨床的のみならず社会および学問的にも大きな問題になることは間違いない。

## 4. 長寿者に関する疫学的背景

　近年は全国的に長寿者が急増している。平成10年度の厚生省の報告によると，海外在住者を除いた百歳以上者数も毎年増加し，平成10年9月30日現在で全国では10,158名に達している。これは前年に比べ1,667人増で，この傾向は28年間続き，1963年度の153人の実に65倍以上という級数的増加をみている(図1-14)。特筆すべきは，同時期の沖縄県の百歳数も282名(男性50名，女性232名)に達しており，これを人口10万人あたりの百歳以上者数で表すと，沖縄は28.12人で他県を大きく引き離し，全国と比べても全国平均8.05人の3.5倍になっていることであろう。なお全国百歳数は，平成11年には11,346人に達している(第4章第1節「生育環境」)。

　しかしこの数値も，平成7年度は約4倍，平成3年度は5倍以上あったので，年々差が小さくなってきている。これは沖縄県の百歳数が減少していると言うのではなく，全国の百歳数が激増していると考えるべきで，長寿現象も全国的に平均化しつつあると言える。

　また平成9年度の統計でみると，当該年度中に新しく百歳になる者および9月現在百歳である者は総数6,731名で，全体の過半数を占めていた。一方で，彼らのいわば先輩に当たる101歳以上115

表 1-1 各離島における 65 歳以上の高齢者

| 高齢者(65+) | | | 粟国 | 伊江 | 伊平屋 | 伊良部 | 石垣 | 伊是名 |
|---|---|---|---|---|---|---|---|---|
| | | 当該人口 | 293 | 768 | 285 | 1,095 | 3,894 | 414 |
| 感染症 | 全県 | 858 | 1 | 1◆ | 3 | 2◆ | 42 | 2 |
| | 全離島 | 108◆ | 1 | 1▼ | 3 | 2▼ | 42◇ | 2 |
| 新生物 | 全県 | 1,463 | 6 | 13 | 2 | 11 | 71 | 7 |
| | 全離島 | 243 | 6 | 13 | 2 | 11 | 71 | 7 |
| 内分泌代謝 | 全県 | 2,744 | 9 | 17 | 4 | 17 | 77◆ | 11 |
| | 全離島 | 359◆ | 9 | 17 | 4 | 17 | 77 | 11 |
| 血液造血器 | 全県 | 276 | 0 | 1 | 0 | 1 | 13 | 2 |
| | 全離島 | 58 | 0 | 1 | 0 | 1 | 13 | 2 |
| 精神神経障害 | 全県 | 1,297 | 3 | 4▼ | 1 | 2◆ | 25◆ | 6 |
| | 全離島 | 92◆ | 3 | 4 | 1 | 2 | 25 | 6 |
| 感覚器神経系 | 全県 | 6,858 | 18 | 37◆ | 9◆ | 30◆ | 284◇ | 3◆ |
| | 全離島 | 770◆ | 18 | 37 | 9 | 30★ | 284 | 3◆ |
| 循環器 | 全県 | 16,212 | 45 | 142 | 69◇ | 147 | 755◇ | 77 |
| | 全離島 | 2,675 | 45 | 142 | 69★ | 147 | 755◇ | 77 |
| 呼吸器 | 全県 | 4,621 | 8 | 35 | 6▼ | 50 | 147◆ | 15 |
| | 全離島 | 570◆ | 8 | 35 | 6 | 50◇ | 147 | 15 |
| 消化器 | 全県 | 3,666 | 6 | 23▼ | 8 | 32 | 117▼ | 13 |
| | 全離島 | 477◆ | 6 | 23 | 8 | 32 | 117 | 13 |
| 泌尿生殖器 | 全県 | 1,339 | 5 | 9 | 5 | 5▼ | 45 | 4 |
| | 全離島 | 177◆ | 5 | 9 | 5 | 5 | 45 | 4 |
| 妊娠分娩産褥合併症 | 全県 | 1 | 0 | 0 | 0 | 0 | 0 | 0 |
| | 全離島 | 0 | 0 | 0 | 0 | 0 | 0 | 0 |
| 皮膚皮下組織 | 全県 | 2,025 | 1▼ | 11 | 2▼ | 5◆ | 52◆ | 7 |
| | 全離島 | 188◆ | 1 | 11 | 2 | 5 | 52 | 7 |
| 筋骨格系結合組織 | 全県 | 10,076 | 44 | 65◆ | 29 | 150◇ | 252◆ | 40 |
| | 全離島 | 1,619 | 44★ | 65◇ | 29 | 150◇ | 252◇ | 40 |
| 先天異常 | 全県 | 7 | 0 | 0 | 0 | 0 | 0 | 0 |
| | 全離島 | 0 | 0 | 0 | 0 | 0 | 0 | 0 |
| 周産期 | 全県 | 0 | 0 | 0 | 0 | 0 | 0 | 0 |
| | 全離島 | 0 | 0 | 0 | 0 | 0 | 0 | 0 |
| 診断名不明確 | 全県 | 652 | 1 | 8 | 0 | 3 | 22 | 6 |
| | 全離島 | 110 | 1 | 8 | 0 | 3 | 22 | 6 |
| 損傷および中毒 | 全県 | 1,849 | 12 | 21 | 3 | 18 | 76 | 10 |
| | 全離島 | 293 | 12 | 21 | 3 | 18 | 76 | 10 |

第1章 沖縄県における長寿の疫学的特徴

の疾病構造──全県および全離島との比較──

| 北大東 | 南大東 | 久米 | 宮古 | 多良間 | 渡嘉敷 | 竹富(西表) | 座間味 | 与那国 | 渡名喜 |
|---|---|---|---|---|---|---|---|---|---|
| 36 | 119 | 1,531 | 7,885 | 258 | 181 | 616 | 293 | 225 | 169 |
| 0 | 1 | 10 | 38 | 0 | 1 | 2 | 2 | 3 | 0 |
| 0 | 1 | 10 | 38 | 0 | 1 | 2 | 2 | 3 | 0 |
| 0 | 2 | 16 | 99 | 1 | 2 | 4 | 4 | 3 | 2 |
| 0 | 2 | 16 | 99 | 1 | 2 | 4 | 4 | 3 | 2 |
| 1 | 4 | 17◆ | 145 | 5 | 1 | 14 | 1▼ | 1▼ | 4 |
| 1 | 4 | 17◇ | 145 | 5 | 1 | 14 | 1 | 1 | 4 |
| 0 | 1 | 7 | 29◇ | 1 | 0 | 2 | 0 | 1 | 0 |
| 0 | 1 | 7 | 29 | 1 | 0 | 2 | 0 | 1 | 0 |
| 0 | 3 | 4◆ | 35◆ | 1 | 0 | 4 | 1 | 1 | 2 |
| 0 | 3 | 4 | 35 | 1 | 0 | 4 | 1 | 1 | 2 |
| 0▼ | 4▼ | 68◆ | 239◆ | 3◆ | 2▼ | 44 | 11 | 9 | 9 |
| 0 | 4 | 68 | 239◇ | 3▼ | 2 | 44◇ | 11 | 9 | 9 |
| 16 | 23 | 329◇ | 859◆ | 51★ | 13 | 82 | 12◆ | 35 | 20 |
| 16 | 23 | 329◇ | 859◇ | 51 | 13 | 82 | 12◆ | 35 | 20 |
| 0 | 6 | 59 | 194◆ | 8 | 2 | 19 | 1◆ | 6 | 3 |
| 0 | 6 | 59 | 194 | 8 | 2 | 19 | 1◆ | 6 | 3 |
| 0 | 4 | 38▼ | 195 | 11 | 6 | 12 | 5 | 1◆ | 6 |
| 0 | 4 | 38 | 195 | 11 | 6 | 12 | 5 | 1▼ | 6 |
| 0 | 1 | 14 | 73 | 0▼ | 2 | 2▼ | 3◆ | 6 | 3 |
| 0 | 1 | 14 | 73 | 0 | 2 | 2 | 3◆ | 6 | 3 |
| 0 | 0 | 0 | 0 | 0 | 0 | 0 | 0 | 0 | 0 |
| 0 | 0 | 0 | 0 | 0 | 0 | 0 | 0 | 0 | 0 |
| 0 | 1 | 15◆ | 82◆ | 3 | 1 | 2◆ | 1 | 1 | 4 |
| 0 | 1 | 15 | 82 | 3 | 1 | 2▼ | 1 | 1 | 4 |
| 3 | 6◆ | 91◆ | 818◇ | 24 | 8 | 28◆ | 3 | 28 | 30◇ |
| 3 | 6◇ | 91 | 818◇ | 24 | 8 | 28 | 3 | 28 | 30◇ |
| 0 | 0 | 0 | 0 | 0 | 0 | 0 | 0 | 0 | 0 |
| 0 | 0 | 0 | 0 | 0 | 0 | 0 | 0 | 0 | 0 |
| 0 | 0 | 0 | 0 | 0 | 0 | 0 | 0 | 0 | 0 |
| 0 | 0 | 0 | 0 | 0 | 0 | 0 | 0 | 0 | 0 |
| 0 | 2 | 9 | 49 | 3 | 0 | 4 | 1 | 2 | 0 |
| 0 | 2 | 9 | 49 | 3 | 0 | 4 | 1 | 2 | 0 |
| 1 | 7 | 25 | 102 | 3 | 1 | 6 | 2 | 4 | 2 |
| 1 | 7 | 25 | 102 | 3 | 1 | 6 | 2 | 4 | 2 |

◇ $p < 0.01$ で有意に多い　◆ $p < 0.01$ で有意に少ない
★ $p < 0.05$ で有意に多い　▼ $p < 0.05$ で有意に少ない

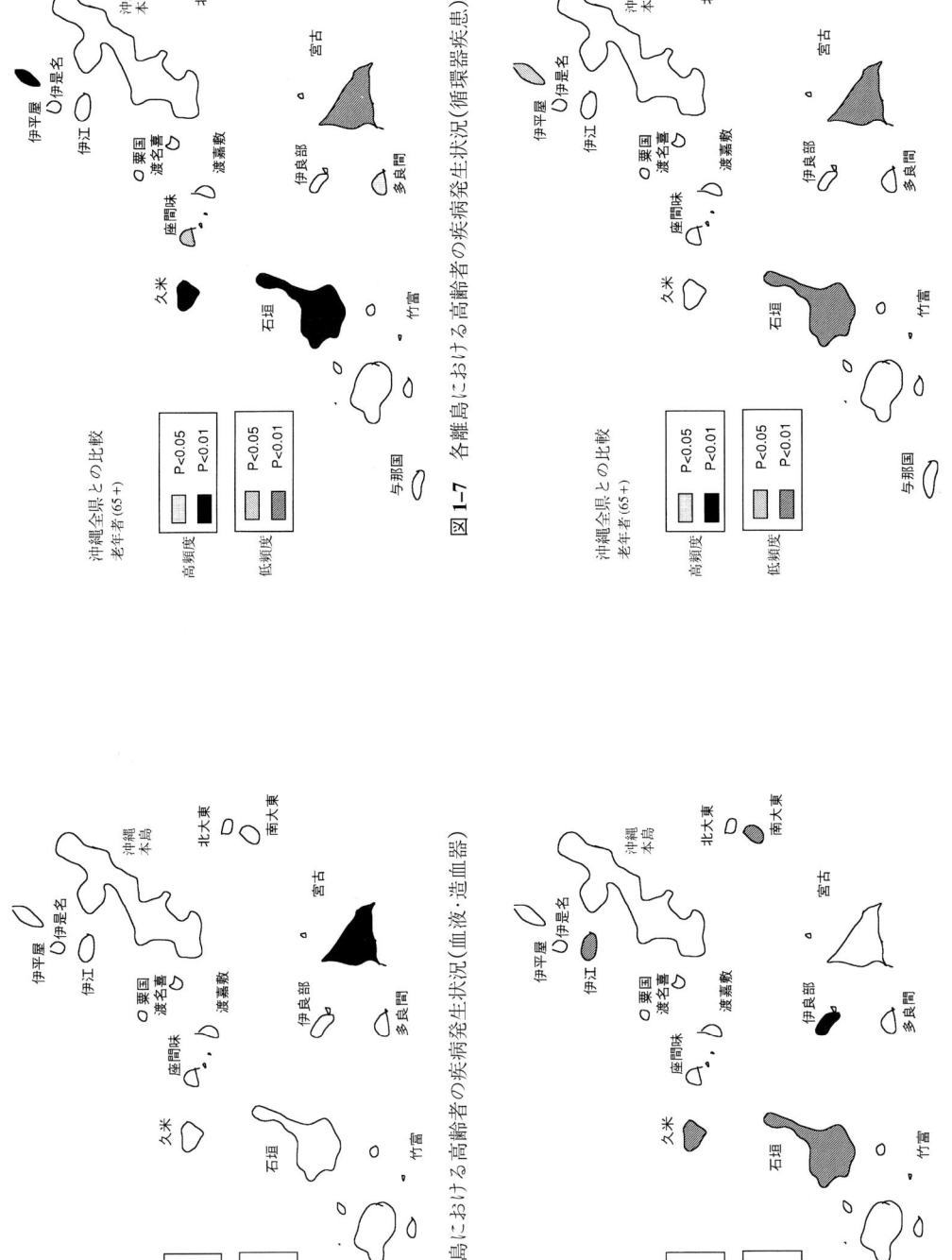

図 1-6 各離島における高齢者の疾病発生状況(血液・造血器)

図 1-7 各離島における高齢者の疾病発生状況(循環器疾患)

図 1-8 各離島における高齢者の疾病発生状況(筋骨格系)

図 1-9 各離島における高齢者の疾病発生状況(呼吸器)

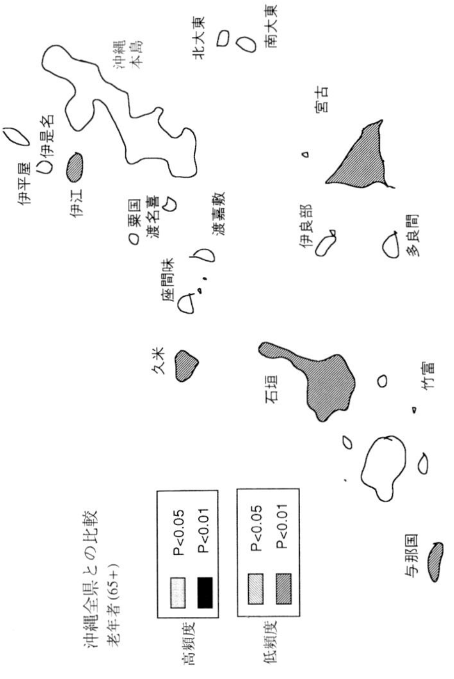

第 1 章 沖縄県における長寿の疫学的特徴

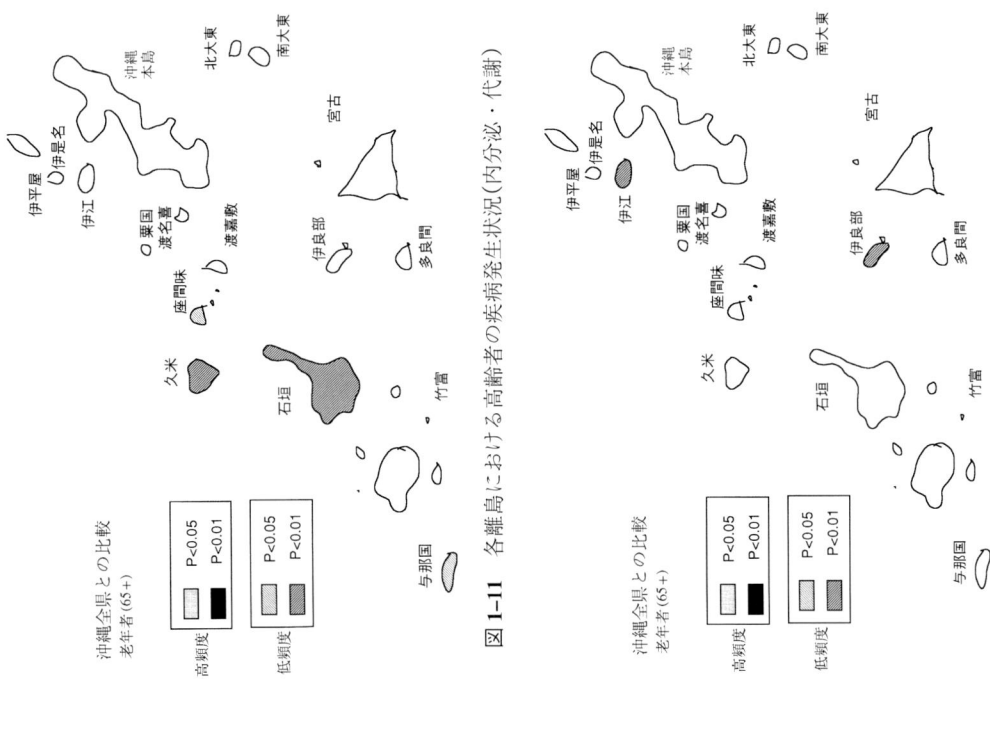

図 1-10 各離島における高齢者の疾病発生状況（消化器）

図 1-11 各離島における高齢者の疾病発生状況（内分泌・代謝）

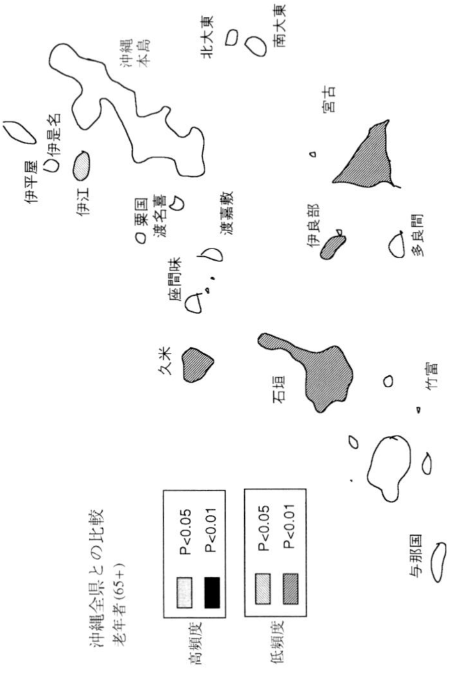

図 1-12 各離島における高齢者の疾病発生状況（精神神経障害）

図 1-13 各離島における高齢者の疾病発生状況（感染症・寄生虫）

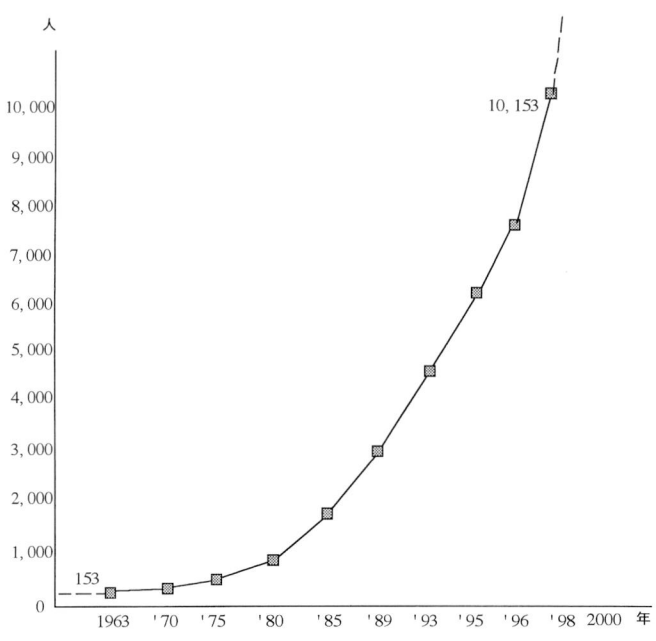

図 1-14　全国における百歳以上長寿者人口の推移

歳までの者は 4,691 名を数え，百歳人口全体の 40.5% になる．ちなみに 110 歳以上はどうなるかというと，これはさすがにわずか 12 名ほどで，百歳以上者総数の 0.01% に相当するに過ぎない．つまり長寿という意味では，110 歳以上の者がエリート中のエリートであると言えよう．

　男女別には，平成 9 年度中の百歳全体で，男性が 2,187 名であるのに対し，女性は 9,393 名で女性が約 4.5 倍多い計算になる．110 歳以上にもなると男性はわずかに 1 名と実にさびしい数字である．

　また都道府県別に，人口 10 万人あたりの百歳以上の数でみると，

　1 位・沖縄県(24.6 名)，2 位・高知県(19.4 名)，3 位・島根県(16.9 名)，4 位・熊本県(15.6 名)，5 位・鹿児島県(13.7 名)，6 位・山口県(13.6 名)，7 位・長崎県(11.6 名)，8 位・鳥取県(10.8 名)，8 位・大分県(10.8 名)，10 位・岡山県(10.7 名)，10 位・愛媛県(10.7 名)，10 位・佐賀県(10.7 名)の順となり，順位が下がるにつれて僅差になっているのがわかる．なお絶対数では 7 位に甘んじた沖縄県は，このような比率でみると一躍トップに躍り出ることになる．なお，もちろん使用する母数の年度によって，数値や順位は若干異なることを了解されたい．これらを詳細に調べるのであれば，厚生省の人口動態資料等を基に，自分なりに算出してみればよいであろう．

　さて日本の最高齢者は，例えば 1997 年 9 月の段階では鹿児島県の宮永スエキクさん(113 歳)であった．しかし一般に，この首座を維持するのはせいぜい数ヵ月であることが多い．したがって，このような「現在の最高齢者」というのは本来入れ替わりが激しいため，学術的にはあまり重要な意義は持たない．しかし家族や親類，さらには地方自治体にとってはきわめて栄誉なことであり，「地域振興」等の様々な思惑が絡んで絶好のアピールの機会となる．したがって，かなり誇張的な宣伝とも取られかねない文句や事実も無くもなく，かつての「世界長寿地域」の例のごとく注意を要す

ることもある。

　一方，世界の最高齢者は，1997年までフランスのジャンヌ・ルイーズ・カルマン女史が122歳の最高齢であったが，彼女が亡くなった後はカナダのマリールイズ・メイユールさん(117歳)が引き継ぎ，さらにその後すぐ同年齢のアメリカのサラ・クナウス女史が世界最長寿者になったと報道された。もちろん，その後も次々と新たな者が「世界最長寿者」の栄を浴していることは言うまでもない。

　ちなみに，これら最高齢者ならびに年齢の信憑性について少し触れると，基本的にはその国の戸籍の信頼性にすべて依存しているので，戸籍登録制度が過去から現在にわたって「しっかりと」した国であり，公表筋が間違いなければどの国でも同じと考えられる。ただし，わが国でも一時期，大きな問題となったように，戸籍登録制度が「しっかりとしている」と言っても，「しっかりとした」時期と内容がきわめて重要である。なぜならば，信用する基礎資料は「戸籍」しかないというのが公的な理由付けであり，実際それ以上の確認は一般には難しいからである。つまり，公的な立場と対応はそれがすべてということになる。しかしながら，明治4年に戸籍法が施行されたと言っても，地域によっては当初はきわめてお粗末なものであったらしい。一番の公的意義は，徴兵制や税制に対するものであろうが，「戸籍」そのものの重要性がどの程度認識されていたのか，疑問に感ずるほどである。100年を経た今日，このような寿命や最高齢に関する基礎資料としての意義を問われるとは，当時は思いつく者もほとんどいなかったであろう。その戸籍管理を委託された者は，当初は住民の「自己申告」に基づいて，戸籍をリストアップしたこともあるといわれる。すなわち，本来の信憑性の高い戸籍制度になるには，なお時間が必要であった。全国津々浦々にまで，虚偽不正のない安定した戸籍制度が浸透するまでは，国力や国名が信頼度の指標にはなり得ないことがわかる。

　ところで沖縄県内の百歳以上人口は，県の高齢者リストによると平成元年が214名であったが，平成11年には456名になり2倍以上に増加している。それと並行して施設入所者や入院者の百歳数も増加し，平成元年が在宅者162名，施設入所者52名であったのが，平成11年には在宅者247名，施設入所者209名となりほぼ半数に近づいた。もっとも，以上は確認できた概数であり，正確な数値となると半々の値になるのではないかと予想される。少なくとも，数年のうちに逆転するのはほぼ確実とみられる。さらに男女数については，平成元年が男性33名，女性181名で，女性は男性より約5.2倍多いが，平成11年にはこの値が男性70名，女性386名となっている。すなわち，女性は男性より約5.5倍多く，その比率もほとんど変化がないか，女性の占める割合が幾分増加していると言えるのである。

　また，平成10年の全国最長寿者の年齢は114歳，沖縄県のそれは112歳であった。いずれも女性である。ちなみに，全国高齢者名簿に掲載された上位20位までの最長寿者の中に，例年，沖縄県勢は多くの者が占め，平成10年度は4名もランクインしている。

　では，県内の長寿者人口ではどうかというと，よく北部一帯あるいは特定の町村のみがこれまで長寿地域として誇張されてきたが，自治体人口に占める高齢者数ではともかく，百歳のような長寿者比率においては，県内であればどの地域をとってもさほど大きな差異はないと考えてよい。百歳

数においても，以前より北部地区のみが強調されてきた嫌いがあるが，同じ北部のいわゆる山原(やんばる)地区でも，比率の上で以前より優位に立つ今帰仁村や本部町が目立つ割に，自治体出身の百歳の出現をほとんど見ない東村や国頭村の例がある。大宜味村は，長寿村として内外に有名であるが，百歳以上の超高齢者ともなると特別に多いというわけではない。繰り返しになるが，基本的には，沖縄県であるならどこをどう切っても長寿地域であることには違いない。あるいはもう少し広めて，狭義の同民族地域である南西諸島であるなら，本質的に沖縄県と同様の長寿地域であると言っても差し支えないと思われる。しかし，これらの山原地域も老人ホームが村内にできるにつれて，入所百歳も転入者として数えられることが多くなり，住民登録された百歳数も近年はいっそう増加しつつある。

　以上みてきたように，百歳の数や比率は現住所で考えるのが最も簡便であるが，本来は百歳本人の出身地，あるいはできれば両親や祖父母の出身地や父母の各々の家系までを考慮すべきと考える。少なくとも，特別養護老人ホーム等の高齢者収容施設が各地に置かれている今日，本来は百歳の現住所をもって「長寿」の疫学的特徴を云々することはできないと考えられる。山原地域のみが報道で大きく取りざたされる今日，しかし中南部地域も比較的よく「健闘」している。ここで健闘という言葉を使ったのは，比率では劣るものの，とくに痴呆や寝たきりでない「元気な」高齢者人口となると，嘉手納町を筆頭に中部地域を中心に幾つかの市町村がリストアップされたこともある。これらは，従来からの長寿で「有名な」自治体と必ずしも合致していない。また，高齢化率は全人口に対する65歳以上の者の比率であるが，全国的には日本の長寿化を反映して15.4%と高いが，沖縄は11.7%とむしろ低い。これは母数が全人口であることが原因で，沖縄は大きな若い年代層が増加する高齢層を比較的ガッチリと支えている。しかし沖縄とは言え，少子化傾向が徐々に見られ，このバランスも崩れるときがやがて来よう。ちなみに沖縄県では，この高齢化率が20%以上の準「超高齢社会」の自治体が，平成8年には40.4%の粟国村を筆頭に北部や離島を中心に18町村も数えている。その一方で，7%未満の「若年社会」の自治体は，沖縄県で皆無となっているのである。こうして沖縄は，平均寿命世界一の日本をさらに上回る長寿地域であり，また全国に先駆けた「超高齢社会」のモデル地区であるという側面をもっていることに注目したい。

（秋坂真史）

# 第2章　長寿研究の系譜と展望

## はじめに

　長寿に関する研究が興隆してきたのは，それほど昔のことではない。戦前は，日本本土でも沖縄でも，目前の疾病に苦しんでいる人々を救うために，個々の疾病についての具体的な治療とそのために必要な研究が主流であり，またこれは当然のことであったと思われる。したがって，長寿そのものに着目した研究や著書はきわめて少なかった。否，ほとんど見当たらないと言ってもよい。ただし，その後，社会の平和と安定，個人の生活にゆとりが生じると同時に，健康や長寿についての考察や研究を行う学者や研究者が現れだした。健康長寿の研究は，社会の安定や平和の保持と軌を一にして歩むと言える。その後，長寿にいささかなりとも「関連する」研究というのは，見方によってはほとんど無限にあると言ってよいくらいにまでなった。しかし，長寿という大きなテーマを自らの本格的な「ライフワーク」として位置づけ，それを十分意識して，真正面からこれに取り組んだ研究者ともなると，戦前はほとんどみないし，現在でも意外に少ないのである。むしろ，「ライフワーク」を強調すると，後述するように，むしろ江戸時代以前の方が興味深い文献や個性派の学者が多く存在するくらいである。

　以下，各時代ごとに分けて論述し，さらにまた全国と沖縄地域とに分けて長寿研究に関する系譜を追ってみる。

## 1. 古代・中世日本における長寿研究の系譜

　わが国での，広義における「健康と長生き」の研究については，中国の神仙思想の影響を受けて平安時代に『医心方』を撰述した丹波康頼から，わが国独自の養生論が展開された江戸時代に活躍した諸学者まで数名の先達が挙げられよう。その少数の先哲によって書かれた「長生き」に関する著作のなかでも，『医心方』は日本最古の医書とされる。著者は，平安時代の官医で，鍼の技術に優れた丹波康頼である。彼は西暦982年に『医心方』を撰述し，984年に完成して天皇に献上したという。『医心方』は全部で30巻にも及び，そこに記された説は，中国の隋の時代の巣元方の医書『病源候論』に基づいている。すなわち，中国思想の影響がきわめて強い。しかしこれは，江戸時代中期以前のほとんどの医書に共通する特徴である。その一方で，唐代の僧であった義浄がインドに関する見聞録として書いた『南海寄帰内法伝』にも触れられており，インド仏教やアーユルベーダ医

学の影響も相当みられると考えられる。

　では，『医心方』の健康観や長寿論に言及した内容とはどのようなものであろうか。次に，その箇所の現代語訳の概要を一部示す。

　「養生要集(中国古典養生書)には，神仙の言葉として，長生きするための方法は，いつでも，どのようなところでも，人の行くところ，止まるところ，坐るとき，起きるとき，飲んだり食べたり，寝たり休息したりするときなど，すべての生活の中に存在している。習って体得したすべての心得を昼夜とも忘れずに念頭に置き，精気をやたらともらさないように体内に蓄え，神が身から離れないようにするならば，長生きできる。(中略)静の性質の人は，ふつう寿命が長く，躁のタイプの人は短命である。しかしながら，静の人であってもつとめて養生に励まなければ寿命を減らし，躁の人でも養生に励めば寿命を延ばすことができる。(中略)一般に，静のタイプの人は御しやすく，躁のタイプの人は従えられない。しかし養生よろしきを得ている人は，性質が静であっても，躁であっても，それを養っていくことができるものである。(中略)概ね，物惜しみせず，あくせくしない人は長寿を得て，強欲でこせこせと働き回る人は早死にをする。物事に拘らず，さっぱりしている人と，固執する人との違いである。農奴が長寿で，富裕な人が短命なのは，欲望の少ない人と多い者との差によるものである。(中略)少なすぎもせず，多すぎもせず，ほどほどという人が長寿に照らして真人に近いと言えるのであろう」

　以上の文脈からもわかるように，ここで語られた「長寿論」は中国の古典から学んだ，いわば気質論である。広義に言えば，今日的には心身医学領域の心身相関からみた長寿論である。さらに，本書には，舜の代から春秋五覇の乱世に至るまで800年を生きたという伝説上の長寿者である彭祖の説として，「寿命を養うための仙方は，ただ，命を損なわないようにすることに尽きる。冬は温かくし，夏は涼しくし，自然の移り変わりとの調和を失わないことが，身体を整える秘訣である。美女のしとやかな容姿に幽閑・娯楽の趣を感じるだけで，欲望を抑えることが神に通じる所以なのである。(中略)北方は寒く，そこに住む人の寿命は長い。南方は暑く，そこに住む人の寿命は短いものである。これは寒さや暑さが人に影響しているからである。(中略)この理由は，寒さ暑さや飢え，飽食が，人の寿命の長短にかかわっていることを示している。(以下略)」と，述べられている。このあたりは，自然現象，ことに気候と寿命に関する一般論になっている。とくに厳密な帰納的論法でもなく，一般に経験論とも言える内容である。また，多少独断的な箇所も幾つかあり，現在の科学的立場からは一部には明らかな誤りも見られるが，少なくともここには具体的な養生の方法が述べられており，必ずしもすべてが誤ったものばかりでもない。むしろ，現在の科学的常識に照らしても，概ね合致する内容が多く見られる。大切なことは，平安時代に書かれたこのような書の中でも，既に食生活，居住環境，気候，体質，性格心理，人間関係，社会そして性生活等に至るまで，幅広く長寿要因が網羅され，考察されていたことである。

　「健康と長生き」のキーワードに最後までこだわった学者として，とりわけ欠かすことができないと思われる人物は，曲直瀬道三と貝原益軒である。

　室町から安土桃山時代に名医として知られた曲直瀬道三は，「日本医学中興の祖」とも言われ，い

ろいろな主君に仕えながらも『養生和歌』、『黄素妙論』、『養生物語』などを著し、戦国時代の世を88歳まで生きて自ら長寿を全うした。ここで彼の著作を簡単に説明すると、『養生和歌』は、1586年に曲直瀬道三が武将村上義明の求めに応じて著したものであるとされる。この書は、健康管理の基本を示す「養生の要諦」3ヵ条と、一般的な健康の心得17首、そして世上の慎み7首から成っており、戦国武将の健康法とでもいうべきものを和歌形式で綴ったものである。『雲陣夜話補遺秘伝』は、1566年に道三が当時出雲の陣中にあった戦国大名毛利元就に授けた書である。これは、生薬を用いた薬物治療の書であり、実用・応用の書であった。『黄素妙論』は、道三が武将松永久秀に授けた書である。この書は、男女の交わり、つまり健康管理としての性生活の在り方について述べたものである。『養生物語』は、道三が剣豪の柳生宗厳(石舟斎)と梅窓の両人を相手に語った、実践的養生訓である。それは、主として中年期以後の健康管理の在り方を説いている。健康管理の基本を示す「養生の要諦」3ヵ条と、一般的な健康の心得17首、そして世上の慎み7首から成っており、戦国武将の健康法とでもいうべきものを和歌形式で綴ったものである。

それにしても、以上のような健康と長寿に関する著作が、政治的混乱と戦いに明け暮れたわが国中世の戦国の世に著されたということ自体が、どこか不似合いな印象さえ受けるほど驚くべきことであろう。

## 2. 近世日本における長寿研究の系譜

琉球においても、近世までは、直接「長寿」に関する著作は皆無で、健康保持を意識して書かれたものとしては、わずかに『御膳本草』(1832年、渡嘉敷通寛)が知られるのみである。しかもこれは、いわゆる食事療法に関するものであるが、当時の健康本のテーマとしては主流のものであった。

一方、全国的には、曲直瀬玄朔の著作が残っている。彼は豊臣秀吉の侍医であったが、後陽成天皇、将軍徳川家康、秀忠、家光の侍医も務めた名医である。この間、徳川幕藩体制の中枢である奥御所の医療制度の確立にも貢献したと言われる。彼の代表作である『延寿撮要』という書には、中国伝来の医学書や本草書に網羅される養生説を、気を養うこと、色欲を慎むこと、そして食習慣に留意することの3点がわかりやすく述べられている。いわば、医に関する知識が倍増した近世の養生心得と言える。

一方、貝原益軒は『養生訓』の著者として有名である。彼は、江戸時代中期の筑前黒田藩の藩士であり儒学者でもあったが、漢籍の知識を基に本草学や和漢の医誌にも造詣が深く、数え85歳で没する前年に先の書を完成させた。本書の意義は多々あると思われるが、一つには、もっとも近代的にしてより直接的な「長寿の書」であるということがある。つまり、ただ単に武将の健康管理というのみでなく、対象として一般人の「健康と長寿」について明らかに意識した最初の書と言えよう。

とりわけ冒頭から「人生五十に至らざれば血気いまだ定まらず、知恵いまだ開けず」に始まり、今で言う「晩年の力」あるいは「老人力」を示唆している。さらに、「ここを以て養生の術を行い、いかにもして年を保ち、五十歳をこえ、成るべきほどは、いよいよ長生きして六十以上の寿域に登る

べし」に続く．すなわち，「五十歳に達しないで死ぬことを若死にと言う．これはまさしく，不幸にして短命というべきである．長生きすれば楽しみが多く，有益である．日々に知らなかったことを知り，月毎にそれまでできなかったことができるようになる．(中略) このような次第で，学問を深めることも，知識を豊かにすることも，長生きしなければ実現できない．このことを考えて，養生の術を行い，何としても長寿を保ち，五十歳を越えて，できることならますます長生きし，六十歳以上の寿域に達するべきである．(中略) 昔の人も長生きの術があることを語っている．人の命は自分にあるものであって天にあるのではない，とも言うから，この術に対する志さえ深ければ，長生きすることは人の力をもってどのようにもできるわけである．つまり，養生に努めさえすれば，人は百歳に到達することもできる．決して疑ったりしてはいけない．ただし，気が荒く，欲望をむき出しにして堪え性がなく，慎みのない人は長生きできない」とまで述べている．

さらに，「人の身は百年を以て期とす．上寿は百歳，中寿は八十，下寿は六十なり．六十以上は長生きなり．世上の人を見るに，下寿をたもつ人すくなく，五十以下短命なる人多し」と述べ，百歳を以て人間の限界寿命と考えているようである．また，「古人，長生の術あることを言えり．ただ気荒くして，欲をほしいままにしてこらえず，慎みなき人は，長生を得るべからず」と続く口調は，長寿の必要性を積極的に説き，なお軽妙にして斬新である．しかも，当時としては珍しく中央から興った言論ではなく，一地方に過ぎなかった九州からのものであることも面白い．さらに彼は説いている．「病気にならず，長生きしてこそ，人として生まれた楽しみが数多くあるものである．病気がちで短命であっては，名をあげ財をなしても意味がない．それは貧しくて長命な人に劣る．(中略) これでは，たとえ百歳の寿命を保ったとしても，楽しみより苦しみが多いであろう．そこには長生きの利益はない．ただ長生きしたからといっても，長寿とは言えないのである」というように，今日聞いても新鮮な響きのある内容のものも多い．このように「長命」と「長寿」を明確に分けて議論したのは，彼が最初であって，近年のわが国の超高齢社会のトピックスにも重なるものがある．

その他，貝原益軒自身が医学者でも開業医でもなかったことが幸いしてか，各論として日常生活のあらゆる点に，学者の眼をもって広い視野から触れられているのである．また，学者として本草学の医学知識を自家薬篭中のものとしていた彼は，自身の病気に罹った際の体験談をも貴重な資料と為し，古今の和漢医書からも多く引用している．「気」をとくに重視している点では，他の和漢医書以上の意気込みが感じられる．いずれにしても，『養生訓』は明らかに健康長寿を意識した文脈の中で書かれており，厳密にはわが国最初の本格的な「長生き論」とも言い得る内容のものである．

## 3. 近代日本における長寿研究の系譜

江戸時代以後の日本は，海外の列強との軍事的接触や明治維新などの国内外の混乱した状況のなかで，養生学や健康長寿について語られることは少なくなった．日本国民の多くは「武士道は死ぬことと見つけたり」の言葉に象徴されるように，武士らしく潔い「短命」をむしろ美徳化し，日本人としてのアイデンティティを古来のサムライ精神の中に見出していったのである．その後，わが

国は，この精神に則って軍国主義の道を突っ走っていくこととなった。折しも，日本軍は中国（清）やロシアの軍隊に大勝し，この気運は急速に盛り上がっていく。このような一元的な軍国主義的価値観の社会状況下にあっては，健康や長寿に関する研究など取るに足らず，むしろ学問的には物笑いか，ほとんどタブーにも似た研究領域に属するものであると考えられたことであろう。医学的にも，当時は結核をはじめとした感染症，寄生虫疾患，戦時下での外科学等が中心であり，長寿科学などは生まれ出る隙間もなかったというべきである。そもそも，このような学問の誕生と進歩は，社会の平和と経済的安定，公衆衛生および保健医療の発展，生活習慣病への疾病構造の変化等の社会全般や個人生活にわたっての余裕，もしくはゆとりの状態が前提となっているのである。

　しかし，人間の知的好奇心とはほんとうに多様で，自由なものと感心する。昭和の年号に変わってからは，このように混乱した社会背景であっても，全国的には長寿現象そのものに関心を抱く学者が現れるようになってくるのである。もっとも戦前は，それも地味で目立たない研究であったことは言うまでもない。

　そのように，「長寿」を研究対象にした個性的学者の一人に挙げられるのは，東北大学名誉教授・近藤正二氏である。ただし，氏の長寿研究への想いが熟するのは戦後しばらくしてからで，ましてやそれが本格化するのは大学を定年退官してからのことであった。氏の全国を行脚して調査した長寿者の食習慣に関する研究が，わが国の新しい長寿研究の先駆的業績であると思われる。近藤氏は，昭和10年から40年間にわたって，北海道の北端から沖縄の八重山諸島まで，自分の足で全国くまなく990ヵ町村を廻っている。その動機づけとなったのは，「長寿」および「非長寿」の成因に関して，周囲の学者や知識人たちが「遺伝」「気候」「重労働」あるいは「飲酒量」などという思いつきの主観を並べ立てた議論に過ぎなかったと言うから面白い。どんなに偉く権力のある人間の主張でも，科学的データに基づいたものでなければ，素人の空論と本質は同じでしかない。この事情はしかし，現在も同様であまり変わっていない状況にある。そもそも長寿というテーマは，誰にとっても入りやすいテーマでもあるし，この種の「お茶を飲みながら」の議論に向いているのであろう。しかし実際は，学問である以上，厳しい科学的論議が要求される。おそらく同様の観点から，近藤氏はそのような机上での議論より，実地見聞に基づいた調査をしようと思い立ったのであろう。当時，氏の取った態度は，学者としてまさに正当であったと思われる。

　近藤氏の研究の特徴は，衛生学的観点から，聞き取り中心の徹底したフィールド調査で取得したデータに基づくものである。とりわけ食生活や食習慣に重点がおかれた聞き取り及び観察による実地見聞の調査研究である。ときには，その地域の風土，歴史，人間，文化及び政治にまで話が及ぶこともある。ただし食生活といっても，食材に限った議論が主体で，方法に関する議論や，栄養素レベルでの詳細な科学的あるいは分析論的論議はなされていない。公衆衛生的と言うには例数が小さ過ぎ，また対象部落に偏りが生じているのは，彼のとった方法論からすればまことにやむを得ないと思われる。しかし衛生学的といっても，氏の研究の本質はやはり事例研究であって，1，2例の特殊な事例調査から一般あるいは普遍を論じては大きな間違いを犯すことになろう。著書を詳しく読むと，残念ながら，その主張の随所に普遍性を問われる疑問の残る結論が少なくない。例えば，沖

縄の西表島や鳩間島を調査した際，そこの食生活は米と魚そして豚肉が主で，野菜はほとんどとらないから「短命村」であるとしているが，沖縄戦の最中，当地はマラリアが猛威を奮った場所で多くの子供や老人あるいは栄養不足で身体の弱かった若者が命を落とした悲惨な歴史をもっているのである。そのような地で，全人口に対する70歳以上の者の比率，すなわち「長寿者率」が小さいからといって，様々な背景・地域特性や他の種々の因子を考慮せず，食材としての米，魚，そして肉のせいにしてよいかという疑問が湧き起こって来るを禁じ得ない。もっとも，後述するように，この「長寿者率」の定義自体も今日的にはほとんど意味を為さない。また，「ごちそうを男に先に食べさせるように慎み深くしつけられた女は長生きで，その女のつくる食事に何一つ苦情を言わない伝統の生きる村が男女長寿率を同じにした」とあるが，個人的倫理観を含めて長寿を論ずるのはまずいし，「志摩の海女は長生きで能登の海女は短命である」と特定地域の特殊な職業者の寿命を論ずるに当たってはかなりの注意が必要であろう。さらに「リンゴやミカンなどの果物ばかりで野菜を食べない津軽や静岡の産地の村々は短命である」とするような論調には，今日では異論も多いことと思われる。このような氏の主張の根本には，米と魚(小魚を除く)，そして肉を3悪とし，飲酒と労働性等は長寿因子から外すことによって食生活のみを強調する論調が根強くある，と考えられる。とりわけ，白米に対する不信感とそれに対する攻撃姿勢には，すさまじい気迫さえ感じられる。しかるに，日本人のほとんどは代々米を常食にしてきた国民であり，戦後になってもそのことには変わ

表 2-1　わが国における長寿学の系譜と黎明期における主な学者・著作・方法論

| 時代 | 学者・研究者名 | 研究テーマ・代表的著作 | 立場・影響・方法論等 |
|---|---|---|---|
| 平安 | 丹波康頼 | 『医心方』 | 医家。中国の神仙思想の影響が強い。本草学 |
| 室町・安土桃山 | 曲直瀬道三 | 『養生和歌』『黄素妙論』『養生物語』 | 医家。武将の健康管理が主目的。本草学 |
| 江戸 | 曲直瀬玄朔 | 『延寿撮要』 | 豊臣秀吉，徳川家康，秀忠，家光の歴代の侍医でその立場からの養生心得論 |
|  | 貝原益軒 | 『養生訓』 | 儒学者。一般庶民のための養生論。日本型長寿論。文献学 |
| 明治 大正 昭和 | 近藤正二 | 長寿者の食習慣に関する研究『日本の長寿村・短命村』 | 衛生学者。わが国の実証的長寿研究の先達。古守氏ら後の多数の研究者らに影響。食生態学 |
|  | 長田紀秀 | 『沖縄の長寿者』 | 産婦人科医。沖縄で初めての本格的な長寿研究。臨床医学・衛生学 |
|  | 古守豊甫 | 『長寿村・棡原』『長生きの研究』 | 村診療所医師。棡原村の長寿説については後に反論も多い。臨床医学・衛生学 |
|  | 亀川恵信 | 『長寿の研究』 | 開業医。宮古島で独自の住民調査・研究。臨床医学・公衆衛生学 |

りなく，それでも世界の長寿国の一つに名を連ねているのも，また事実であろう．今日のわが国では，むしろ，粟，稗あるいは玄米のみを主食としている「長寿」候補地域を探す方が難しいあるいはおそらくは不可能であると思われる．また，氏の強調した食事因子だけではやはり長寿は説明できないと考えるのが，今日の長寿科学においては一般的傾向である．

　方法論的には，近藤氏は最初に使用したと考えられる長寿村（長生き村）・短命村（短命な村）という区分に，先述の「長寿者率」を主に利用している．その他，平均寿命も使っているが，前者もしくはこの両者を使ってでも，「長寿村・短命村」の振り分けには不適切であることを，後述する他の研究者らも指摘している．このように，種々の議論はあるものの，近藤正二氏が，長寿研究のためには実地調査というものを重視し，全国を歩き回ってそれを実施し，日常生活の中で自らの説を実行した功績は高く評価しなければならない．

　次に記すべきは，山梨県棡原村で村の診療所で医師をしながら，地元の長寿者を見つめてきた古守豊甫氏である．氏の『長寿村・棡原』や『長生きの研究』は一般によく知られている．古守氏の調査研究の特徴も，近藤氏と同様，衛生学的，あるいは臨床的観点からの生活調査であろう．古守氏は，昭和30年代後半から40年代前半にかけて，当時から既に高名であった近藤氏に自分の臨床的フィールドであった棡原村を紹介した．その結果，古守氏は近藤氏の学問と生き様から強い影響を受け，ついに彼を棡原村に招聘し共同で長寿研究の一環として生活実態調査などを行ったのである．

　両者に共通する点は，長寿者が比較的多く存在するという地域に在住する高齢者，とくに長寿者と言われる人々の日常生活を追って，彼らの食生活に焦点を当てて，当地の人々の長寿の秘訣を論じていることであろう．もう一つ挙げるなら，両者とも医師であるが，臨床医学というよりむしろ予防医学的見地から，食生活について深く言及している点がある．さらに言えば，純粋な学問論のみならず，生活論，生活理念や人生観にも言及していることであろう．近藤氏は，全国を股にかけて行脚して聞き取り調査したのであり，広範囲なフィールドを個々に紹介しながら共通の秘訣を探り当てようとした．古守氏は逆に，棡原村の一地域に固執して，長寿者たちの生活を長年にわたって注意深く観察しようとした．近藤氏は，衛生学・公衆衛生学が専門であり，同様の方法論を長寿研究に応用したのである．一方，古守氏は，現役の「家庭医」であったので臨床的に彼らの健康を守る義務もあり，長期的に追跡して調査するのに適していたということであろう．言ってみれば，横断的調査と縦断的観察的手法の違いである．さらに大きな違いは，フィールドの質の違いであろう．長寿村・棡原は一躍全国的に有名になったが，多くの研究者や医学者から，単なる「老人過疎の村」ではないかという非難も受けている．そもそも棡原村が「長寿村」と「定義」されたのは，近藤博士の考案した「長寿率」すなわち全人口に占める70歳以上老人人口の割合が基本になっているのである．つまり，住民全体で70歳以上老人の占める割合が高いほど，長寿村ということになる．近藤氏が1972年にこの指標を当てはめたところ，棡原村は長寿率8.15％で，これは全国平均の3倍にのぼった．しかし，当時よりわが国では，若年人口が大量に大都市に流入し，老人だけが村に残るという過疎化現象を産み出してきた．したがって，単に老人が多いということのみでは「長寿村」を意

味せず，先述のように彼の考案した「長寿率」は現在では意味を為さなくなっているというわけである。ただ長寿村・梱原のその後の検証は今も続けられており，貴重な調査となろう。

以上のような問題点を過去や当時の主流だった研究の中に見出し，疫学的観点からもっと厳密な論議を修正すべく新たな旗頭として登場してきたのが，当時「短命地域」と言われた福島県会津地方の出身の松崎俊久氏である。氏の重要な長寿研究の発信は東京都老人総合研究所(都老研)で為されており，ここでまずその都老研のとってきたリーダーシップについて言及しないわけにはいかない。都老研は昭和47年，美濃部東京都知事の時代に設立され，このときの疫学部に松崎俊久氏や柴田博氏ら，後に長寿研究の疫学的側面でリーダーシップを発揮する人材が集まり始めていた。そして，その活動から，いわば梁山泊のごとき老人研究の中心的存在になっていった。松崎氏らは，都老研に在職中から，種々の全国各地の疫学研究を行っているが，東京都小金井市の縦断的老人総合健康調査と，沖縄県大宜味村を長寿村，秋田県南外村を短命村に見立てて種々の因子を比較検討した研究等が有名である。また柴田氏らと共に，昭和47年に全国で初めての百歳老人調査を行っている。柴田氏らは，100名余りの百歳老人の健康状態，食事内容，生活歴，心理状態などを調べて歩き廻わり，病院や施設にいる百歳老人の健康や生活実態とはあまりにかけ離れている在宅老人の元気な老人像を印象づけられたと言う。松崎氏自身も「最も多くの百歳の診察をしてきた医学者」と自負するように，またそういう言葉が出せるほどに精力的に老人の健康調査や長寿者の研究を行ってきたのも事実であろう。ちなみに柴田氏は松崎氏の後を継いで長寿研究の先鋒になり，またわが国の「老年学」研究および教育の草分け的存在で活躍している。

なお現在は，愛知県に近年創設された国立長寿医療研究センターが中心になって，全国レベルで長寿や老化の医学生物学的基礎ならびに応用，そして学際的研究を積極的に押し進めようとしている。このような研究センターは，資金面やマンパワーなどで恵まれた豊富な研究資源を有し，長期的展望に立って総合的な研究プロジェクトを企画し実行できる体制にあるため，基礎的な加齢現象の解明や長寿者の疫学調査等の研究に最適であると考えられる。自らも大々的にアピールするように，その成果を全国民や研究者が注目するところである。

他方で，長寿科学というものに関わって，地味ながら地道な研究を続けている者も全国には大勢いる。真に人類に役立つ科学研究の成果というものは，どこからどんなふうにして出現してくるかわからないことは，科学史・科学哲学を繙くまでもないことである。その意味でも，例えば高齢者や長寿に関するものでも，目立たない地味な研究も奨励するような支援体制を早急に築かないと，国外の先進諸国のような科学研究，科学に対する国民的意識あるいは科学的教養の底辺の拡大は，わが国では今後も期待できないであろう。本当はその辺のところが，より重要なことである。真に斬新な研究あるいは新しいパラダイムというものは，大きな「権威」の中からはなかなか産まれにくいものである。

既にオピニオンリーダーとして伝説的存在になりつつある日野原重明氏は，わが国の長寿現象や近未来の長寿社会について常に警鐘を鳴らしている。このままでいけば，次世紀の老人を取り巻く医療はけっして幸せなものにはならず，終末期にある者のQOL (Quality of Life)を重視することを

基調として病院や施設の医療者の意識の変革がまず必要である，と述べている。そして，長寿に関しては「100分の1の沖縄は長寿のパン種」，つまり人口では日本全国の100分の1だが長寿については全国のモデル的存在であり，非常に意義深い地域としてもっともっと「膨らんでいって」ほしい，と願っている。日野原氏ご自身が健康長寿を全うしておられ，保健・医療・福祉と広い分野にまたがって発せられるその言葉には，常に重い響きがあって貴重である。

## 4. 沖縄県における初期の長寿研究の系譜

　沖縄の長寿研究は，昭和60年代に入って開花したと言うべきであろう。それまで沖縄県には，長寿に関する研究を専門的に為し得るような公的機関が存在せず，また敗戦後も25年余の長きにわたって米国統治下に置かれたため，政治的そして社会的混乱が続いていた。その混乱が比較的落ち着いてきたのは，昭和50年代に至ってからである。というのも，それまでは米軍の治外法権の下，米兵による犯罪が多発し，誘拐，性犯罪，暴行，殺人など流血の惨事が日常茶飯事に起っていた。しかも，そのほとんどが「泣き寝入り」であり，ほとんどすべての犯罪者は本国に帰還されて，その重罪は不問に付されてきたのである。そのような信じられない世を沖縄県民が体験してきたことを，他県民はけっして忘れてならない。したがって，昭和50年までの時期は，長寿研究と言うより，むしろそれ以前に，治安を守る政治的，社会的努力と世界に誇るべき健康で長命な県民をつくるべく，多くの県人リーダーたちの献身的な政治的努力と種々の公衆衛生活動が繰り広げられた時期と考えてよい。つまり，沖縄県民の生命と健康を守る戦いの四半世紀であったと思われる。現在の「世界一長寿」の誉れは，この期間の公衆衛生行政と医療関係者の努力と成果に報いるべく必然的に与えられた，と考える県民も多い。しかし沖縄県民の一部には，率直な言い方をすれば，沖縄の長寿というものは「沖縄人のもって生まれた特性」と考えている者も，知識人を中心として比較的多いのである。あるいはまた，少なくとも期待感をもって，そう語られることが多い。つまり，よく言われる食生活や伝統的芸能，文化を有する高齢者に優しい社会と，その基盤にある県民の温かく包容力のある優しい人情が今日の長寿県沖縄を生んだ，と考えるのである。実証は難しいものの，沖縄に住んでみれば，たしかに誰も否定できない主張ではある。しかし，それだけで終わっていては説得力に乏しいと言わざるを得ない。

　では実際のところ，過去のウチナーンチュ(沖縄人)は長寿であったのであろうか。琉球王国時代については，この種の厳密な人口統計はなく，正確に把握するのは困難である。しかし，田名によると，1729年の琉球史料には租税徴収のための年齢と税負担者人口も調べられている。ここで，租税対象人口(首里・那覇の町方を除く本島及び離島の主に農民人口)は，総人口173,969人の75.2%にあたる130,884人であったとされる。これから税負担となる15歳から50歳の人口を差し引くと，子供(14歳以下)と老人(51歳以上)の人口が61,841人となり，これは47.2%となる。この数値は，戦前のデータ，例えば1925年の46.9%と1926年の48.3%と比較しても，同様の値となってくる。ここで60歳以上の人口比率は，それぞれ7.9%，8.5%となっており，50歳以上に換算すると10%程度

は増加して16ないし17%ほどになると推定される。もっとも「老人」の基準が琉球王国時代と現在では異なると思われるので，租税対象から外れた51歳以上を当時の「老人」と仮定すると，現在のわが国の65歳以上老人人口比率ときわめて近似した値である。

さらに，1738年から1876年までの琉球史料「球陽」には長寿者表彰の記事が現れてくるが，この間に首里王府から表彰を受けた90歳以上の長寿者は41人にも及び，最高齢は105歳の女性（1843年）となっている。ちなみに，この女性は宮古島在住であったが，当時としては破格の表彰内容，すなわち存命の間，毎月米を1斗2升授けられたとある。したがって，この頃から長命者は，少なくとも社会的には文字どおり「長寿者」であって，栄誉なことであり，「おめでたい」ことでもあった。

ところで，記録にあるこの期間は，日本本土では江戸の中期から末期に当たり，その当時の平均寿命はきわめて低かった。例えば，立川によると飛騨地方の農民の平均死亡年齢は男性28.7歳，女性27.6歳であったとされ，飢饉や疫病流行時には10歳代にまで落ち込む。つまり，平時でも子孫をやっと残して死ぬようなもので，飢饉や疫病流行時には多くの農民はそれさえできなかったことになる。また各階層を含めた信州諏訪地方の江戸後期の平均死亡年齢は男性42.7歳，女性44.0歳であり，江戸町人たちの場合は男性39.9歳，女性40.4歳であったといわれる。ただし，この死亡年齢の高さは，5歳以下の乳幼児死亡率の異常な高さによっており，成人に達した後の平均死亡年齢は，男女ともに60歳代であり，江戸中後期の51歳以上の場合の平均余命は14年と推定され，今日とあまり変わらないとされる。さらに長寿者の死亡年齢（数え年）についてみても，『養生訓』の貝原益軒が85歳であることは先に述べたが，近松門左衛門72歳，徳川光圀73歳，蘭学事始の杉田玄白85歳，良寛74歳，滝沢馬琴83歳，葛飾北斎90歳であり，江戸時代の80歳や90歳という後期高齢者の出現率は今日とあまり変わらなかったともいえる。先述の飛騨地方の過去帳にも，102歳を筆頭に毎年80歳や90歳の高齢者の名が連ねられている。もしこの数字が正しければ，当時の90歳や100歳が今日の何歳に当たるかは想像もできないほどである。

さらに興味深いことに，当時（天保4年）の旗本現職者の「長寿番付」では94歳を筆頭に70歳以上の者は50人いたと列挙して示されている。ただし，当時も「長生き自慢」の風潮があったらしく，各地の資料には，家系図と共に143歳とか167歳などといった記録もみえるが，ここに至るととても信じがたい。ビルカバンバなど「世界三大長寿地域」とかつて言われた地域の事象と同様である。一つ言えることは，かつてヨーロッパの文化が王侯氏族や大商人たちのような富裕で時間と金を持て余していた身分階級の者が築いてきたように，日本の長寿あるいは長寿文化も，江戸時代という安定した比較的平和な社会に至って初めて，時間があって過酷な肉体労働のなかった文化人たちによって獲得あるいは形成されてきたということであった。

しかし皮肉なことに，今日の時代はその逆の傾向を有している。すなわち，最低限の時間的余裕と経済的支えは古今東西にわたって不可欠なものの，医療のレベルやアクセシビリティ，そして保健の環境が整備された今日では，身体労働を日常的に行う農業従事者の方が「文化人」より長命を保ちやすくなっている。だが，どんなに難しい理論をもって運動やスポーツを軽視したところで，自分も人間も「動物」として進化してき，現に「動物的」生活も行っているのであるから，生物学的

自然や医学的病理を考えてみれば当然の結論である。

　さて，沖縄の長寿を語る場合，時代や社会背景も異なるので他と単純な比較はできないことは言うまでもない。したがって，有史以来現在にわたって沖縄にのみ特別に長寿者が多かったとは断定はできないが，これまでの公衆衛生事情も悪く労働も厳しかった庶民の貧しい生活の中で，これだけの老人人口比率が推定できるというのも，沖縄の長寿性というものが過去から存在していた可能性が高い。それほど過去に遡らなくとも，公衆衛生や保健行政がまだ軌道に乗っていなかった太平洋戦争前の沖縄はどうであったかというと，やはり伝統的に群を抜く長寿地域であり，沖縄県の老人の健康状況は他に比しても優れていたと考えられる。

　1972年に祖国復帰を迎えて，観光県としての発展が軌道に乗り，さらに沖縄海洋博覧会あるいは海邦国体が沖縄で開催されて，政治的および社会的にもようやく落ち着いてきた感がある。県内唯一の国立大学である琉球大学にも，地域保健や健康科学の研究の体裁が整った保健学部が造られた。やがて，それは医師養成を兼ねた医学部に包含され，さらに学舎が首里から西原に移転すると，ハードウェアとしては充実しほぼ完成の域に達した。琉球大学としてのさらなる研究発展の準備状況は整ってはきたが，しかしそこは県民の多くが期待し希望を抱かせるような，沖縄県に対してもフィードバック可能な長寿に関するデータベース，あるいは全国に誇れる長寿研究のメッカ的な存在には未だ至っていない。逆に今日では，21世紀の超高齢社会を見据えて，老化や長寿の研究はむしろ他県でその先陣を争っている。しかし，沖縄の長寿に関する研究は，やはりかつてそうであったように，沖縄県主導の研究でなければ，その貴重なデータは県民に対し有効にフィードバックされているとは言いがたい状況にあろう。

　このように，沖縄の長寿研究の花が開いたのはそれほど昔のことでなく，しかも後述する全国百歳老人調査のような他に触発されての機縁であった。しかし実際は，早々と沖縄長寿の独自性に目を留めたウチナーンチュの知識人もいた。それも細々と為されていたに過ぎなかったが，それ以前の長寿あるいは健康医学研究は，例えば長田紀秀氏や金城清松氏に見られるような，一部の在野の開業医や民間の研究者によって関心がもたれていたのである。この流れは，後に沖縄キリスト教短期大学教授になられた稲福盛輝氏に受け継がれていく。しかし，彼とて「長寿」に的を絞った研究を行ってきたわけではない。長寿と間接的には結びつくであろう沖縄の医療史から入っていったのである。その意味で，より直接的に長寿研究に入り込んでいった人々の業績をここでは記す。

　まず挙げなければならないのは，長田紀秀氏の『沖縄の長寿者』の研究成果であろう。長田氏は沖縄県出身の医師であり，那覇市で産婦人科を開業しながら沖縄長寿者の研究に打ち込んだ。そして，「医学を修めた者として社会のために小さくとも何かお役に立つようなものを遺したい」という信念で，74歳の時に原稿を完成させ出版の機会を得たという。まことに，すさまじい執念のようなものが感じられ，また医学的内容を中心に広範な角度から沖縄の老人を述べた興味ある書である。とりわけ優れていると思われる点は，当時の内外の主要な文献にも目を通し，過去の琉球王朝時代の沖縄の長寿者にも言及し，沖縄の長寿現象を医学的立場から本格的に論じたことにある。なお適切であったと思われるのは，当時の比較的長寿者に対し，直接に診療の現場はもちろん，自分の足で

も訪問して種々の聞き取り調査を行っている点である。種々の調査と言ったのは，自分の専門である医学を重視しながらも，それのみにとどまらず長寿者の生活背景を詳細に調べ，幾つかの事例報告と共通点の解釈を試みていることである。そして何よりも，人生の大先輩としての長寿者たちに，常に人間としての温かい眼差しを向けていることを読者が感じ得ることであろう。

これと関連して，長田氏の独特の執筆立場として個人的にも共感させられるのは，難解な専門用語をできるだけ使わず，また殊更に「学術書専門書」として意識することなく，多くの一般読者にも親しみ喜んで読んでもらえるような書を作ることを心がけていることであり，事実その工夫は随所に見られている。また，沖縄女性の長寿を強調した書としても初めてのものであろう。ともあれ，このような研究を一開業医として日々の診療の間に，先に述べた信念に従って少しずつ造り上げていった情熱と意志，そして実行力には感心させられる。

もう一人，長寿の研究に打ち込んだ在野の学者として，名を挙げるべきは亀川恵信氏であろう。氏の代表作は，その名のとおり『長寿の研究』であるが，これは晩年の氏によって心血を注いで書かれた遺稿である。今日的な意味での学術的価値はともかくとして，在野の学者として長寿の研究に打ち込んだ，氏のその精神と成果を，筆者は高く評価したい。先述の近藤正二氏が全国における長寿研究の先駆けであるなら，亀川氏は沖縄における長寿研究の先駆け的存在と言ってよいと思われる。奇しくも，彼と近藤氏とは存命の時期がほぼ合致しており，長寿研究に情熱を打ち込み，最もそれに勤しんだと思われる時期も双方ともに晩年であって，活躍していた時期もよく似ているのである。ただ氏は，故郷の宮古島にこもって地域医療に携わりつつ学究の途を進んでいたので，他にその存在を知られることが少なかった。したがって昭和30年代に近藤氏が八重山群島を調査した際にも，彼を宮古島に立ち寄ることはなかった。すなわち，わが国で本格的な長寿研究を志した2人の学者の出会いはついに実現を見なかったのである。

ここで，亀川氏の経歴について簡単に触れておきたい。氏は明治30年に平良市に生まれ，沖縄師範学校を卒業してしばらく郷里で教師をし，後に東京に出て教師をした。しかし20歳代後半に一念発起して，現在の北海道大学医学部に入学し，30歳を超えて医者になったのである。東京および関東での臨床研修の後，昭和8年に郷里の宮古島に戻って平良市で開業した。しかしその後，十数年を経て，学究肌の彼は一時地域医療を休業し，45歳で台北医科大学の大学院に入学し，そこを修了して学位を得る。その後，台北市内の病院の院長を務め，1年間余り経って戦後再び郷里に戻り，50歳で再開業した。彼はその後も学究的態度をけっして忘れることなく，「免疫学やホルモン学」にも興味をもち続け，高度な知識と研究心で地域医療に専念することになる。この間も様々な知識人との出会いの中に，長寿の要因に関する議論も多かったが，「これは何故だろうかと疑問をもつことはなく，ただ既成事実のみをもって，そうあるべきだと決め込んでいるのである」と嘆いている。この辺りの長寿研究に至った発想や経緯も近藤氏と非常によく似ている。

こうして氏は長寿現象に興味をもつようになり，やがて医業の傍ら独自に訪問調査し，実地資料を集めて長寿に関する考察を地道に書きためていったのである。こうして，晩年の10年間の心血が注ぎ込まれて完成に至った書が，『長寿の研究—長寿を欲する人々のために—』である。それは，疫

学調査的な事例研究から生活習慣，遺伝，栄養，ホルモン(唾液，胎盤)等に関する考察まで含んだ広範な内容になっており，氏も自序の中で「宮古全島に亘る長寿者の個人別実際調査，その生活環境，更に栄養学，人相学，指紋，飲酒，喫煙との関係，遺伝，性生活等の全般から例証し，渉漁した外国文献や統計にも考証資料として集成したものである」と書いている。確かにそのとおりで大作ではある。ただし副題は(氏が付したものかどうか定かではないが)，あまりいただけないと感ずるのは筆者のみではあるまい。

氏が最も関心をもっていたと考えられるものは，余生年数の理論的算出，長寿の遺伝性，そして長寿の性差である。なかでも，長寿の性差，すなわち「女子は何故男子よりも長命であるか」は，氏の長寿研究の機縁にもなった命題であり，多くの紙数を割いて考察されている。自序の中で，氏は次のように述べている。「女子が男子より長命であるという事象に対しては常識的にはその原因があげられてきた。それは単に，男子は精力の乱費，飲酒，喫煙などによる害によって命を縮めているといった考え方によるものであるが，私はこうした通俗的なことより，もっと深いところに原因が潜んでいると考え，これを学理的に究明して，神秘の扉を開こうと思いついたのが，本書の生まれる動機である。研究の途上には，ときたま迷路にぶつかったが，この迷路を辿っているうちに新しい世界に曙光を見出し，驚きと喜びを感じ，更に研究の課題も飛躍して，女子は何故男子より長命であるか，というテーマは，この長寿の研究となって実を結んだわけである」。まことに，本書の序文に戴いても適当で，率直にして有り難い文章と思われるのである。

さて次に，余生年数の理論的算出，すなわち「あなたは何歳迄生きられるか」の議論は，かなり個性的な問題提起であると考えられる。多くの文献から得たデータを基に長寿に関連すると考えられる因子に配点を与え，自分が相当する合計得点から自分の余命を算出する計算式を導いていて斬新な発想である。その学問的意義はともかく，当時としては，きわめて興味深く一般に受け入れられたであろう。最後に，長寿の遺伝性についてであるが，これも当時としては，驚くべき詳細な家族歴調査を行ったデータをまとめたものであり，同様の調査を行った後の研究者の論文の幾つかをみると，種々の点でかなりその影響を受けていると考えられるのである。

一方，沖縄医学史年表を著した金城清松氏の遺志と資料を受け継いで，四半世紀にわたり膨大な資料を沖縄疾病史や沖縄医学史にまとめあげた稲福盛輝氏の意志と努力には，まことに敬服する思いである。氏は序論に，ライフワークとして執筆した動機として，「これまで40年以上も開業医として働いてきて，その間先輩後輩諸氏に，沖縄医学史に興味を持つ者が非常に少ないことを痛感したこと」と「沖縄医学史に関する研究論文や資料が成っていないこと」を挙げている。このような業績は，地味には違いないが，沖縄の医療の足跡を忠実に辿ることで，今日の沖縄県人の長寿に少なからず関与したと思われる近代医療の事実を知ることができるのである。長寿研究には直接関係ないと言っても，また極言すれば自分と関係ないどのような学問分野の成果であろうと，我々はそれを作り上げた先哲の純粋な意志と業績の質に注目すべきであろう。

## 5. 沖縄県における近年の長寿研究の系譜

　昭和50年代の後半に，沖縄の新しい長寿研究の嚆矢となったものは，米軍統治下に書かれた尚(名城)弘子氏の琉球列島における食事と食習慣についての幾つかの栄養学的論文であろう。氏は当時，米国ミシガン州立大学に留学しており，その期間にも研究した結果を精力的に発表していた。その英語論文の内容は，先述のように純粋に琉球人における食事と食習慣について具体的，そして科学的に書かれた栄養学の論文であって，当時は必ずしも沖縄の長寿を意識して書かれたものではなかった，と思われる。しかし，当時としては斬新な栄養学的手法によって沖縄県民の食生活を分析した論文から，沖縄長寿の秘密に迫る新たな1ページが加えられたと言ってもけっして過言ではない。氏の著書の意義は，その学術論文としての価値以外にも，長寿科学の観点で少なくとも2つあった，と筆者には思われるのである。

　一つには，その発表が国際語としての英語であったということで，Ryukyu islands や Okinawa という地名，人，そして食生活が国際的に広められたということであろう。それまでも，Ryukyuan や Okinawan の生活や心理，栄養そして血液までも調べて報告されたレポートがあるが，いずれも米軍基地の軍属である研究者，あるいは依頼を受けた本国の科学者が調査した成果を述べたもので，方法自体は科学的であっても，見方は一面的あるいは表面的であり，なかには不正確とも思われる記述も少なくなかったのである。

　第二に研究の目的も，尚氏以前は国防上，あるいは統治上の資料確保のためでもあったと考えられるものが多い。その意味からも，れっきとしたウチナーンチュであり，県人にとっては親しみ深い王家の名を頂く氏が，故郷の人々の健康の基盤になっている日常的な家庭料理の分析を，最新の手法と知識によって試み，そして成果を広めた功績は甚大であった，と言わなければならない。その成果の一部は，『南の島の栄養学』という書になって世に出，一般人にも広く読まれてきた。

　尚弘子氏は，琉球大学教授を退官した後，太田県政の下で副知事や重要な役職を歴任し，放送大学沖縄学習センター長となってからも，沖縄長寿に関する重要なコメントを発信し続けている。平成10年には，第52回日本栄養食糧学会沖縄大会の会長を務め，食肉の多い食文化食習慣の割に心疾患等の成人病死亡率の低いことを，有名な「フレンチ・パラドックス」をもじって「オキナワン・パラドックス」という言葉で表現したことも印象深く，記憶にも新しい。このような沖縄長寿の発信者としての氏の業績の他に，後進を指導した教育者としての側面も忘れてはならないのである。真に大きな研究者は，ひとり「研究者」のみではあり得ない。

　それを裏付けるように，昭和60年代も後半になると，尚弘子氏の赴任した琉球大学家政学部から，氏の指導や影響の下に多くの栄養学に関する報告書が発表されている。とりわけ，新垣博子氏，外間ゆき氏，宮城節子氏，そして沖縄栄養士会のメンバー諸氏の沖縄に関する精力的な一連の報告，とくに沖縄県民の栄養摂取状況等の報告内容は，県民栄養に関する一歩踏み込んだ有用なデータベースとなっている。この流れは，琉球大学においては新城澄枝氏らに引き継がれて今日に至っている。また，同じく教育学部の金城須美子氏は，百歳の御母堂の食事等の生活の世話をしつつ，沖縄の地

域や身分の違いによる伝統的食生活について研究した。

　以上の報告の多くは教育学部から発信され，当時もっとも関心の寄せられていた沖縄の公衆栄養学的な内容とくに幼児や児童の栄養調査が主であって，沖縄高齢者の長寿研究を直接的に目的としたものは少ない。しかしこの事情は，当時の沖縄がおかれた医療保健事情を察すれば，先述のごとく急務であって，行って然るべき研究的立場であったと思われる。すべて研究は，その時代時代の社会背景や人々のニーズと無関係ではあり得ない。したがって，後述するように，沖縄での長寿の研究も，県民の最低限の医療確保や保健システムの安定と共に，芽生え，そして急速な進展を遂げてくるのである。

　昭和50年代に入ると，鈴木信氏が当時琉球大学医学部附属病院長であった鈴木淳氏の主宰する地域医療部に呼ばれ，体力健康づくり財団の全国長寿者（百歳老人）調査に沖縄県側として協力したことが機縁となり，沖縄百歳の研究を進めていく。その後，琉球大学地域医療研究センターも開設され，そのスタッフたちの全面的協力の下に心電図伝送などの離島医療や県内高校生の心臓検診システム構築と並行して，県内百歳を中心とした長寿者の長寿要因解明の医学調査に移行して乗り出していく。氏はもともと循環器内科を得意とする臨床医であり，彼のリーダーシップの下に昭和52年より地域医療部，そして平成2年からは地域医療研究センターの内科や精神科医師等が加わって，臨床医学的な訪問検診が毎年実施されることになった。以後，20年以上にわたって積み重ねられた沖縄県内の百歳の医学データから，沖縄長寿に関する研究報告が内外に発信されていった。実際，これらの報告により触発されて，東京や愛知など各地で百歳を対象とした研究に向かった研究者たちも多かったと思われる。このフィールド調査に同行し，百歳の脳波をとった佐久川肇氏，HLAの細胞免疫学的な先行研究を行った高田肇氏，フィールド調査に甚大なる協力をし動脈硬化に関する調査に先鞭をつけた田中旨夫氏，医師として臨床研究面で重要な役割を果たした森久恒氏，安里哲好氏，安達正則氏，看護の立場から連絡業務等の裏方として中心的に働いた琉球大学附属病院・野原由美子氏，コーディネートを含む実務的手腕を発揮した安次富郁哉氏，臨床検査技師として，また家族との間に立つ連絡調整役等の種々の地味な業務を堅実にこなした瑞慶覧涼子氏，情報処理の面で補佐した小倉正己氏らの名も記しておくべきであろう。いくら職務とは言え，これらスタッフたちの陰ながらの尽力と，沖縄県生活福祉部及び各自治体保健課の保健婦，地域の民生委員の方々，そして何よりも長寿者の家族たちの温かい理解と協力があったればこそ，比較的長く，そして首尾良く続けられた独特の検診スタイルだったと言えるであろう。

　さて，この時期，鈴木氏と同窓で衛生・公衆衛生学を専門とする赤松隆氏，同教室の古見耕一氏，糖尿病や脂質に関する疫学的見地から三村悟郎氏らが，それぞれの専門の研究と関連して，沖縄の長寿に言及するようになった。また，臨床医学を中心に長寿現象に向かった鈴木氏と時を同じくして，琉球大学保健学科の照屋寛善教授の下で保健管理学を研究していた宮城重二氏が，沖縄長寿の疫学的側面で活躍するようになった。氏は最初，一般老人の生活実態調査から長寿研究に入っていったが，徐々に松崎氏らの開発した長寿指標等の資料と，自身が精力的に調査して得たデータを駆使することによって，保健管理学の立場から故郷でもある沖縄県の長寿研究に関わっていくことにな

る。この背景には，当時松崎氏を初めとした様々な研究者たちが長寿者調査のため来県したり，尚氏や鈴木氏らがそれぞれの立場で長寿研究を進め発表していたことに触発，影響されること大であったと思われる。また何よりも，数少ないウチナーンチュによるウチナーンチュのための長寿研究というプライドとアイデンティティのごときものもあったのではと推察される。

　昭和60年代前半に，都老研の疫学部長であった松崎俊久氏が，保健学科保健管理学教室の教授としてかねてより念願だった沖縄に赴任して以来，ますます身近になった本島北部の大宜味村を舞台に華々しい活動と発信を行うことになった。と同時に，大宜味村自体も行政的に日本一，否「世界一長寿村」としての大宜味村を全国にアピールしていくようになる。この頃，長寿者調査に協力した大宜味診療所の東哲二医師は，松崎氏と初めて会ったときに開口一番「あなたほど幸せな人はいない。こんな宝の山の中で日々の仕事をしておられるのですから」と言われて驚いたと後日述べている。

　沖縄に本拠地を移してからも，松崎氏の学術活動は衰えを見せず，福島県内でも平均寿命は下から数えた方が早かった郷里・福島県会津地方の一町を，琉球大学のメンバーを中心としたプロジェクト・チームを組織して徹底調査し，総合結果を保健行政にフィードバックすることによって，わずか数年で健康指数上位の町に押し上げた功績は大きいと言わなければならない。この成功には，保健行政に強い関心とリーダーシップ，そして類い稀な実行力をもった当時の山口町長と彼を支えたスタッフ及び町民の存在がきわめて大きく，行政面と研究面のそれぞれでたけた強力な2人のリーダーの存在と，運命的とも言える親密な協力体制が「百歳への挑戦」を可能にし，半ば「実現させた」と言えよう。

　ちなみに，松崎氏の持論である「豚肉を長寿の主要因」とする説には依然反論も多いが，そのほとんどは彼と真っ向から勝負を挑むに至っているわけではない。そんなところにも，氏の長寿科学におけるカリスマ的「力強さ」を感じるのである。

　ともあれ，このような氏の議論の特徴は，博識に基づき疫学的データを駆使することに加えて，言論の巧みさにもあるに違いない。また，後述するように，活躍の舞台も幅広い。教育指導者としての力も備えていると思われ，多くの学生の卒業研究や修士論文が発表されていった。氏の主宰した保健管理学教室は一時，「門前市を為すほど」学生に人気があり，卒業研究や修士コースの「入室試験」に合格すること自体がなかなか大変であったというエピソードも残っている。

　ただ，氏のオピニオンリーダーとしての面目躍如とするところは，おそらく保健教育よりも，むしろ学問的側面，あるいはむしろ政治的関心であると言ってよいかも知れない。学問的側面では，とりわけ寿命に対する過誤や虚偽の事実に対する反論の数々がある。それが最も顕著な形で白熱して示されたのは，「世界三大長寿地域」の誤謬を国際舞台で堂々と質したり，ギネスブックにも載った「長寿世界一」の男性をはじめとするセンテナリアン(百歳)の年齢の再検討を行い，多くの虚偽を暴いたことであろう。さらに，「門外漢」が物知り顔で「寿命の短命化説」でも唱えようものなら，専門家の立場から鋭い反撃を仕掛けるといったふうに，科学主義の立場に則った正統派学者であったかのようにみえる。実際これらの反論の多くは，たしかに聞いていて小気味よく，一種の「正義」の

ようなものを感じるほどである。学問界の水戸黄門を髣髴とさせると言ったら大袈裟になろうか。しかし，そういう印象さえ与えるほどに，快刀乱麻のコメンテーターであったことは事実であろう。才能の幅広さを実証するかのように，氏は定年退官後，政治家の道に転身し，今度は活躍の場を国会議事堂に移し，天下国家と国会議員の非を質している。氏を深く知る者にとっては，あるいは氏自身が一番感じていることかも知れぬが，それも自然の流れであったかも知れない。

　琉球大学保健学科で照屋寛善氏，伊波茂雄氏，そして松崎俊久氏の流れの中で研究を続けていた平良一彦氏は，学校保健や小児の成人病対策の研究と並行して，照屋氏や松崎氏らの影響を強く受けて，老人疫学の研究に向かうことになる。そして，保健管理学教室のテーマとして，先の宮城重二氏とともに老人保健や長寿科学の研究を行ってきた。長寿村として名高い大宜味村出身である平良氏は，村とのつながりも深く，教育学部に移った現在も，主に疫学やライフスタイルとくに身体活動量等の体力科学の観点から，縦断的な老年保健学の研究に係わっている。

　崎原盛造氏は，戦後沖縄におけるマラリア等保健医療政策や離島住民の受療行動の研究と並行して，教室の研究テーマである「高齢者の社会関係と健康」の一環として沖縄県の長寿の社会学的研究を行ってきた。とくに，老人施設等における高齢者の健康と社会参加に関する介入実験とその効果の評価，ソーシャルサポート測定尺度の開発，ハワイ移住者の生活満足度・社会活動能力・生きがい・主観的幸福感など，これからの長寿社会の在り方に資する成果が多い。さらに氏は，現在も県内屈指の長寿地域である今帰仁村において，長寿に関する総合的な縦断プロジェクト研究を主宰している。

　徳島大学の山本茂氏は，琉球大学保健学科の教授時代に栄養学教室を主宰し，その立場で沖縄県民の食生活と健康，そして栄養と長寿に関する実験的あるいは疫学的研究を行い，また優秀な多くの人材を育てた。とりわけ氏が重点をおいて行った長寿に関する研究は，筆者が考えるに少なくとも3つある。

　1つは，先述の新城氏らと共に沖縄県民の日常食ならびに行事食における食品摂取，調理形態などの特性を調べた調査結果を基に，基礎的な動物実験も行って，栄養学的側面から長寿要因を検討したことである。この沖縄県民の食品摂取や栄養分析に関しては，沖縄県栄養士会のメンバーによる先行調査があることは前に述べた。

　第2に，制癌作用の可能性を有する食品，とくに世界に先駆けて豆腐に注目したことである。大豆に含まれるイソフラボンは，制癌作用のみならず種々の予防医学的効果を介して長寿に関与すると考えられている。

　そして，もう一つの重要な基礎的研究は，沖縄の水と農作物における成分分析を行ったことである。水と予防医学との関係の着眼そのものは，神戸大学・小林純氏の論文をはじめとして幾つかの先行研究があるが，珊瑚礁としての沖縄の土壌特性からミネラルを中心とした栄養学的分析を行い，ミネラル成分表の作成まで行った功績は大きい。

　本節の最後になるが，長寿科学振興財団理事長として多くの人材を支援し育てた佐分利輝彦氏も長寿研究の発展に大きな貢献をしてきたことは特筆すべきであろう。また，沖縄百歳を対象とする

上で琉球大学グループと研究協力提携して多くの成果を収めた田内久氏，佐藤秩子氏，渡辺務氏らにも幾つかの報告や著書がある。さらに，沖縄県の保健行政の立場から，沖縄の長寿に関する発言を行ってきた砂川恵徹氏や平良健康氏，そして有用な疫学資料をまとめた比嘉政昭氏らも，直接間接に長寿研究に深く係わってきており，沖縄県民の保健に多大な貢献をしてきたことを，ここに記して敬意を表したい。

## 6. 長寿研究とくに百歳研究の現況と今後の展望

長寿研究とくに百歳長寿の研究は，いま国際的プロジェクトになりつつある。この日本側の代表的研究者として，広瀬信義氏らの東京百歳研究グループ，愛知百歳研究グループ，そして沖縄百歳研究グループがある。東京及び愛知での研究チームは，沖縄研究チームより15年ほど船出が遅れたが，逆に沖縄の先行研究で蓄積された多くの調査研究上の示唆を受け，また検体等の協力も得て，首都や中京地区での百歳研究を推進させたのである。

さて，こうして百歳研究には，種々のデータが独立して積み上げられてきたが，今後はこれらのデータの統合，もしくは同一のプロトコールの下に種々の因子について分析することによって，長寿に寄与する因子を特定するか，少なくとも寄与の程度を測定しなければならないであろう(図2-1)。とくにヒトに限って言えば，ただ単に長命というだけでは，必ずしも十分でない。いわゆるQOL (Quality of Life: 生命の質，生活の質)までを考慮しなければ，本人も家族も，人間はけっして自己の生に対して満足できるものではない。長命という問題一つをとっても，単細胞か，あるいは多細胞でも単純な下等動物の類ではAgingに相当する概念だが，ヒトの場合はそれほど同様に単純ではない。単一もしくはわずかの遺伝子によって説明できるものとは考え難い。というのも長寿者，たとえば百歳は，医学生物学的であってもデータの分散が大きく，必ずしも均一でなく，むしろかなり不均一と言ってよい集団であることがわかってきた。平均値で比較すると，たしかに対照集団との間にそれなりの有意差が見いだされることが多いのであるが，はたしてそれをもって長寿の要因と断定できるのかどうか，注意を要するであろう。なぜなら個別に見ると，長寿者の中には，一般人のデータの値以上に，異常値として示される場合があるからである。百歳長寿者でみると，たとえば凝固因子の濃度活性を調べたデータでは，VII因子，VIII因子，フィブリノーゲンの増加，VII-tissue factor complex亢進等が示唆され，凝固系全体の亢進のみならず線溶系の亢進も認められている。凝固系亢進は，血栓性疾患の発症の最大の危険因子であることは疑いないので，逆説的である。その他のパラドックスを挙げれば，ACE geneやPAI-1geneで心筋梗塞や血栓性疾患に親和性の高い多型のタイプが百歳群に多かったこと，あるいは栄養や運動生理学的にはlifestyleの研究で，栄養摂取や労働条件の厳しかった青壮年期をおくった沖縄の百歳がほとんどであったこと，心理学的・行動科学的に見かけ上のタイプA者が多かったことなど，幾つかある。そして，これらに対する解答の幾つかは呈示されているが，未だわかっていないことも多い。これらのパラドックスをうまく説明する研究が要求されるようになると思われる。

(秋坂真史)

## 第 2 章　長寿研究の系譜と展望

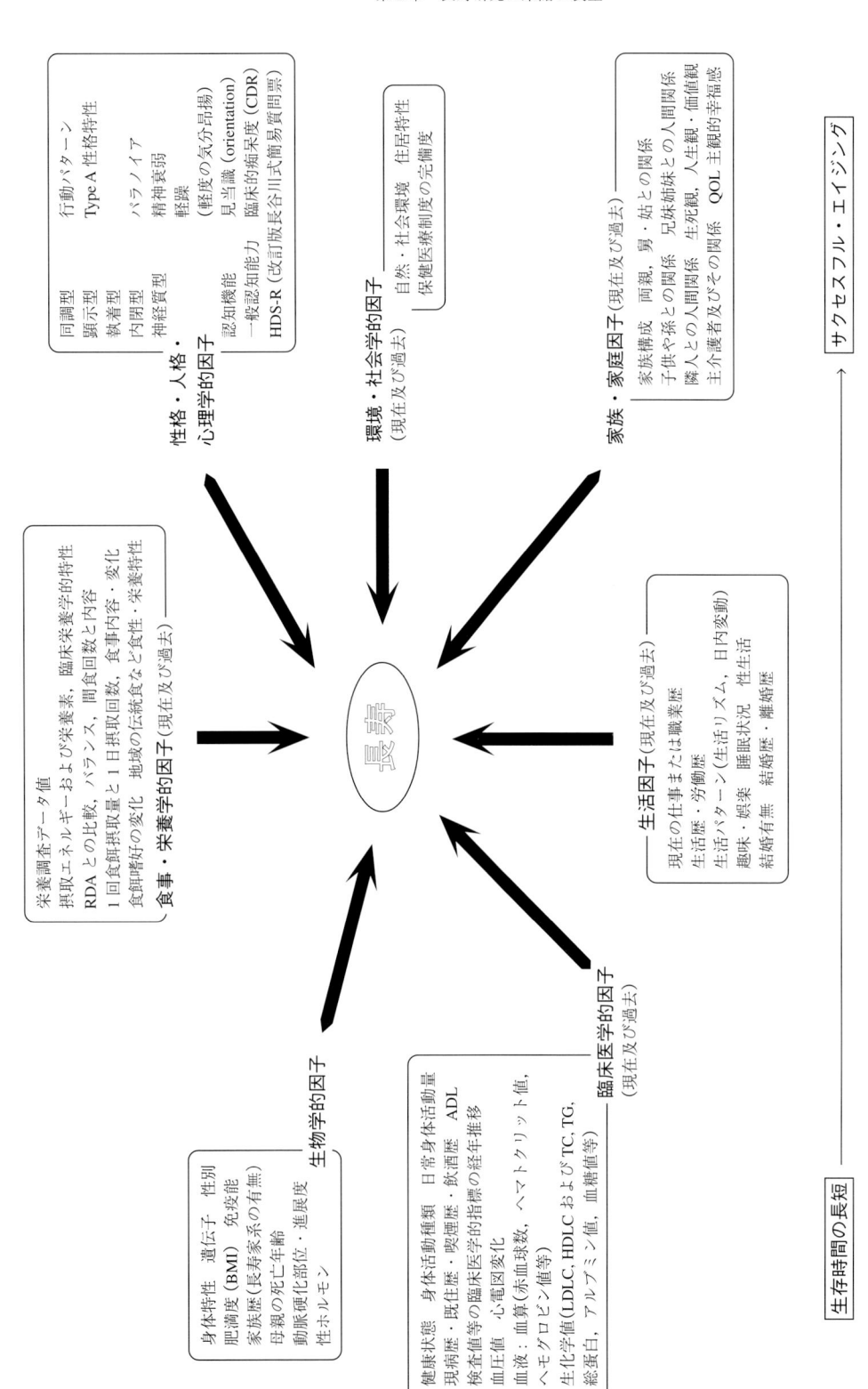

**性格・人格・心理学的因子**

| | |
|---|---|
| 同調型 | 行動パターン |
| 顕示型 | Type A 性格特性 |
| 執着型 | パラノイア |
| 内閉型 | 精神衰弱 |
| 神経質型 | 軽躁 |
| | (軽度の気分昂揚) |
| 認知度能 | 見当識 (orientation) |
| 一般認知能力 | 臨床的痴呆度 (CDR) |
| HDS-R (改訂版長谷川式簡易質問票) | |

**環境・社会学的因子（現在及び過去）**

自然・社会環境　住居特性
保健医療制度の完備度

**家族・家庭因子（現在及び過去）**

家族構成　両親、男・姑との関係
子供や孫との関係　兄妹姉妹との人間関係
隣人との人間関係　生死観、人生観・価値観
主介護者及びその関係　QOL 主観的幸福感

**食事・栄養学的因子（現在及び過去）**

栄養調査データ値
摂取エネルギーおよび栄養素、臨床栄養学的特性
RDAとの比較、バランス、間食回数と内容
1回食餌摂取量と1日摂取回数、食事内容・変化
食餌嗜好の変化　地域の伝統食など食性・栄養特性

**生物学的因子**

身体特性　遺伝子　性別
肥満度 (BMI)　免疫能
家族歴（長寿家系の有無）
母親の死亡年齢
動脈硬化部位・進展度
性ホルモン

**臨床医学的因子（現在及び過去）**

健康状態　身体活動種類　日常身体活動量
現病歴・既往歴・喫煙歴・飲酒歴　ADL
検査値等の臨床医学的指標の経年推移
血圧値　心電図変化
血液：血算（赤血球数、ヘマトクリット値、
　　　ヘモグロビン値等）
生化学値 (LDLC, HDLC および TC, TG,
　　　総蛋白、アルブミン値、血糖値等)

**生活因子（現在及び過去）**

現在の仕事または職業歴
生活歴・労働歴
生活パターン（生活リズム、日内変動）
趣味・娯楽　睡眠状況　性生活
結婚有無　結婚歴・離婚歴

中央：**長寿**

→ サクセスフル・エイジング
→ 生存時間の長短

**図 2-1　長寿に影響を与えると考えられる因子モデル**

# 第3章　長寿の性差に関する概要

はじめに

　一般に「女性が男性より長生きである」という命題は，ほとんど誰でも認識し大方の研究書でも必ず触れられるが，この「長寿の性差」について真正面から取り組んだ研究は多くはない。具体的な「長寿の性差」のデータについては後述するとして，本章ではまず長寿者の性差の概要について触れてみたい。

　まず男性の死亡率は，女性のそれよりも，すべての年代で上回っている。驚くべきことに，このことは周産期でも同様で，出生以前，すなわち妊娠では，女性100に対して，男性は115の割合で数値的には多く妊娠するが，その後は出生までに男性胎児の死亡数が増加してくるのである。しかし誕生時には，流産，死産，異常分娩などで，100人の女児に対して，わずか104人の男児の出生でしかなくなるといわれる。しかも幼児期には，女子より男子の方が死ぬ確率が高いのである。そして，男性の死亡率が経年的に増加し，25歳までには女性の方が逆に過半数となってしまうという現実がある。その後は，男性にとっては悲惨なことに，加齢と共にますますその差は拡がっていくばかりである。

　このような「長寿の性差」の概要について触れる前に，その基本的事項である「寿命」について，次にまず言及しておかねばならない。

## 1.　寿命と最大寿命

　寿命に関しては，まず最大寿命ということがしばしば話題になる。近年は，年々平均寿命が上がり続けているが，いったいその上限はヒトでは何歳なのであろうか，という素朴な疑問である。世の中には，最大寿命にヒントを与える最長寿にまつわる言い伝えが多い。その幾つかを挙げると，まずスコットランドの僧侶ケンタイ・ジャーンは185歳まで生きたことになっているが，その生存期間は不明である。また，ハンガリーの農民ピトラス・ソアルテンは，1539年から1724年の間生き続け，やはり185歳で没したとある。わが国でも，江戸時代の農民，満平は194歳まで生きたとされており，生存期間ははっきりしないが，松原仙右衛門は185歳，その妻キノは171歳まで生きたといわれる。当時の日本の平均寿命は40歳以下であり，証明すべき手段もないのであるから，真偽を論ずる価値もないが，エピソードとして聞く分には面白い。さらに，「オールド・パー」という名高

いスコッチの商標になっている英国人トーマス・パーについては，一般にもよく知られている．パーは，1483年から1635年の間，152歳まで生きたとされ，100歳で子供をもうけたとも言われているほどの人物である．もともと彼は一農民に過ぎなかったが，当時のロンドンの王がその長寿を祝い，宮廷に招いて一夜の宴を設けた．しかし，その時の御馳走が仇となって急死してしまったらしい．何とも皮肉であるが，面白い話である．なお名誉なことには，彼は死後，当時の有名人あるいは権力者が永遠の眠りについているウェストミンスター寺院に，仲間入りが許されて埋葬されたという．

旧ソ連の記念切手にも描かれたマームツッド・エイバゾフ(享年151歳)なども，伝説上の虚偽の代表格であるが，南米エクアドルのビルカバンバをはじめとする世界三大長寿地域(アンデス山脈にあるエクアドル国のビルカバンバ地方，ソ連のコーカサス地方，パキスタン辺境カラコルム山脈のフンザ地方)や，かつて日本国内に散在して話題になった「長寿村」なども多くは架空の存在であると指摘する老年学者もいる．それというのも，先進国の百歳出現率が人口10万対1人から3人程度に過ぎないのに対し，国際的に話題になった当時，ビルカバンバは373人，コーカサスのグルジア共和国39人，アゼルバイジャン共和国48人という異常に高率の百歳出現率であった．例えば，ビルカバンバについて言えば，その最高齢者は137歳であったという．しかも，これまでの最高死亡年齢は140歳で，2人も存在したということである．このような問題を大きな疑問を残したまま放っておくわけにはいかないと，米国ウィスコンシン州立大学のメーゼス教授らの2回にわたる調査が行われ，死亡者を含めた「すべての百歳」が，実際は100歳に達していないことが判明したのである．つまり，100歳以上の年齢はすべて詐称で，真実の年齢は75歳から96歳までで，100歳以上と語った者の平均年齢は86±5歳であったと報告された．他の2地方についても，ほぼ同様のようである．つまり，極端に突出した長寿の秘境などはこの世界に存在せず，疫学的に合理的な説明が可能な地方のみが「世界最長寿地域」の候補になるということらしい．その最も信頼できる候補として，沖縄がクローズアップされてくるのである．これを検証するかのように，1994年，WHO(世界保健機構)の事務総長や国際的長寿研究者たちを一堂に会して，沖縄の地で高らかに「世界長寿地域宣言」が行われたのである．

さて，それでも中には140歳から150歳であって元気に働いている人がいる，という学者もいる．しかし，現代の科学的な寿命学の見地よりみれば，120歳を超えて生存した人々の記録は，すべて信憑性に乏しく長寿伝説に属するものと考えて間違いないと，わが国の老年学者の一部は断言する．しかし近年，フランスのジャンヌ・カルマン女史が122歳で亡くなっているので，120歳の記録はすでに打ち破られている．ちなみに，それまでは厳密な裏付けを求め続けるギネスブックの長寿記録にも，120歳をこえて生存した人の例はなく，日本の泉重千代氏が世界史上最高齢とされてきた．しかし，その後の調べでは，これに関する疑義も社会的に公然と出されており，さらにわが国を代表する老年学者たちの間でも，泉氏は110歳にも達していないと学会で論議された経緯がある．

あらためて，ヒトの最大寿命とは何であろうか．120歳が怪しいという論議の中に，人間の寿命は本来110歳くらいだから，という意見があった．しかし，これでは人間的あるいは人生的な経験論になってしまう．学問的には110歳は定説ではなく，ましてや最大寿命という意味にはならない．最

大寿命は，誰も経験したことのない，文字どおり Maximum という意味であるから，既に打ち破られた記録は最大寿命たり得ない。常に，その上を設定して行かねばならない。しかし，本当の設定はあらかじめ理論的になされていなければならない性格のものであろう。しかし誰もまだこの設定に成功した者はいない。

現代の生物学や生理学では 125 歳寿命説というのがある。その根拠は，どのような種の動物も成長期の 5 倍から 7 倍が寿命になっている，というのである。犬は平均の成長期が 2 年，したがって寿命は 10 年から 15 年。牛は 4 年で 20 年から 30 年，駱駝は 8 年だから 40 年という具合に決まっている。これは，生物学的にマクロな視点での理屈である。しかし，この説の難点は，最大寿命というものにかなり大きな幅がある，ということであろう。筆者には，この幅がむしろ重要と思われるが，本来は最大寿命とは点であって，線区間ではないことにも留意しなければならない。この生物学的仮説に従うと，人間の場合は 20 年までが一応成長期とみなされるので 100 歳から 140 歳までの間ということになる。しかし，「成長期」の定義の仕方で，大きな違いになることは明らかで，例えば，もっと厳密には 16 歳から 18 歳であると主張する産婦人科医がいるとすれば，最大寿命の「範囲」は 80 歳から 126 歳の間となる。とすれば，120 歳まで生きても別段不思議ということはない。むしろ 100 歳まで生きなかったのは，「短命」の部類と考えることもできるのである。最大公約数的に生殖行為が可能となる生物学的成熟期を「成長期」と考えれば，上のように 126 歳あるいは 130 歳程度が妥当ということになろう。

さて，興味あるのは，ここでも男女差である。もし成長期にこだわるのであれば，一般に女子は 16 歳と男子の 18 歳より早く成熟する。したがって，女性の方がどうみても短命でなければおかしいことになる。しかし，現実は逆である。これをどう説明するか，の問題がある。基礎医学あるいは臨床医学的に言えば，後述するように，遺伝子(プログラム説)，酸化ストレス，そして性ホルモン等の寿命に対する影響は甚大であると思われる。

## 2. 寿命の生物学的基礎

細胞は絶えず生命物質の合成と分解を繰り返している。生命活動の大本である遺伝子すなわち DNA からの情報伝達，とりわけ各種のタンパク質代謝を繰り返している。その間に，DNA からの情報のコピーミス，したがってアミノ酸の配列ミスやリンク結合，さらには変異タンパク質や異常タンパク質のような老廃物の蓄積などのエラーを冒し，長い間にそれは積み重なっていく。いわば物質としての DNA が損傷を受け，修復の効かなくなった状態である。これに関わるものとして，磨耗が原因とする説と，フリーラジカルが原因とする遊離基説等があるが，生命活動に有効に参加しないタンパク質が増加し，それは一種のゴミあるいはノイズの類であって，不必要どころかむしろ正常な代謝の阻害要因となる。これを老化の原因であるとするのがエラー蓄積説である。これに対して，動物種固有の最大寿命の存在，約 50 世代ほどの分裂回数しかもたないヒト培養線維芽細胞の寿命(Hayflick の限界)，早老症という遺伝病の存在，真核生物の染色体構造における染色体末端テロ

メアの短縮，死があらかじめプログラムされているとする一種の自殺現象であるアポトーシスの存在，あるいは線虫・ショウジョウバエ・マウスなどのモデル動物における老化遺伝子の発見等の近年の多くの研究事実から，老化ひいては寿命が遺伝子レベルで制御されているとするプログラム説がある。以上の両説は，しかし，単独ではまだすべての老化現象を説明できない。その他に，種々の環境因子が個々の寿命にかかわっていることは明らかで，いくら分子生物学や遺伝学の時代だからと言って，食生活や心理・社会的因子を無視あるいは軽視するわけにはいかない。

科学的に単純に考えるのであれば，生物を例えば低温状態や低酸素環境においておくことによって，細胞分裂や各種の代謝速度をできるだけ小さくすることによって，エラー蓄積やプログラムの実行を遅らせ，ひいては寿命を延ばすことは可能であろう。言ってみれば食品の保存と同じである。一般に，エスキモーや北方地域の住民が南方の温暖地域の住民より平均寿命が高いというデータはとくにないが，これは気候で分けた地域によらず人間の住環境にはさほどの差がない結果であると思われる。むしろ，その他の要素が加わって，沖縄などのように年間を通じて温暖な地域の住民の方が長命な傾向をみる。また，後者，すなわち低酸素環境におくという効果は，今日的にも興味あるところである。先述のとおり，活性酸素から発生するフリーラジカルが生体組織や血管系を破壊するという遊離基説は近年にわかに脚光を浴びているものの一つである。

ここで留意すべきは，環境という定義が，外的環境に限定しないということであろう。すなわち，内的に低酸素環境におかれると生物，あるいは人間の寿命はどうなるのであろうか。ここで「低酸素環境」を「酸素消費量が少なくてすむ内的環境」ととらえると，どのような環境条件が考えられるであろうか。筆者には，少なくとも，次の5つの条件が考えられる。

1. 激しい運動，すなわち一定の酸素処理速度を超えるほどの瞬時的運動
2. 過酸化脂質や環境汚染物質を含んだ食品の摂取，または呼吸による取込み
3. 持続的あるいは瞬時的に襲ってくるストレス
4. 気候とくに気温に依存する定常的な物質代謝速度
5. 個体のもつ体質的素因としての基礎代謝量の大きさ

「激しい運動が身体に良くない」と，漠然と断定するのは根拠をもたないと思われる。100歳を超えるほどの長寿者でも，昔は船舶の積み荷の運搬人であった人や砂糖黍作のような最大級の重労働に従事していた者も少なくないのである。一定の酸素処理速度を超えるほどの「瞬時的運動」というストレス負荷を頻繁に行うのは危険因子になり得るが，「重労働」も持続的もしくは慢性的に日常化しているものであれば，個々の身体あるいは集団的変異として身体の方が適応している可能性がある。むしろ現代という時代は，その他の因子との絡みによって，身体運動の少ないことによって惹起する，長命に不利な身体変化の方が問題である。

過酸化脂質や大気を含む環境汚染物質を含んだ食品の摂取や呼吸による取込みによって，ヒトの体内の代謝機構は著しく撹乱される。過酸化脂質による活性酸素の急激な発生で，生体組織はフリー

ラジカルからの破壊から自衛できない。環境汚染物質に対しては，進化論的に考えても，生体組織は全くの無防備状態である。生殖系機能が阻害されれば，人類という種の遠くない日の絶滅にもつながりかねない。

持続的な慢性的ストレスや瞬時的に襲ってくる強大なストレスは，脳の消費酸素量を必然的に増加させ，絶えず酸素負荷をかける状態においている。持続的か瞬時的かという問題は，時間か量かの違いでしかない。すなわち両者ともに，脳のエネルギー代謝系への異常負荷であり，このような状態におかれた脳は，ときに自律神経系の失調を招く。また，ときには脆弱遺伝子の作用とともに分裂病やうつ病などの精神病を発症するといわれる。しかし多くの場合，司令塔である脳の失調は，主に自律神経系を介して様々な心身症を惹き起こし，人生の夢や望みを絶ち，心身を疲弊させるのである。

気温依存の定常的な物質代謝速度とは，外気温が人体のエネルギー必要量に影響すると考えられることから，温暖な気候がエネルギー必要量を低下させ，物質代謝速度も遅らせている可能性がある。これと関連して，個体のもつ体質的素因としての基礎代謝の違いによって寿命の地域差が生じる可能性もある。例えば，沖縄と福岡とでは年間平均気温差が6度以上あるが，各々の地域の若年女性の体表面積あたりの基礎代謝量（$kcal/m^2/hr$）はそれぞれ30.4，33.3と，10%近くの差があり，沖縄の女性の方がより小さい値であったという。ちなみに，全国平均は34.3 $kcal/m^2/hr$ ということであるから，九州・沖縄地域である両者は，双方とも低い方に属している。

さて，イエス・キリストが誕生し活動した紀元前後には，平均寿命は20歳前後であったと考えられているし，17世紀でも33歳，19世紀半ばで40歳，20世紀に至った頃でも49歳と，50歳にも達していない。それが現在では80歳近くにも延びてきた。ここ1世紀で，約30歳も寿命が延びたことになる。それまでの20世紀で，仮に正比例で延びたと単純計算しても，1世紀の間に1.5歳程度の寿命の延びしか示さなかったのに，20倍の速度で平均寿命が延長したことになる。20世紀までの低い延び率が，主に劣悪な衛生状態における疾病，とくに伝染病，飢餓，戦争，災害等によるものであることは疑いない。それらの一つひとつが，医療とくに公衆衛生の進歩，国際協力，平和主義を基調とする民主主義の発展，技術革新等によって徐々に克服されて来つつある。しかし，現代はまた，別の脅威も産み出してきた。生活や労働条件の変化からくる運動不足と過食，食生活の変化，自然破壊と環境・大気・食物の汚染，情報過多と種々のストレス，そして悪性腫瘍や生活習慣病等である。そしてこれらは，独立した因子というより各々が相互に関連していると考えてよい。

## 3. 長寿の性差に関する国際的通念

先に述べた周産期死亡において男子の方が多いのは，基本的には遺伝的因子，例えば染色体，とくに性染色体の違いに由来する差異に基づく先天奇形等の原因によると考えられる。しかし，全体的には，そのような本質的な疑問に対する明確な解答はまだ存在していない。ただ，幾つかの疑問を説明可能な科学的データと，総説的な記事も米国等で近年は報告され始めている。米国のように

多人種あるいは多民族が融和した国の疫学的事実は，民族・文化的にかなり特殊な日本のような一民族一国家の国のそれを考察する上で参考になり，また不可欠である。そこでまず，欧米を中心とした国際的な傾向と「長寿の性差」に関する概説的な内容について述べる。

欧米とくに米国における実態は，男性の死亡率が，女性のそれよりもすべての年代で高くなっており，その性差の程度は特定の人生段階で顕著になると言われる。例えば 15 歳と 24 歳では，男性の死亡の急増のために，男性の女性に対する死亡比はピークに達する。疫学的に言えば，この期間においては，男性は女性より 3 倍も死亡しやすい，ということができるであろう。そしてその原因の多くが，事故か暴力によるものなのである。すなわち，人生で最も血気盛んな，この年代の男性の最も多い死亡原因は交通事故であり，米国においては，これに殺人（他殺），自殺，癌と溺死が続いているのである。面白いことには，男性の死亡の急増は，同じライフステージにおかれた他の霊長類にも認められるという。例えば，日本猿や台湾猿などの若い雄は，「はっきりとした死亡」と，蒸発のように「確認できない死亡」と言えるものが，同年齢の雌に比べて高いと言われる。人間以外にも認められる，死亡に関するこの種の性差は非常に興味深いと思われる。

平均寿命はごく一部の国家を除き，ほとんどすべての国家において男性よりも女性が上回るということは定説になっているが，振り返って考えてみれば，不思議でかつ面白い事実である。しかも，発展途上国では男女の平均寿命はさほど差がない。すなわち，家庭内での肉体労働の軽減や男女平等など社会の民主化も進んでいる先進国ほど，その国の平均寿命の 1 割近くも男性の方が平均寿命が短くなっている傾向があるといわれる。つまり，社会や労働の男女差別が少なくなり，日常生活が性差なく均一化すればするほど，換言すれば，両性の個体が置かれた環境条件が類似すればするほど，寿命の性差は顕著になってくるというのである。これらのことから，平均寿命の性差は，もともと内因的に備わっているものという見方が，最近では有力であるとも言われている。

上でみたような死亡データにみる男女差は，死亡率が一定になる中壮年の終わり頃までには一時小さくなってくる。しかし，55 歳から 64 歳の年代層では，やはり日常生活の行動習慣の性差に由来すると思われる死亡が多く，しかも男性の死亡率の方が女性よりかなり高くなっているのである。すなわちこの年代の男性は，女性の 2 倍以上も「交通事故」で死にやすく，4 倍も「自殺」しやすいと言われている。さらにまた，この年代は「喫煙や飲酒に関連する疾患」で，女性よりも多くの男性が死亡しているという重要な事実がある。

他方で，欧米では心臓病がこの年代の死亡率の主な性差の理由になっていることも，忘れてならない。男性は，ことに 40 歳代初めからは，心疾患，とりわけ虚血性心疾患の危険性が指数的に増加してくるのである。このことは，誰もが，とくに男性はよく認識しておかねばならないことであることは言うまでもない。一方，これと対照的に，女性の心疾患による死亡のリスクは，少なくとも閉経までは小さく，後期高齢に達して初めて男性のそれに追いつくことになる。この時期の性差については，青年期や成人初期のそれより小さいものの，絶対数そのものや死亡率，さらにその社会的衝撃度ははるかに大きいと言わざるを得ない。ちなみに米国では，「交通事故」が毎年若い成人 10 万人あたり 45 人の命を奪う一方で，男女ともに第 1 位の死因である心臓病が原因で，毎年 55 歳か

ら64歳までの「働き盛り」の男性10万人あたり500人もの命が奪われていると言われるのである。

### 4. わが国の疫学的性差

次に，男性が女性より本当に短命かという疑問に関して日本での現状について述べ，他国と比較する。多くの点で米国をはじめとした欧米的な流れと似通っているが，わが国の特徴的事項について知ることも必要であろう。厚生省の都道府県別年齢調整死亡率から，全死因についての年齢調整死亡率と年齢階級別死亡率の性比を求めると，すべての年齢階級において男性は女性より約1.8倍も多い死亡率となっている。とくに20代後半と60歳前後の死亡に関する性差のピークが見られる。このあたりの特徴は，上述の米国でのそれと同様で，いわゆる先進諸国での地域差・民族差は少ないと考えられる。

前者の原因は「不慮の事故と有害作用」による死亡であり，後者のそれは「悪性腫瘍・心疾患・脳血管障害」等の生活習慣病による死亡であると考えられる。ここで，前者の性比は5.5，後者は2.5から3程度にもなる。また，自殺による死亡も，30歳代後半を中心にして，男性で女性の2倍程度も多い。日本人の自殺率の性差は，米国のそれよりも，年代の上でやや早い段階から増加してくる傾向がみられる。さらに，20代後半で「不慮の事故と有害作用」による死亡が多いのは，若年男性が交通事故や薬物乱用等で命を落とす危険が，若年女性に比して相対的に多いということであろう。これは米国例におけるのと同様である。この30歳代や40歳代の自殺も，社会的あるいは家庭で責任ある立場におかれた者が種々のストレスに耐え切れず，追いつめられた末の自殺も考えられる。また60歳前後の死亡で，男性に生活習慣病によるものが多いのは，文字どおり女性一般とは異なる，過去から現在にわたっての長い年月の劣悪な生活習慣の積み重ねに根ざしている点が少なくないと考えられる。少なくとも，これまでの時代においては，女性に対して男性は，はるかに危険因子の量と質が悪いものであったことを物語っている。今でも，意外に多くの男性が，将来自分を襲ってくるかも知れない致死的疾患に直接あるいは間接的に関与する，健康保持に有害な行動を医療者からのアドバイスを無視するがごとく日々の生活をおくっている。この点では女性の方が一般に素直にして，また賢明である。その証拠に，成人あるいは老人検診を受ける比率は女性の方が一般に高く，また健康や予防医学に関する意識も非常に高いと言われている。たしかに，実際の臨床の現場や検診会場で，医療者の多くはそのことを痛切に実感している。これらのことも，女性の長生き現象に幾らかの影響を及ぼしている可能性は十分にあると考えられる。

### 5. 生活習慣的性差

生活習慣についても，全年齢層を通して見ても健康維持に不可欠な生活習慣を有する者とそうでない者の比率の偏差度は，一般的に言って母体となり子を生み育てる性として女性は男性よりも小さいように思われる。このことは，閉経以前の生活習慣病に根ざす死亡の性差，すなわち女性の死

亡率を低下させる大きな理由の一つであろう。もちろん，それは全年齢を通じての死亡，もしくは閉経以後の生活習慣病死亡の性差を生む直接的原因，あるいは少なくとも遠因にはなっていると考えられる。したがって女性も，閉経を過ぎれば男性との間の身体的もしくは生物学的な性差が縮まるので，心疾患をはじめとした死亡に関する性比が小さくなるのは当然である。今日では，閉経期以後の女性の死因は，同年代の男性のそれと若干異なり，心疾患で死亡する比率が高い。この原因は環境因子を中心にいろいろと考えられるが，そもそも肥満そのものが心疾患の重要な危険因子の一つであることを忘れてはならない。すなわち，食習慣の欧米化と運動不足が重要な要因の一つであると考えられる。

社会的および技術革新等のおかげで日常生活的に男女差が少なくなったことに加え，およそ50歳を超えた頃から女性にのみ起こってくる閉経という普遍的現象が，性ホルモンの減少等を介して身体的あるいは生物学的性差を減少させ，この年代での死亡の性差を小さくしている根拠になっているのである。

ほとんどの疫学データは，男性が身体的には女性より有利な条件を多々享受しているにもかかわらず，10歳近くも長生きに不利であることを示している。すべての先進諸国と多くの発展途上国において，女性の方が男性より長く生き，ときには10歳程度も長生きするのである。わが国では，男性の平均寿命は77歳であるのに対して，女性のそれは84歳と7歳も高い。米国でも，男性の平均寿命は72歳であるのに対して，女性のそれは79歳である。その性差は超高齢でいっそう顕著になり，世界中の百歳集団をみると，男性は全百歳の10人に1人という低い率である。すなわち，女性百歳9人に対して男性百歳1人という少なさである。わが国の場合は，男性の割合はもう少し多いが，それでも女性8人に対して男性2人弱程度の比率である。すなわち，女性百歳の方が約4.5倍も男性百歳より多い。

この差に対する疑問に答えるポイントは，遺伝的因子等の生物学的差異と同様，男女の行動学的な差異ならびに社会・心理的因子からみた差異であろう。例えば，悪性腫瘍つまり癌や精神分裂病などの個々の疾患は，男性が女性よりも死亡率の高いものが多い。だが，これは男性が免疫力とか精神的に弱いというより，先述の長期間にわたる生活習慣の差に起因するか，基本的には純粋に性染色体の差による生物学的差に由来する可能性が高いと考えられる。もし，免疫力とか精神性とかに男女で差が認められるならば，それは多かれ少なかれ性染色体の差，すなわちX染色体とY染色体に乗っている遺伝子のアンバランス，すなわち構造的差異に由来する性差であろう。したがって，免疫力とか精神性の問題は，男女を問わず，つまり性差よりもむしろ個体差の方が大きく関与しているとも考えられる。

### 1) ストレスに関わる性差

これと関連して，臨床的に考えた場合，性差の問題でいつも話題の一つに上るのは，ストレスについてである。一般には多くの場合，男性に比して女性の方がストレスを受けにくいとか，ストレスに強いと結論づけ，最後には「だから女性の方が長生きなのだ」と，いとも簡単に結論づけられ

てしまいやすい。しかし，たとえ独身男性，離婚後男性，妻に死に別れた男性が，同様の状況の女性より予後が少しくらい悪いと言っても，それで男性が一様に女性よりストレスに弱いと断定してしまうのはどうであろうか。筆者が関わる心療内科の実際の臨床から得る印象では，外来待合い室に列を連ねる者の多くは女性であり，先の離婚後男性や妻との死別男性の予後が悪いのは，妻の生前は本人の自立性が乏しく，そのため妻の死後に著しく健全な生活に支障をきたしたか，さらに生活習慣が乱れたかどちらであるとも考えられるのである。すなわち，それらは基本的に個体差であって性差ではないという考え方もある。したがって，そこにもしストレスが関係すると仮定すれば，それはストレスによる心血管系の反応性，とくに器質的変化への影響度に性差があったためであろう。また，行動医学的にみたストレス自体に対する反応性の違いという性差は十分考えられる。例えば，同じストレスが加わっても，一般に女性は親や友人に相談したりして一人で受けとめることは少ないが，余程の問題でない限り男性は誰に相談することもなく一人で溜め込むか，酒の席で発散して逃げてしまうということが多いように言われている。つまり，それは医学的には対症療法に類するもので，根本的な治療，すなわち解決にはなっていないのである。その結果，肝臓を酷使して，毎日同じ問題で悩むことになる。多くの報告にあるように，ストレス解消に何をするかの問いに，女性は友人とお茶を飲みながら雑談したりショッピングしたりして苦悩を分かち合い，結局ストレスは笑い飛ばすと答える人が多い。一方，男性は一人あるいは気のあった仲間と酒を飲み，あるいは喫煙やギャンブルに走り，飲み足りないときは「はしご酒」したりしてしまうことが多い。双方とも自分を取り巻く状況は変わらないのであるが，身体に及ぼす影響という観点から，相対的にどちらが健康的ストレス解消であるかは言うまでもない。臨床医学的には，この習慣的積み重ねが恐いのである。

**2) 行動学的性差**

脳とくに大脳にみる性差が，ごく一般的な生活機能の性差，すなわち男性は社会活動としての仕事，女性は家庭を守る仕事(家事)の結果であるのか原因であるのかは，不明である。しかし生活機能上の性差は，子を産み乳を飲ませ育てるという雌としての特性と，家族に食物を与え安心できる生活を支え，さらに外敵から防衛し社会的に保護するという，雄本来の機能を全うする過程で造られてきた性差である可能性が高い。人間社会ともなると，社会活動としての仕事は，精神文化を背景に高度にして複雑な内容を伴い，しかも動物社会にも多くみられた競争の論理はさらに形を変えて現存している。人間社会の競争で最も酷使する身体箇所は，言うまでもなく頭脳であり，多くの場合それも左脳である。言ってみれば，雄の行動パターンがいかに左脳局在に長けているかで，競争社会に生き残れるかどうかが決まってしまうようなところがあることは否定できない。この意味で雄あるいは男性にとって，同性とは生物学的にはすべて敵であって，けっして同士ではあり得ない。しかし雌すなわち女性にとっては，同性は必ずしも敵ではないのである。むしろ同士としなければ，出産や子育てを通して孤立してしまい，己れ自身の生ひいては家族の生存に不利となることが多いのであろう。生物界でも，雌同士が子を含めて群を作ることはあっても，雄同士がそうする

ことは滅多にない。したがって，競争よりも「共生」を大事にして自己の行動規範と為し，雄や男性とはまた異なった社会的価値観で生き，異なったアイデンティティを形成していくのである。いま一つ重要と思われる観点は，女性の「子供のごとく無邪気な」特性である。子育てをしているときの母親たちの姿を眺めてみるといい。子育ては大変なことに違いないが，精神学的あるいは心身医学的に問題のある一部の例外を除いて，一般的には多くの母親は子供の世界に自然に入っていく。周囲の状況にナーバスである反面，子供との関係，あるいは子育てをする母親同士の関係において，「遊び」を共有し，人的交流を楽しむ様が窺える。ときには，あたかも子供の世界に逆戻りをしたかのように，見事に双方の世界が溶け合っていて楽しそうである。女性百歳の多くも，60歳や70歳を超えるような老年期になっても，孫育て，あるいは親戚や近隣の子供の世話という重要な役割を担って生きてきたのであり，この半ば本能的行為は，逆に様々な社会的あるいは日常的ストレスから彼女らを一時的にでも解放したのではないか，と感ぜられるほどである。現在の女性百歳の子や孫の数は多く，子育てをストレスと考えてしまうと，これだけ多くの女性百歳が産まれでた理由が説明できない。一般的に言って長寿者の行動規範，価値観さらにはアイデンティティというものは，こうした「女性型」に属することが多く，ある意味で長寿者を多く産する沖縄という地域も，この「女性型」県民意識の支配する県民性であるということが言えなくもない。

### 3） 社会学的性差

子を産み乳を飲ませ，成熟するまで育てるという使命を全うすることは，とりもなおさず種の維持を保証することであるから，生物学的には精子を与えるだけの雄以上に時間と労力を伴う重みがある。もちろん雄には「良い」精子を与えるという使命から，生死を賭けた競争すなわち生物学的に熾烈な戦いがある。これに勝ち残った者のみが，己れの精子，すなわち自己の遺伝子を後世に保持し，さらに拡散できる権利を与えられる。しかし雌の場合は，「上質」の雄の遺伝子を受け取って，半分の自己の遺伝子を「守る」という，一見消極的な方法しか持っていない。だが，ここが大事なところで，実はある意味で雄よりも確実に，換言すれば見かけ以上に確率の高い方法で，自己の生命を後世につなげていくという見方もできるのである。この意味で雄の性行動は常に，どこか一攫千金に勝負を賭けるバクチ的なところがあるが，雌のそれは，見かけ上の力では後手に廻っても，生活あるいは生命優先の安全主義で，したがって生物学的には基本的に保守的である。つまり，雌は自分に受け継がれた生命を，確実に次世代にも伝えていくことを本領とし，本能的にそれに見合った行動がとれることが多い。しかしここでは，これ以上の価値論を持ち出すべきでないであろう。ましてや，よく一般に話題にされるように，男女のどちらが優っているか，あるいは男女のどちらが生活力があるか，などというきわめて人間臭い問いかけは，むしろ愚問の領域に入るであろう。それは基本的に個々の人間による個体差であり，また人間を含めた生物の辿ってきた歴史の結果であって，我々人間がその良否を云々すべきものではないと考えたい。しばしば問題になる「生活力」も，「生命力」であるならまだしも「生活力」となるときわめて難しい問題であり，一概にどちらが強いなどという結論は科学的には出しにくいと言わざるを得ない。

しかし性の価値論はともかく，男女の「価値観」を問題にすることには，長寿を考えていく上での観点では十分に意義があると思われる。なぜなら，人間のほとんどすべての行動は，基本的には個々の価値観もしくは人生観に基づいており，しかもそれらは往々にして個々の生死あるいは家族や子孫の運命も決定づけることがしばしばであるからである。これらが個々人の長命あるいは長寿に与える影響は甚大である。こうして価値観というテーマは，人間の寿命，したがって長寿の問題を考えるに当たっても，当然ながら避けられない大きなテーマとなってくるのである。

#### 4） 性ホルモン的性差

欧米とくに米国の死亡率に話を戻すが，種々の年代層でみると，米国男女の死亡率の比較によって死亡パターンの性差が明らかになっている。大切な点は，この死亡パターンにおける性差は，少なくともある程度は性ホルモン，すなわち男性ホルモンであるテストステロンと女性ホルモンであるエストロジェンに影響されると考えられていることである。例えば思春期において，性別からみた死亡率の大きなピークは，男性におけるテストステロンの産生のピークと期を一にしている。男性ホルモンは攻撃性や競争性とも関連すると考えられるので，テストステロン産生のピーク時である思春期や青年期には，個人の行動性において攻撃性や競争性も急増するのである。中高年に達すると，今度はテストステロンがLDLコレステロールとして知られる悪玉コレステロールの血中濃度を高め，一方ではHDLコレステロールとして知られる善玉コレステロールの血中濃度を低めることで，男性をして心臓病や脳卒中に罹りやすい状態に陥らせることになる。つまり男性は，思春期から青年期にかけての行動科学的な意味における事故や自他殺等の危険性と同様，とくに中高年期においては医学生物学的にも危険な立場におくようになる。

一方でエストロジェンは，LDLコレステロールを減らし，HDLコレステロールを増やすという心血管系に好ましい影響を及ぼすことがわかっている。これはエストロジェンが，コレステロール代謝に関与する肝臓の酵素活性を制御することで，その作用をもたらすと考えられている。またエストロジェンは，腎臓のネフロンや血管にダメージを与える活性酸素を中和する抗酸化作用を有していると言われる。そこで近年は，欧米を中心にエストロジェンを用いた閉経後の治療が流行し出しているが，このエストロジェン治療は心臓病や脳卒中さらにはアルツハイマー病に罹患する危険性をも減少させている，と考えられているのである。しかし，それを使ったからといって，必ずしも「長寿」になる保証まではないであろう。

#### 5） 政治・民族的性差

男性は女性より短命であるという命題における原因の幾つかは，時代時代によって多少変わってくることがある。しかし，その事実そのものは，ずっと長い間，もしかしたら人類誕生，あるいは類人猿の昔に遡ってそうであった可能性がある。昔は分娩時における女性の死亡リスクはかなり大きなものであったが，少なくとも信頼できる最初の死亡統計の出た1500年代から女性は男性より長く生きていたらしく，1900年においてもなお既に女性は男性より長生きであった。例えばスウェー

デンは国内での死亡統計を集計した最初の国であるが，1751年から1790年までの初期データによると出生時の平均余命は女性が36.6歳，男性が33.7歳であったという。

現在，男性が女性より平均寿命が高い唯一の地域は，インド，バングラディッシュそしてパキスタンなどで，そこでは女児や花嫁を減少させる性的差別が今なお社会習慣化していると言われる。しかしながら，女性が男性より長生きするという事実は，必ずしも彼女らがより良い健康も享受しているというわけではない。女性は病気と共に生き，男性は病気によって死ぬ，という言い方をする学者もいるほどである。確かに女性は，慢性で非致死的疾病，例えば膝関節炎，骨粗鬆症そして自己免疫性疾患(重症化すると致死的になる)などをより有し，男性は心臓病や癌などのより高い確率での致死的状況にもっぱらおかれることが多いのもまた事実であろう。

### 6) 進化論的性差

長寿の性差が他の動物の種にも見られるのかどうかについては，じっさい野生で観察されるほとんどすべての種において雌は雄よりも長く生きている。例えば，日本猿や台湾猿の仲間の雌は平均で8年ほど雄より長生きするし，セミクジラの雌は平均30年も雄より長生きすると言われる。種の平均寿命は，大体において若い個体の成熟に要する時間の長さに関連性がある。子孫の生存を確実にする必要があるときに，進化は長い期間のエネルギーの投資したがって長寿，とりわけ雌の長寿を好む，ということになる。したがって進化論的には，人間の発達過程における女性の長寿の必要性が，人間の寿命を決定するということができるのではなかろうか。こうしてみると，男性は長寿期にあっては，己れ以外の子孫の存在に対しては女性ほどに重要な役割を有していないということになるのかも知れない。

女性が長く生きれば生きるほど，またゆっくりと加齢すればするほど，より多くの子を作れるし，成長するまで世話をすることができる。したがって，長命な女性は短命な女性よりは，自然選択的に有利である。その意味では，長命な男性も短命な男性よりも有利であるが，霊長類の研究によると，男性の生産能力は，実際のところ彼がいかに長く生きるかではなく，いかに多く女性に近づく機会を得ているかによって限定されるのである。したがって，少なくとも生物学的には，男性にとっての長寿は，女性にとっての長寿ほどには重要ではない，と考えられなくもない。

ところで，閉経があるということは，女性の遺伝子が子に伝わる機会を少なくし，上でみてきた雌の長寿の進化論的議論と矛盾するのでないかという考え方もあるかも知れない。しかし閉経は，高齢に出産することに関する死亡の危険を減らし，雌の身体を守ることで長寿を促進する可能性がある，ということも忘れてはならない。この高齢出産のリスクは現代においても甚大で，40歳代の女性は20歳代の出産よりも4，5倍も生命の危険がある，といわれる。したがって閉経の時期が延びれば，母親の死亡率はもっと大きくなるであろう。

### 7) 生化学・生理学的性差

雌の長寿が進化論的な力の結果だとすると，男性よりも女性の方が生き残りやすくなるように，ど

んな生理学的メカニズムが進化してきたのか，という疑問が生じる。既に述べてきたように，性ホルモンが，加齢進展と疾病罹患へのなりやすさを決定する重要な因子である，と考えられている。しかし月経が長寿をつくるという言い方はいかにも曖昧である。もう少し補足する必要がある。例えば次のような説明の仕方もあろう。子宮壁が毎月剥がれ落ちるために，閉経前の女性は男性よりも一般的には20％も体内の血液量は少ないし，その結果，鉄分も少ないのである。鉄分は活性酸素の産生に重要な役割をするので，少ない鉄分は，加齢，心血管系疾患そして活性酸素が働いて起こる他の疾患の発症頻度を抑えることになる。ある研究では，頻繁に献血を行う男性はそうでない者に比して，動脈硬化進展と心臓病発症のキーステップであるLDLコレステロールの酸化レベルが低いことが示されている。

女性はまた，男性よりも代謝速度が緩やかであり，そのことが肥満になりやすい特性をつくっている。しかし，代謝速度と寿命には逆相関の関係がある，と考えられている。この関連性の根拠は，代謝過程を遅らせる食物摂取制限の動物実験から得られたもので，自由に食物摂取させた猿の30％ほど食物制限したところ，加齢の速度が落ちたと報告された。

顕微鏡的な線虫での寿命遺伝子と呼ばれるものの研究は，代謝速度と寿命の長さとの間の関係をも見出している。これらの遺伝子の突然変異体の幾つかが，一般の線虫の5倍もの寿命をもち，よりゆっくりとした生理的機能を有することがわかっている。男性の代謝速度が，どうして女性よりも早いのかはまだ不明であるが，この差異はヒトの胚の細胞分裂の過程でも同様に見られるということが明らかになった。すなわち早い代謝速度は，男性の細胞をより壊れやすいものにするか，単純に女性の人生サイクルより早く終わってしまうことを意味しているのである。

**8） 染色体上の性差**

染色体上の男女差もまた，死亡率に影響するであろう。性染色体は，筋萎縮やヘモフィリアなど，生命を脅かす疾病を惹起する突然変異をもたらすこともある。女性は2つのX染色体をもっており，どちらか一方のX染色体に異常遺伝子があったとしても多くの場合疾病の発現を避けることができる。一方，男性はX染色体とY染色体を1つずつしかもたず，そのためどちらかにある遺伝子に欠陥があっても他の性染色体にたよることはできない。しかも，X染色体上にDNAの修復に関わる重要な遺伝子が発見されたことによって，ますます男性にとってX染色体の単一性が不利であることがわかったのである。このことは，もし男性のX染色体に特定遺伝子の欠陥があると，細胞分裂の過程で引き起こされる突然変異を修復する能力が女性以上に劣ることは必至であることを意味する。すなわち，相当の生命の危険に曝されることになる。そして，そのような突然変異の蓄積は，加齢と疾病に確実に関わってくるのである。

他方で，女性のもう1つのX染色体の中にある，あるいはそれ自体長寿因子としてのX染色体にも，ますます興味がもたれるであろう。2つのX染色体のうち，1つはランダムに発生の初期に不活化されるのであるが，第2のX染色体は加齢にしたがってより活発になってくるようになるというのである。第2のX染色体の遺伝子群が，第1のX染色体の上にあって，加齢するにしたがって

機能の消失した，あるいは大きなダメージを受けた遺伝子群を補っていることになる。大まかに言って，ヒトのゲノムの 5% が X 染色体の上にあるため，この補償が最終的には長命に非常に大きな影響力をもっていることは間違いないであろう。近年は，X 染色体が再び，ヒトの寿命を直接的に決める遺伝子群を探る研究の焦点になってきているのである。

### 9） 寿命の性差の今日的傾向

20 世紀は，男女とも同様に，平均寿命が大きく伸びた。先進国における 1900 年からの平均寿命の平均伸び率は，男性で 66%，女性に至っては 71% であるという。これは，これまでみてきたような生理的あるいは進化論的には説明され得ない。むしろ，健康と病気に関する知識の急増，ライフスタイルや行動の変化，そして医療技術の進歩が，男女の長命の機会を大きく改善してきたと考えるべきであろう。しかしながら，ここ 20 年間は，女性の平均寿命の延長がやや鈍っていることがわかっている。その理由は現在も議論されているらしいが，実のところよくわかっていない。先進国の女性の平均寿命が，そろそろヒトの寿命の自然の限界に達しているだとか，平均寿命の利得が不可避的になくなってきたのではないかと考える医学者や生物学者もいる。

しかし一部の社会学者は，そのような理由ではなく，社会における女性の役割の変化を指摘している。以前は男性のみに限られていた行動や種々のストレス，喫煙，飲酒そして戸外での肉体労働等を，女性の多くが経験するようになると，伝統的に男性的であった疾病にかかりやすくなるのは当然である。例えば肺癌の死亡率は，この 20 年間に女性で 3 倍にもなっている。喫煙傾向は，男女とも最も急速に均一化しているものの一つである。これが，ひいては平均寿命の短縮をもたらす。中年女性の喫煙者は，平均値で言うと男性喫煙者と同等の寿命になっているという。それゆえに，米国における男女の死亡率は，この 20 年間で従来とは異なった方向に進んでいる，というのである。しかし他方で，女性の死亡率が増加していることを裏返せば，男性の死亡率が減少している事実もあり，それが死亡率の性差，したがって平均寿命の性差を縮めているともいわれる。ただ一般的には，社会的および経済的発展の国家のレベルが上がると，男女の平均寿命は延長しその数字も開いてくるのが普通である。わが国なども，どちらかというと今のところは，これに近い状況にあると考えられる。

先に述べたような女性特有の価値観，行動規範を敢えて棄てて，男性のそれらを模倣し，最終的には自分のものとして生きていく女性が増えているということであろうか。社会的権力に対する意識についても同様である。女性の社会進出は好ましいことに違いないが，一方で女性の長寿の優位性を棄てる危険性もはらんでいる可能性がある。社会から受ける様々なストレスを男性と同様に女性も受けて，心身症の患者も増えている。また，遺伝子，ホルモン，そして性に固有の行動特性を考えることは，長寿の性差という問題を超えて，我々の身体についての理解を深めていく。さらに，この複雑な現象を考究する過程で，いかにすれば男女が共に仲良く，健康に長く生き，社会的にも意義ある老後をおくれるかの鍵を多くの人に与えるであろう。

（秋坂真史）

# 第4章　男性百歳の研究

## 第1節　生育環境

本節では，百歳が生まれ，そして100年間生きてきた土地や地域の生育環境の特徴を，自然環境と精神環境の2面から考えてみたい。

### 1. 自然環境（自然風土）

沖縄県は，自然地理学的にもまた人文地理学的にも，その特性は他県と大きく異なっている。日本の南西部に位置し，九州と台湾の間に弓なりに連なる琉球弧に属し，海域を含めると東西約1,000 km，南北約400 kmにもおよび，総面積は2,254 km$^2$にもなる。そして沖縄本島，宮古島，石垣島，西表島の4つの主島に，伊平屋，伊是名，久米，慶良間，北大東，南大東，伊良部，波照間，与那国など160余りの島嶼および約40の有人離島から成っている。

ここでは，自然環境因子のなかで，気候とともに最も健康したがって長寿に影響を与えると考えられる，飲料水をはじめとする水と農作物栽培の基礎にある土壌に焦点を当てて述べる。

#### 地形，地質と水

琉球列島の地形，地質にあって特徴的なことをあげるとすれば，その第一は石灰岩地層から成っていることができるであろう。珊瑚や石灰藻を多く含んでいる琉球石灰岩は，雨水により溶解され，特殊な地形を形成している。これらの石灰岩地形，すなわちカルストは沖縄の亜熱帯性の気候と地質構造の関係によって発達してきた。一般の山岳地帯では，地上に降った雨水は地表を流れて地表河川系を作るが，沖縄の島々に湧泉や洞窟が多く地下水系が発達しているのも，このカルスト地形の特徴である。

#### 気象と水

亜熱帯地域に属する沖縄は，平均気温が約23°Cで，本土で最も南に位置する鹿児島よりもおよそ5°Cも高く，また温暖多雨で一年を通じて気温の変化が少ない。とくに春秋の季節感が薄いのが特徴であろう。夏は日差しが強く，冬には雪は見られない。

さらに，沖縄は四面を海に囲まれ周囲は黒潮の暖流があるので，気温の日較差すなわち最高と最

低の差は小さい。したがって，気温が夜に急速に冷え込むという現象はみられない。

また，東南アジア季節風帯に属しているため，秋から春にかけては北東の季節風，夏は南東の季節風が多い。したがって，沖縄の気候はこの季節風によって左右され，とくに冬の季節風期には曇天あるいは比較的雨の日が多く，季節風の交代期にある春と秋には変化の多い天候となる。風も内地に比べてやや強い。したがって，気温変化の穏やかさに比べ，日射の強さと風雨等の他の気象現象については比較的激しいものがある。その象徴的なものが，次に述べる台風であろう。

### 台風による水

沖縄の自然景観を造っている亜熱帯性の気候も，沖縄県民が生活していくには最大の問題を残している。言うまでもなく，異常気象現象として二大災害である台風と旱魃である。この二つの気象災害は，沖縄の水を考える上で非常に重要である。と同時に，県民の健康と長寿を考える上でも，間接的に重要であろう。

沖縄は，太平洋と東シナ海の海洋上に横たわる諸島から成り，頻発する熱帯性低気圧の進路に当たる。そのため，台風の被害を受けやすい地理的，気象的環境にあるわけで，じっさい夏から秋にかけ，毎年数回にわたって猛烈な台風が襲ってくる。「台風銀座」と呼ばれる所以である。沖縄県に属するいずれかの島から半径300 km以内に接近する台風は，平均で年間9個を数える。ちなみに，沖縄本島から半径300 km以内に接近する台風は年間5個になる。特筆すべきは，ほとんどの台風が沖縄近海を通過する頃にはその勢力はちょうど最盛期に当たり，風雨ともに最も強く，この緯度ではまだ進行速度も非常に遅いため，足踏み状態もよくあるということである。そのため，しばしば沖縄に大災害をもたらすことになる。とりわけ農作物に大被害を与えることが多い。このように，沖縄では台風から受ける強風や大雨の被害が大きい。民家の構造，たとえば家をめぐる石垣，しっくいで固めた平屋の方形屋根，防風樹についてみても，台風災害からできるだけ耐えようという生活風土を造っている。しかし，この防災の工夫と意識そして牢固とした建築物や自然環境のおかげで，沖縄を直撃した台風の人災および建物などの被害は，本土のそれに比して小さいのである。

ところで，沖縄は生活していくための水の絶対量がないと言われるが，その水量の基になる大量の降雨を台風がもたらしてくれるというのもまた事実である。台風による大雨は，沖縄にあっては，ときに日照りによる害を救済する慈雨となる。毎年沖縄の干魃を救っているのはしばしば台風であるとも言える。そのため，7, 8月の真夏期にほとんど台風が沖縄に近づくことなく降雨量も少ないと，その夏は沖縄の水不足が深刻になることが多いのである。したがって沖縄の住宅には，屋上に水瓶に相当するタンクを設置している家も多い。

しかし一方で，年間を通じ沖縄の降水量は，日本の年間降水量の全国平均1,800 mmと比較すれば，本土よりはるかに多い年間降水量である。この降水量も，5, 6月の梅雨期と8, 9月の台風期に集中する。また，本島北部山岳地帯には，2,200 mm以上，とくに与那覇岳一帯には3,500 mm以上の年間降水量があるが，河川の流路は短く勾配も急なため，この雨水も利用されないまま鉄砲水となり放流されてしまうという。すなわち沖縄は，年間降水量の点からは水に豊かでありながら，降雨期の

限定と地形的不利がたたって，十分に利用できないところに水不足の原因があるのであろう。

　他方で，沖縄での水飢饉の最も大きな原因は干魃である。たしかに，台風は豊かな水を沖縄にもたらすが，一方で降雨量が少ない年に，さらに長期間にわたって降雨がない場合は干魃となり，水飢饉をもたらす。干魃は河川水や地下水にも直接影響を与えるため，一般庶民の生活にも大きな影響が出る。

### 集落生活と水

　四面が海に囲まれる地理的環境から，沖縄の最初の集落は漁労を中心とする自然採集生活を行い，一つの血族集団が洞穴に居住あるいは海辺に部落を造って生活したと考えられる。それは古い貝塚が，かつては海であったところに存在することからも理解されるであろう。こういった部落は，農耕文化を経て発展してきた。その稲の種子は，東南アジアの大陸から海を渡って琉球列島に伝来したものとされる。沖縄の村落は，湧泉のある飲料水に恵まれたところから発達したと言われるが，それは村落の中心に井戸や湧泉があることからもわかる。

　こうして，沖縄の主食品は本土と同様かなり昔から米であり，戦前までは砂糖キビとサツマイモと共に主要な作物であった。沖縄の水田地帯として有名なのは，本島北部の羽地川沿いの羽地田園，比地川沿いの田園，そして南部の海岸低地，湧水地帯である。北部田園は，山あいから流出する川の沖積帯に発達している。これら水田は，限定された狭い地域に発展しており，肥沃な土地にのみ造成されたといえる。

　現在の長寿者とくに百歳の中には，若い頃このような水田地域に育ち，水稲栽培に携わった経験のある者もいるのである。しかしそれも，後期高齢者とくに90歳以上超高齢者に限られることが多く，60歳や70歳代の高齢者にはほとんどみられない。

　さて沖縄の農作物としては，昔は稲のほか，麦，粟，豆，蔬菜類であったが，稲と粟は一期目を3～6月，二期目を7～10月とする二毛作であった。しかし沖縄は，古来より台風や干魃がひどかったので，その害のある時期は新しい穀物が得られず，常に飢饉の不安と直面することになった。また，本土から離れた洋上の島だけに多くは県内生産に頼らざるを得ず，台風や干魃は凶作，したがって餓死の危険を意味するものであった。

### 食糧生産と水

　こうして食糧問題は沖縄の積年の悩みであったが，1605年に野国総管が中国からサツマイモ(甘藷)を伝来したことで解決に向けて大きく前進したのである。サツマイモは2年間に5回の収穫があげられる。成熟も早く，夏は5～6月間，冬は7～8月間に短期間で成熟する。さらに，畑に湿りさえあればいつでも植え付けが可能で台風の影響もあまり受けないため，沖縄各地で急速に普及したのである。この成熟の早さが，食糧問題の解決にもつながり主食の位置を占めるようになった第一の理由と考えられている。こうして，餓死を防ぐためには，水が少なく痩せ地でも生育できる作物が要求されてきたのである。

しかし戦後はこのサツマイモ作りが減り，また水稲耕作も少なくなり，沖縄では砂糖キビが主要作物となった。この砂糖キビにしても先のサツマイモにしても，後述するように，今日の沖縄百歳はこれらから生活エネルギーの源を得，健康面でもきわめて大きな恩恵を受けてきたのである。

キビ栽培における標準の必要水分量は年間約 1,400 mm でかなりの量を必要とする。すなわち砂糖キビは，水稲ほど多量の水を必要とはしないまでも，もともとほとんど水を要さない作物ではない。したがって，米に代わる沖縄の主要作物として普及してきたのは，サツマイモ同様に沖縄の気象や土壌と深い関係があったのである。

### 長寿環境としての土壌

古来より人間は，農作物を主たる食糧としてきた。そして農作物は，その成分や生長をその土地の土壌に大きく依存しているのである。したがって，土壌の人間の健康に及ぼす影響は，たとえ間接的であっても甚大であると考えられる。

ここで沖縄本島の土壌を説明すると，表 4–1–1 のようになる。また，その分布を図 4–1–1 に示した。

沖縄の広大な農耕地帯は本島では主に中南部に拡がっているが，珊瑚礁台地であるこの地域はマージが耕地の大部分を占めている。そのため土地は，一般に養分に乏しく，植物の生長も悪い。しかし農民は，経験的にジャーガル土をマージに加えることによって，肥料として代用してきた。

一般に，沖縄県には「痩せ地」が多く，川の水量は少なく平地も少ない。県内の土壌の大部分を占めるマージは，保水性が悪く，そのため水田には向かない。さらに，痩せ地であることは，換金作物として砂糖キビに頼っていかざるを得ないことを意味している。砂糖キビ作が，戦前戦後にかけて急速に伸びた理由も，ここにあると言われる。

この砂糖キビ栽培は，今では沖縄全域にみられ，約 70% の農家がそれを行っている。しかし近年は，主に経済的事情から大きく減少傾向にあるという。しかし本島中南部および宮古島は，未だ砂糖キビ作の中心となっている。本島北部および八重山は砂糖キビとパインの二大産地であり，ことに北部にあってはキビ作の比重は小さくなり，水稲も残っていて自給農業的性格がある。

今なお砂糖キビ栽培が盛んに行われているのが，八重山地域である。なかでも与那国島は，昔か

表 4–1–1

| 土　壌 | 土　質 | 養　分 |
|---|---|---|
| マージ(真土)<br>[国頭れき層] | 珊瑚石灰岩が風化して生じた残滓土。赤土の粘土質。保水性が悪く水田には不向き。石灰岩台地上に発達。 | 植物養分(リン酸)に乏しく，酸性質。パイン栽培に適す。 |
| ジャーガル(粘土地)<br>[島尻層群] | 第 3 紀泥板岩の風化土。青灰色の埴土。重粘性であるが，乾燥すると亀裂して植物根を害する。 | 植物養分(リン酸)に富む。県内では良質の耕土。 |
| 黒土<br>[福地地] | 国頭古生層を浸食した河川の氾濫原，沖積原。 | 耕土としては最良。 |

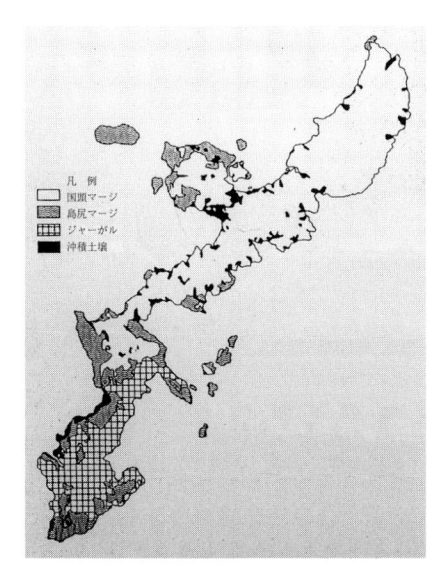

図 4-1-1 沖縄本島の土壌分布

ら砂糖キビ栽培が有名である。この日本の最西端の与那国島は、海のかなたに台湾も見えるというほど中国大陸にも近い位置にあることは前に述べた。沖縄で人間活動を考えるとき、本土ではとうてい考えられないこの膨大な「広さ」とのたたかいでもあるわけである。この辺の事情は北海道と似ているが、その守備範囲は陸続きでない。東に広大な太平洋、西に深遠な東シナ海を臨んでいる。沖縄を取り囲む自然地理的環境を理解すること、さらには人文地理学的環境を考慮に加えることも、人間の長寿を考える上で忘れてならないことである。

### 百歳の生息分布

以上述べてきたような自然環境のなか、百歳のような長寿者は、離島を含めた県内全土に散らばって存在しているのである。上で触れたように八重山地方にも元気な高齢者が多いわけで、よく言われるように山原のごく一部の地域のみに長寿者がいるような錯覚が与えられることが多いが、そのようなことはけっしてない。沖縄県内には、どこにでも同じように、多くの百歳のごとき長寿者が、あたかも隠れるようにして昔ながらの生活をできるだけ残し、静かに生活していると考えた方がむしろ正しいと思われる。

航空写真(写真4-1-1)で見るとわかるように、沖縄県を大まかに人間のボディ・ラインにたとえると、「上半身」は中北部に相当するが、緑が濃く山がちである(写真では黒色系部分)。くびれ込んだウエスト・ラインから下の「下半身」に当たる部分は、茶色も灰色がかって変色し、都市化で土壌や自然環境も疲弊しかかっている様子がよく窺える(写真では白色系)。

さて後述するように、絶対数で長寿者が多いのは「下半身」に当たる大都市圏であるが、出現比率でみると、「上半身」とくに「ヘッド」に相当する緑の濃い山原一帯か、ちょうど「ヒップ」に当たり緑色と薄茶色が混在する中部地区一帯が多いのである。南の海岸線に沿った帯状地域も緑がみ

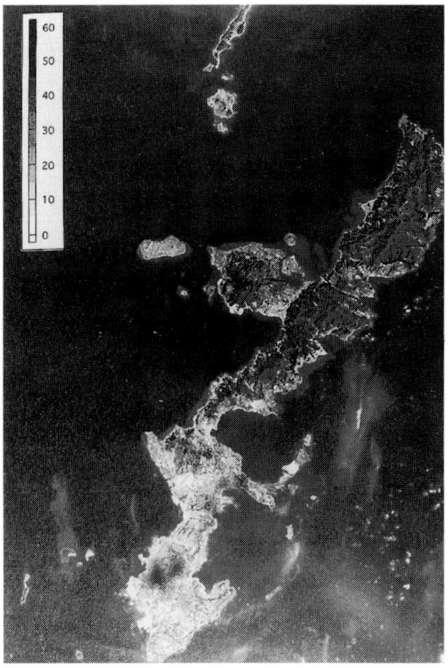

**写真 4–1–1** 沖縄本島の航空写真

られ，この一帯も百歳出現率がかなり高い(写真 4–1–1)。

　第 1 章でも少し触れたように，沖縄県生活福祉部から発表された県内高齢者名簿の資料をもとに平成元年度から平成 6 年度までの過去 6 年間の百歳の居住分布図を作成した。

　沖縄地域の百歳分布図も同時に作成し，運輸省沖縄気象台による解説資料・沖縄のメッシュ気候値(1991 年 3 月)の降水量と気温についてのメッシュ図に平行しておいた(写真 4–1–2, 4–1–3)。

### 降 水 量

　降水量についてみると，年間降水量が 3,000 mm 以上 3,500 mm 未満ならびに 3,500 mm 以上になる降水量の非常に多い地域は，山原一帯に拡がっている。少ない地域は，中部地域の東西の海岸線の一部地域であり，1,500 mm 以上 2,000 mm 未満程度である。とくに降水量が不足している乾燥地帯というような地域は沖縄には存在しない。その他の大部分は，2,000 mm 以上 2,500 mm 未満という程度の降水量である(写真 4–1–2)。

　その降水量が多い地域のなかでも，国の天然記念物であるヤンバルクイナの生息地である国頭・東・大宜味の各村にまたがる高地帯が，3,500 mm 以上という最も降水量の多い場所である。この辺りは，鬱蒼とした森林帯で，基地の演習場もあり，ところどころに林道が走っている程度の原始林地帯である。さすがに人影はまばらであり，長寿者とくに百歳数が多いとは言えない。この周辺で比較的百歳の「影」が濃い地域は，西海岸一帯すなわち大宜味村である。国頭村には長寿者の多い大きな老人ホームがあり，したがって百歳も数字上は多いが，国頭村で生まれ育った生粋の百歳でないことが多い。むしろ大宜味出身であったり，名護出身であったりする者が多い。もう一つ不思

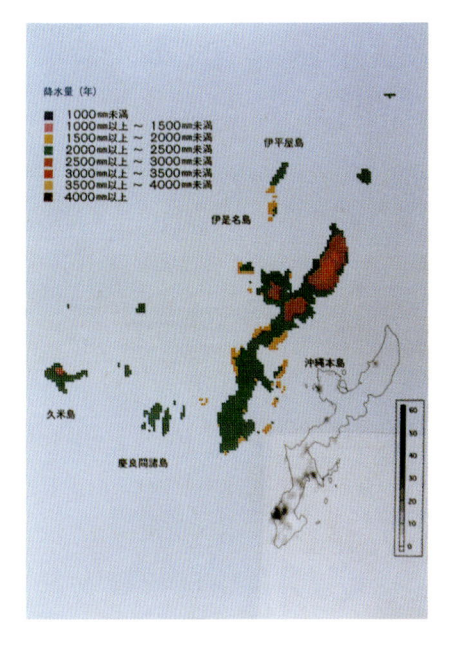

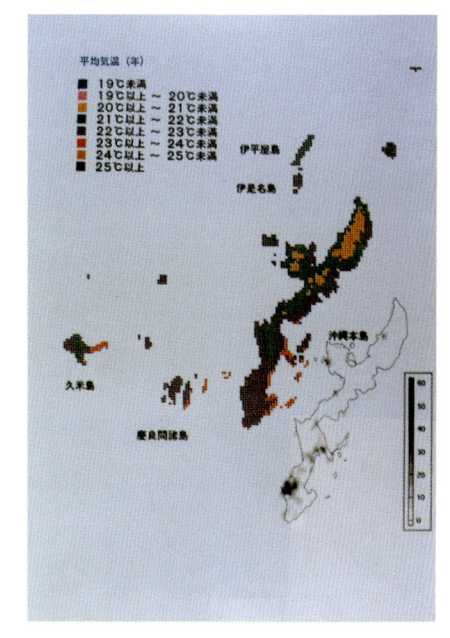

写真 4–1–2　　　　　　　　　　　　　　　写真 4–1–3

議なのは，なぜか東村には百歳が少ないということである。全人口が比較的少ないということもあるが，百歳がゼロの年もある。沖縄で百歳が年間を通じて一人も出現しない地域というのは，そう多くない。主な原因が遺伝体質なのか，土壌のような自然環境なのか，社会や労働条件なのか，その他いろいろ考えられるが，興味深いことである。

**環境因子としての気温の寿命に及ぼす効果**

　環境因子の中で，しばしば話題に上るが，その割には調べられていないものの一つに気候とくに気温の寿命に対する影響があげられよう。環境因子としては，確かに重要なものの一つとして考えられるが，方法は様々なものが考えられ解析も難しいと言わざるを得ない。気温と寿命との関連については，他の多くの要因が入り込み，解析することは極めて困難と考えられている。そこで，まず最も単純な方法での分析を試みた。

　北緯24°から46°と南北に長い日本列島を広く見た場合，北海道から沖縄まで気温の勾配は変化に富んでいる。すなわち，最北端の北海道の年平均気温は 6.8°C であるのに対して，最南端の沖縄のそれは 22.4°C となっている。この状況に加えて，わが国ほど民族や自然人類学的にほとんど同等で，文化的・社会人類学的にも近似し，一国としての医療水準が均質で，しかも高度に保たれている国は他にみないであろう。このことは，少なくとも他国に比しても，この種の複雑な要因の絡む保健学上のテーマも，比較的扱いやすい事情を備えていると考えてよいと思われる。ただ，それらを考慮してもなお，寿命に影響を与える因子は多い。栄養，運動，休息，衛生状態，戦争，疾病または人間関係などといった外的・内的要因が考えられよう。しかし，上でも触れたように，今日の

日本においては大局的には，ある程度均等化されてきているといってよいと思われる．以下は，このことを前提とした上でまとめてみたものである．

日本は，県レベルで行政上47地域に分けられ，それぞれの地域における平均寿命が毎年報じられている．そこで，1970年以来の5年毎の47都道府県における平均寿命を，年平均気温に対してプロットして検討を加えた．ここで，各地の県庁所在地における年平均気温は1991年度の日本統計年鑑，また都道府県における平均寿命については厚生統計局による1990年度国民衛生の動向の各資料によっている．

わが国の47都道府県における平均寿命を，年平均気温に対してプロットしてみた結果，男性においては相関はみられなかったが女性においてはみられた．女性では，平均寿命と気温の相関係数は，1970年で0.43，1975年に0.47，1980年に0.48そして1985年は0.51となっており，年の推移とともに相関係数が増加するという傾向を認めた．しかも，その値は$p<0.01$の水準で統計的にも有意であった．一方，男性においては，女性に対応する年でみると，相関係数は各々0.25，0.26，0.25および0.25となっており，何らの相関もみられなかった．このことは，男性のもつ生物学的身体特性と，職場を含めてのライフスタイルや行動様態が女性に比してかなり変化に富み，気温という一環境因

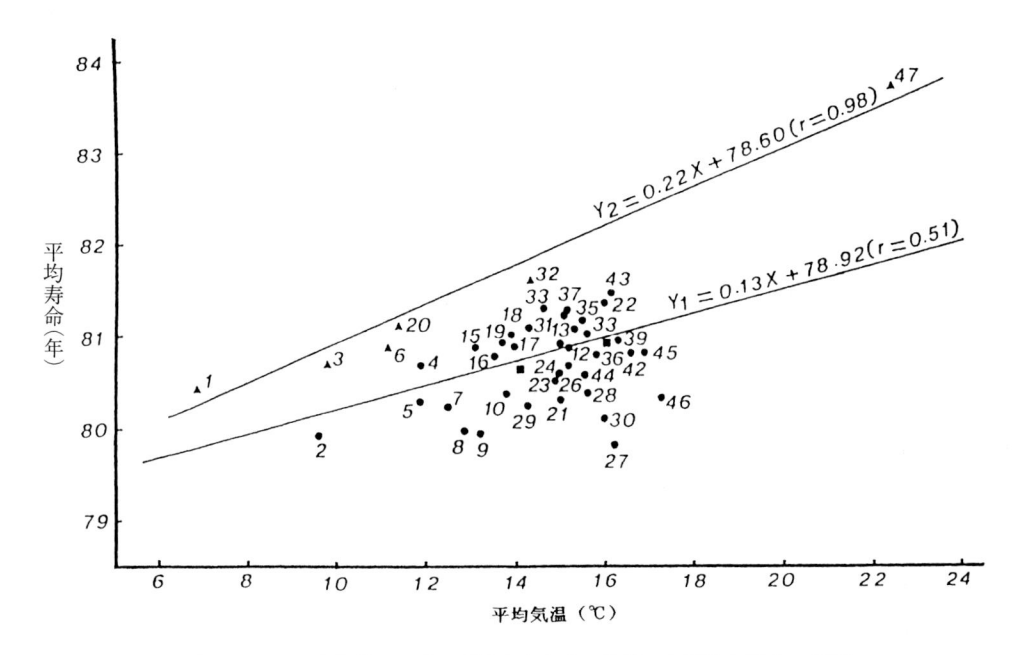

図4-1-2　日本各地における平均寿命とその地域の年平均気温との相関

図において，番号は下記の地域を示す．1: 北海道，2: 青森，3: 岩手，4: 宮城，5: 秋田，6: 山形，7: 福島，8: 茨城，9: 栃木，10: 群馬，11: 埼玉，12: 千葉，13: 東京，14: 神奈川，15: 新潟，16: 富山，17: 石川，18: 福井，19: 山梨，20: 長野，21: 岐阜，22: 静岡，23: 愛知，24: 三重，25: 滋賀，26: 京都，27: 大阪，28: 兵庫，29: 奈良，30: 和歌山，31: 鳥取，32: 島根，33: 岡山，34: 広島，35: 山口，36: 徳島，37: 香川，38: 愛媛，39: 高知，40: 福岡，41: 佐賀，42: 長崎，43: 熊本，44: 大分，45: 宮崎，46: 鹿児島，および47: 沖縄．

$Y_1$はすべての地域からの回帰直線，$Y_2$は比較的平均寿命が$Y_1$より離れた6地域(▲)から得た回帰直線を示す．なお，2地域の重なるところは■(左は11と25，右は40と41)で示した．地域14は37の下部，34は12の左上部に，38(●なし)は35の近くに位置する．

子以上の甚大なる影響を寿命に対して与えるため，と考えることも可能であろう．それに対して女性の場合は，子を産み，育て，家庭を守るという女性固有のライフスタイルや行動様態は，多くの場合，男性以上に均一化する傾向はいつの時代にも認められるものである．

図4-1-2は1985年における日本各地での女性の平均寿命と年平均気温の相関図であり，回帰直線を求めると，$y = 0.13x + 78.92$……($Y_1$) となる．ここで，yは年齢（平均寿命），xは気温を示している．この式は，気温の1℃上昇によって寿命が0.13年延長することを示している．さらに図において，平均寿命が回帰直線より上位にくる地域を幾つか挙げると，北海道・岩手・山形・長野・岡山・熊本，そして沖縄の各地域が挙げられる．その中でも沖縄が最も高いことが注目される（$Y_2$の線上，右上方）．その一方で，回帰直線より下位にくる地域を挙げると，青森・茨城・栃木・大阪・兵庫・和歌山・奈良となり，なかでも大阪は低い．東京は直線よりもやや高い位置につけている．ここで，北海道や長野など冬季に厳寒の地域が理論上高い平均寿命の地域となる一つの考察として，これらの地域では冬季の屋内での暖房の備えが十分で，実質的に居住空間の温度は気温と無関係になるということも考えられよう．つまり，実際上の生活空間が外気温に直接的に大きく影響されるということが近年は少ないと考えられる．むしろ，居住空間の暖房システムの整備が北海道や信州ほどには徹底して普及していない東北や北関東の方が，脳卒中発症率が高かったり平均寿命が低いことにつながる可能性がある．じじつ長野は，平均寿命よりみると伝統的長寿県であり，今日とくにそれは目立ってきているのである．

さらに，図4-1-2で回帰直線より平均寿命の高かった6つの地域（1, 3, 6, 20, 32, 47）の平均寿命と気温をプロットしてみると，回帰直線 $y = 0.22x + 78.60$……($Y_2$) が得られた．ここで，相関係数は0.98という，きわめて高い数値を示した．したがって，この仮定の上に立つと，年平均気温の1℃上昇によって寿命が0.22年も延長することになるのである．

これまで沖縄は，種々の事情から年間所得やその他多くの社会的環境因子では，わが国でも常に下位に置かれていた．その地域での平均所得の寿命に及ぼす影響は，貧困化した時代にあってはかなり高いものと推察されるが，現代にあってはほぼその枠組みも取り除かれつつあるように思われる．以上に述べたデータからも，沖縄が日本への復帰以来全国一の長寿を保っている背景の重要なものの一つには，やはり温暖な気温の影響は無視し得ないと考えられる．

沖縄県における年平均気温と百歳の実数分布については，写真4-1-3に示した．写真に示すように，沖縄県全体の年平均気温は20℃から25℃未満に分布している．年平均気温で大差はないが，山原地域そして中南部の東海岸一帯が1～2℃高くなっている．ただし，この微妙な気温差が百歳の分布に影響を与えるということは少ないと思われる．百歳分布のとくに高い地域は，年平均気温が21℃から23℃未満の地域であり，これは沖縄県のほとんどをカバーしている．

### 百歳の居住地

平成11年9月現在，百歳数がとくに多かった市町村は，1位那覇市(86人)，2位沖縄市(36人)，3位具志川市(28人)，4位糸満市(23人)，5位名護市(21人)の順となって，上位5市だけで47.4%

と，県全体の総数のほぼ半数に当たる百歳を抱え込んでいることになる（表4–1–2）。以上は，当該年度のみの結果ではあるが，例年ほぼ同様の結果が出ている。つまり百歳数の上位自治体の顔ぶれにはほとんど変化がない。このことは常に上位にくる自治体には，百歳予備群も多く，健康な高齢者の裾野も広いことを示唆している。

しかし，これには特別養護老人ホームなどへ入所中の百歳も含まれている。これに老人保健施設や長期にわたる療養型の病院を含めると，半数近くは施設に入所中の百歳（施設百歳）ということになる。ある意味で沖縄の老人施設は，長寿者をプールしているようなものである。したがって，公営民営を含めて老人施設が多くある市町村は，必然的に多くの百歳数を抱えていることになる。

このように長寿者の絶対数では圧倒的に都市が多く上位を独占する。これらの都市には数個の老人施設があり，また同じくらいの数の老人病院がある。いずれの老人施設にも，稀には皆無の施設があるものの，多くの場合は数名の百歳以上の者もしっかりと生活しているのである。したがって，当該市町村や地域に，いわゆる老人病院を含めて老人施設が幾つ存在しているかによって，百歳を含めた長寿者の総数は大きく変わってくることになる。

在宅百歳の数の大小は当地が長寿地域か否かをかなり反映していると思われるが，百歳以上の年齢ともなり，しかも家族の事情で田舎で息子夫婦と暮らせない場合等は，都会に住む娘夫婦や孫夫婦を頼って大都市に出てくることも多い。したがって，在宅の百歳についても，その数は必ずしも百歳の生まれ故郷を反映し得ない。ただし沖縄の百歳について言えば，彼らの結婚年齢当時は多くの場合近隣地域同士の結婚であったので，居住地の移動はそれほど大きな距離ではない。

男性百歳についてはどうであろうか。表4–1–3は，全百歳数に対する男性百歳数の比率でみたものである。これも当該年度のみの結果であるが，概ね予想通りの順位がついている。すなわち佐敷町がトップになり，中南部の町村が上位につけている。絶対数では圧倒的多数を占めた那覇市，名護市あるいは糸満市は，やや下方に位置するようになる。ちなみに，男性百歳比率で1位であった佐敷町は，毎年元気な男性百歳を生み，あの男性長寿日本一に輝いた渡名喜元完さんの故郷，すなわち生育地でもあった。

男性百歳の全人口に対する比率でみると，具志川市，名護市，糸満市がベスト3を占める。これらの市の特徴は，都会と言っても広大な農村地帯を包含していることである。すなわち人口密度の比較的高いのはごく一部の中心部のみで，郊外は他の町村と変わりはないほどに，緑豊かでのんびりとした風土である。市に百歳が多い一つの理由は，若い人が集まりやすい都会に，介護者を失った百歳が子供や孫夫婦などの家族を頼り，後を追うようにして集まりやすい事情もあるからである。

昭和63年から平成9年までの過去10年間に，訪問調査した男性百歳77名の現住所を調べてみると，表4–1–4のようになった。ただしこの表は全数を表してはいない。絶対数でいうと，やはり大都市圏が多くなる。

**長寿者番付**

厚生省によると，1999年9月末までに，海外居住者を除く100歳以上の超高齢者の総数は，初め

### 表 4-1-2 市町村別百歳数

|  | 市町村 | 全百歳数 | 男性百歳数 | 女性百歳数 |
|---|---|---|---|---|
| 1 | 那覇市 | 86 | 11 | 75 |
| 2 | 沖縄市 | 36 | 5 | 31 |
| 3 | 具志川市 | 28 | 5 | 23 |
| 4 | 糸満市 | 23 | 2 | 21 |
| 5 | 名護市 | 21 | 2 | 19 |
| 6 | 宜野湾市 | 20 | 2 | 18 |
| 7 | 浦添市 | 17 | 2 | 15 |
| 8 | 今帰仁村 | 15 | 3 | 12 |
| 9 | 北中城村 | 12 | 4 | 8 |
| 10 | 豊見城村 | 12 | 1 | 11 |
| 11 | 本部町 | 11 | 0 | 11 |
| 12 | 中城村 | 10 | 4 | 6 |
| 13 | 国頭村 | 10 | 2 | 8 |
| 14 | 北谷町 | 10 | 1 | 9 |
| 15 | 玉城村 | 9 | 3 | 6 |
| 16 | 勝連町 | 9 | 2 | 7 |
| 17 | 与那城町 | 9 | 2 | 7 |
| 18 | 読谷村 | 8 | 3 | 5 |
| 19 | 石川市 | 7 | 2 | 5 |
| 20 | 知念村 | 7 | 2 | 5 |
| 21 | 大宜味村 | 7 | 1 | 6 |
| 22 | 恩納村 | 6 | 2 | 4 |
| 23 | 嘉手納町 | 6 | 2 | 4 |
| 24 | 与那原町 | 6 | 0 | 6 |
| 25 | 大里村 | 5 | 0 | 5 |
| 26 | 佐敷町 | 3 | 2 | 1 |
| 27 | 宜野座村 | 3 | 1 | 2 |
| 28 | 金武町 | 3 | 0 | 3 |
| 29 | 西原町 | 3 | 0 | 3 |
| 30 | 東風平町 | 3 | 0 | 3 |
| 31 | 具志頭村 | 2 | 1 | 1 |
| 32 | 南風原町 | 1 | 1 | 0 |
| 33 | 東村 | 1 | 0 | 1 |

表 4-1-3　市町村別男性百歳比

|  | 市町村 | 男性百歳数 | 全百歳数 | 男性比率（％） |
|---|---|---|---|---|
| 1 | 佐敷町 | 2 | 3 | 66.7 |
| 2 | 具志頭村 | 1 | 2 | 50.0 |
| 3 | 中城村 | 4 | 10 | 40.0 |
| 4 | 読谷村 | 3 | 8 | 37.5 |
| 5 | 玉城村 | 3 | 9 | 33.3 |
| 6 | 北中城村 | 4 | 12 | 33.3 |
| 7 | 恩納村 | 2 | 6 | 33.3 |
| 8 | 宜野座村 | 1 | 3 | 33.3 |
| 9 | 嘉手納町 | 2 | 6 | 33.3 |
| 10 | 知念村 | 2 | 7 | 28.6 |
| 11 | 石川市 | 2 | 7 | 28.6 |
| 12 | 勝連町 | 2 | 9 | 22.2 |
| 13 | 与那城町 | 2 | 9 | 22.2 |
| 14 | 今帰仁村 | 3 | 15 | 20.0 |
| 15 | 国頭村 | 2 | 10 | 20.0 |
| 16 | 具志川市 | 5 | 28 | 17.9 |
| 17 | 大宜味村 | 1 | 7 | 14.3 |
| 18 | 沖縄市 | 5 | 36 | 13.9 |
| 19 | 那覇市 | 11 | 86 | 12.8 |
| 20 | 浦添市 | 2 | 17 | 11.8 |
| 21 | 北谷町 | 1 | 10 | 10.0 |
| 22 | 南風原町 | 1 | 1 | 10.0 |
| 23 | 宜野湾市 | 2 | 20 | 10.0 |
| 24 | 名護市 | 2 | 21 | 9.5 |
| 25 | 糸満市 | 2 | 23 | 8.7 |
| 26 | 豊見城村 | 1 | 12 | 8.3 |
| 27 | 本部町 | 0 | 11 | 0 |
| 28 | 与那原町 | 0 | 6 | 0 |
| 29 | 大里村 | 0 | 5 | 0 |
| 30 | 金武町 | 0 | 3 | 0 |
| 31 | 西原町 | 0 | 3 | 0 |
| 32 | 東風平町 | 0 | 3 | 0 |
| 33 | 東村 | 0 | 1 | 0 |

表 4-1-4

| 市町村 | 男性百歳数 | 比率（%） |
|---|---|---|
| 具志川市 | 9 | 11.7 |
| 那覇市 | 6 | 7.8 |
| 沖縄市 | 6 | 7.8 |
| 佐敷町 | 5 | 6.5 |
| 名護市 | 4 | 5.2 |
| 与那城町 | 4 | 5.2 |
| 北中城村 | 4 | 5.2 |
| 知念村 | 3 | 3.9 |
| 勝連町 | 3 | 3.9 |
| 糸満市 | 3 | 3.9 |
| 具志頭村 | 3 | 3.9 |
| 金武町 | 3 | 3.9 |
| 本部町 | 2 | 2.6 |
| 北谷町 | 2 | 2.6 |
| 中城村 | 2 | 2.6 |
| 大里村 | 2 | 2.6 |
| 西原町 | 2 | 2.6 |
| 今帰仁村 | 2 | 2.6 |
| 石川市 | 2 | 2.6 |
| 玉城村 | 2 | 2.6 |
| 宜野湾市 | 1 | 1.3 |
| 嘉手納町 | 1 | 1.3 |
| 恩納村 | 1 | 1.3 |
| 伊江村 | 1 | 1.3 |
| 南風原町 | 1 | 1.3 |
| 読谷村 | 1 | 1.3 |
| 東風平町 | 1 | 1.3 |
| 宜野座村 | 1 | 1.3 |

て1万人の大台に乗った1998年を1,188人も上回り，11,346人と最多記録を更新した。このうち男性は，1,973人と全百歳数の17.4%を占めるに過ぎない。長寿者の分布は，西高東低型で，とくに九州・沖縄，四国，中国地方に多い。都道府県別には，やはり沖縄が多く，総数では10年以上全国1位の座を守り続けている。しかし，若い世代も長寿になるという保証はどこにもなく，今後どうなるかはわからない。

人口10万人あたりの百歳比率は、沖縄が28.06人で最も高く、2位の高知25.99人に水をあけている。全国平均は8.97人と、はるか下をいく。逆に最も少ない比率の県は埼玉県で、3.86人である。沖縄と比べ、その差は比率で25人近くも違い、約7分の1となっている。その他、愛知、大阪、茨城、千葉、滋賀、神奈川と続き、大都市圏の県に百歳などの長寿者比率が小さい県が多い。他方で、1999年4月1日から2000年3月末までに、100歳に達する海外在住者を含めた超高齢者である「新百歳」は、6,438人である。沖縄県内の「新百歳」は148人で、うちわけは男性16人に対し、女性132人である。

「新百歳」で多かった市町村は、那覇市22人、具志川市15人、沖縄市12人の順である。なお、「新百歳」のうち、特別養護老人ホーム入所者は34人（23.6%）で、老人保健施設入所者は23人（15.9%）となっている。したがって老人病院入院者を加えると、「新百歳」だけで施設入所者は40%を少し超え、以前からの百歳を加えると50%前後の者が施設にいることになる。今後ますます増加が見込まれる傾向にある。

### 沖縄3大百歳地帯

沖縄県において、65歳以上の高齢者率が20%以上の「超高齢社会」の自治体は40.4%の粟国村を筆頭に、北部や離島を中心に18町村を数えた。沖縄県内の長寿者人口も全国平均を大きく上回っている。そこで、もし敢えて百歳地帯という地域という名を使うなら、少なくとも3ヵ所は存在するだろう。それらは、筆者のデータでみると、第一に本部半島から山原西海岸に沿って存在する本部町、今帰仁村、大宜味村そして国頭村の4町村、第二に具志川市、勝連町、与那城町、中城村そして北中城村にかけた東中部一帯の5市町村、そして第三に糸満市から佐敷町にかけての先の沖縄地上戦の最後の激戦地となった南海岸に沿った一帯にある市町村、すなわち糸満市、玉城村、知念村そして佐敷町の4市町村であろう。他にも、準百歳地帯ならいくらでもあるが、上述の地域周辺は、全人口に占める百歳数、また百歳のみならずその予備群たる90歳以上超高齢者も多く存在する。なかでも山原地域の町村は、長寿者率で優れ、例えば今帰仁村では23.0%と高齢者率も高く、長寿者率は沖縄県でも群を抜いている。今帰仁村を例にとると、百歳以上長寿者は平成9年9月時点で10名存在しているが、人口10万人あたりの比率でみると103.6人になる。この値は沖縄県全体の百歳以上長寿者率の約4.2倍であり、全国平均の15.3倍に相当する。平成10年は、さらに23.8%と高齢者率が伸び、百歳以上長寿者も114人/10万人（11名）にも達した。

いくら超高齢社会に突入するわが国でも、百歳長寿者を人口10万人あたり110人以上も擁する自治体はほとんど見られない。同じ山原地域の国頭村や大宜味村と並んで、世界有数の「長寿村」であることは間違いない。

さらに、上記地域はいわゆる老人のみの過疎地帯ではなく、若年層から中高年まで各年代層も比較的多く存在する。なお特筆すべきは、以上3地域の百歳の特徴の一つは、元気な農業者が多いということである。また、他地域では女性百歳が男性百歳を圧倒しているのに対し、以上の地域では比較的元気な男性百歳が多い。もともと百歳数が多い沖縄で、さらに長寿地域を選ぶのは難しいが、

女性で差がつかないとしたら百歳男性の量と質がポイントとなるのである。世界最長寿地域の沖縄県内で，さらに最長寿地域を選ぶとなると，競争はきわめて激しい。

**昔懐かしい居住空間**

　四方が海で囲まれる日本の中でも，さらに全県が，四方八方を海で囲まれる県というと沖縄しかない。沖縄はまさに海洋県，すなわち「海邦」なのである。しかも温暖な亜熱帯気候区に属し，一年中花が咲き，周りが珊瑚礁のエメラルドグリーンでまぶしい。車から排出される排気ガスの多くは，市中に停滞するよりも早く海風に乗って飛び散っていくような印象を受ける。それほどに百歳が多く暮らす沖縄郊外の住居環境は，酸素をいっぱい含んだきれいな空気を感じさせる。

　一年を通しての温暖な気候とも関わるが，沖縄では，昔ながらの造りをもった家のほとんどは，幾つもの大きな窓や戸が開け放たれており，柔らかい南風(はえ)が吹き抜けていく。自然の風は，クーラーの涼やかな人工風と違って，庭の土，海の潮あるいは動植物の匂いを，常時家の中まで運び，自然の空気を充満させる。家の中に篭りがちの百歳にとっては，この風が，唯一自分と自然をつなげる重要な感覚であることが多いのである。

　強烈な陽射しや風雨を避ける縁側の上に突き出た空間があるが，これは雨端(あまはじ)と言われ，人と人との語らいの場でもある。このような屋根から流れ落ちる天水は，南西側の井戸や水槽に蓄えられる。家の北西から西にかけては，牛・山羊・鶏の鳴き声と，炊事場・風呂場の窓から立ち上がる生活の煙が絶えなかったはずである。

　正月が近づく頃ともなると，あちらこちらから豚たちの悲しい鳴き声が聞こえてきたのである。この季節は豚たちの受難の季節であった。その肉は塩漬け(スーチカ)となって，年間を通じて事あるごとに少しずつ，将来の若き「長寿者たち」の貴重な動物タンパク質として消費されていった。その動物タンパク質が，現在の百歳たちの血や肉となり，長寿達成に向けた基盤造りに大きな一役を買ったであろう。

　鬱蒼と生い茂った亜熱帯性の木々の中に，いかにも重そうな茅葺きの屋根を背負った小さな家々が散在している。そこに着物をつけた日本人が顔を出していなければ，まさに南洋の孤島のジャングルの光景と重なって映ったに違いない。

　このような古来からの「風景」をいまや沖縄のあちこちに見ることは不可能である。しかし，それは間違いなく，いま生きている百歳たちの「故郷の原風景」そのものである。現在の沖縄百歳たちは，このような生活空間の中から生まれた，と言ってもけっして過言ではない。したがって，現在の長寿者について深く考えていくと，彼らの過去のバーチャル・リアリティを体感したい衝動にかられてくるのは筆者だけであろうか。

　ところで，「長寿環境」か，つまり「長寿に働く環境因子」は何かということは，昔から盛んに議論されている割には，未だ明快な科学的結論が出されないままでいる。世界に冠たる「長寿王国・沖縄」でも，長寿研究に対する周囲の認識と成果が依然少ない状況であるというのは，長寿を自賛し，また世界から注目される割に何とも残念である。同時に，生物科学が老化現象を基本的に遺伝子に

よる制御によるものであることを明らかにしつつある今日，ヒトの長寿現象は遺伝よりも環境などと呑気に構えてばかりもいられないだろう。しかし，かりに「老化遺伝子」あるいは「長寿遺伝子」なるものが解明されたとしても，それが一般庶民にとって何になるだろう。せいぜい，特定のごく限られた一部の研究者を世界最高の学問的栄誉に輝かせるだけのことであろう。まさか，長寿遺伝子を探る研究者たちが，本気で自分たちを含めた「永遠の生命」を考えているはずはあるまい。

　那覇に近い基地の一角の元外人住宅に住む，敬虔なクリスチャンの女性百歳は「正直言ってこんなに長生きできるとは思ってもみなかった」ほどの「虚弱体質」であった。彼女は名護の生まれであり，毎日，聖書を読むことを日課としていた。

　請われて，息子夫婦の健康診断もやってさしあげたが，血液検査の結果は百歳の母ほどに良くはなかった。「環境，つまりは生活ですよ」と筆者は長男夫婦に向かって話しかけた。「あなたたちほど周りの人々から羨ましく見える人はいないですよ」と。

　長寿は女性を介して遺伝する，とも言われている。したがって，その女性百歳の子孫は，理屈の上では食習慣を含めた生活環境に留意すれば，かなり良い確率で長寿を達成できるはずである。他の一般の人間よりもはるかに百歳に近い存在といっても過言ではなく，端から見ればこんな恵まれた人たちはいないはずである。もしかしたら，「努力して」長寿になれることが可能な立場にある人々だからである。

　今や日本の中高年者のみならず，後期高齢者も飽食の豊かさの中に置かれている。百歳にまで，糖尿病の可能性を指摘される者が出てきているほどである。それほどに，現代文明の歪みは急速に蔓延している。彼らはかつて極貧に耐えたように，現在も「有り余る豊かさ」に耐えているのかも知れない。さらに沖縄では，若い世代を中心に，核家族率や成人病の増加にも見るように，家庭・食生活・ライフスタイル・価値観等が激変している。

　21世紀の歴史の教科書に「かつて長寿の邦だった沖縄県は……」というふうに，過去形の史実として記載されていないことを願ってやまない。そのためにも，今日の「健康長寿県」は自然の成り行きではなく，今の百歳を中心とした高齢者世代が築き上げてきた「世界一の勲章」であることを，皆が謙虚に認識し，早急にいま何を為すべきかを考慮すべきであろう。沖縄を愛する一人として，「世界一長寿」の邦の将来が，「逆さ仏」の島とならないことを祈っている。

## 2. 精神環境(精神風土)

### チャンプルー

　文化と言うと，チャンプルー文化が沖縄の特性の一つに挙げられるが，外来文化すなわち中国，日本，そしてアメリカ文化の洪水の歴史の中で，独自のウチナー(沖縄)文化に目覚めていった経緯も忘れてはならないだろう。既に有名な空手や琉球舞踊以外にも，沖縄の風土にしっかりと根づいているウチナー文化が少なくない。例えば，やちむん(焼き物)，紅型，そして芭蕉布等は伝統的工芸品であるし，琉球ガラスも魅力的な工芸である。これらは男女共有の文化で双方とも関わっている。

ただし，やちむんは主に男性が関わり，芭蕉布や宮古上布等は女性が中心につくってきた文化である。

さらに，沖縄の風物詩たるエイサーや大綱引きを忘れることはできないし，琉球太鼓も南の島の弾けるようなエネルギーを感じさせる。これらは青年男性が中心に活動するが，一部に女性も関わっている。

沖縄独特の音楽の音色は三線(さんしん，三味線)の音の中にその一つを見出すことができる。百歳でも三線を弾ける方はおられるし，どんな小さな集会の場でも余興に誰かが三線を持ち出してきて，音に合わせて島唄を歌ったり踊ったりする。いわゆるカチャーシーである。県内でも，年に数回は島唄や三線の大会が催され，いずれの会場も県民に溢れ，盛会となっている。最近は，民謡や三線はヤマトーンチュ(沖縄県以外の生まれの日本本土人)にも人気が出ており，空手や琉球舞踊と同様，県内を中心にしっかりと根が張り延びている感じである。アメリカは人種のるつぼと言われ，世界をリードし発展してきたが，少なくとも中国，日本そして米国の文化が入り込んで混和している沖縄は「文化のるつぼ」といってよいのでないかと思う。

テーゲー

テーゲー(大概)とは，日本的な精神文化の上に育まれた勤勉的価値観から見た沖縄の異質な生活時間リズムに対する評価的語句であって，県内で親しい間柄の間で使われるときと県外の人間が使うときとでは，かなりニュアンスが異なっているように思われる。すなわち県外の人間が使うときは，主として少なからぬカルチャーショックを感じて，半ば溜息混じりに沖縄社会を批評して言うときで，多くの場合やや否定的イメージが強い。一方，県内の場合は，そんなに根をつめてやる必要もないさ，と仕事などに気張っている友人等に対する気遣い，思いやりの言葉なのである。まさに「なんくるないさ(何とかなるさ)」の文化であり，「優しさ」の文化でもある。

緊張とか，集中とか，競争とか，実力主義という言葉とその概念は，沖縄ではけっして評価の高いものではなく，むしろこれを和らげ抑制する方向のいたわり合いの力が働いているような印象を受ける。これらは，精神的ストレスの軽減に関してはプラスに作用すると思われるが，一般的評価の閾値のレベルが日本本土と沖縄では大きく違うということを感じる。また，それらは両刃の剣でもある。自県内での生活や長寿性への関与という観点においてはプラス的要素が多い反面，相手に対する過度な許容と包容は個々人の責任感の欠如を招く恐れもあり，国内や世界における各方面での競争力ではマイナスに作用する危険も生ずるだろう。しかし，この精神風土が，先述のように，こと心身の健康保持と長寿達成という観点においては，大いに貢献していることは間違いない。

「沖縄タイム」という言葉に象徴されるように，時間のルーズさはテーゲー精神の代表格であろう。だがこの沖縄タイムも，閉鎖的社会での，何をしても許される範囲の付き合いの中ではなかなか住み心地が良いし，ヤマトーンチュも沖縄に住んで数年もたてば，普通は多くの者がそれに染まる。染まった者は意固地に染まらない性格の者より，逆に長生きはしやすい条件の一つが準備されると思われる。というのも，心身医学的立場からは，沖縄タイムは時間的切迫感の欠如の県民性にもつな

がり，心疾患の回避という観点では長寿に有利であると考えられるからである。なぜなら，時間的切迫感とか，重くのしかかる責任感というものは，多くの人が経験していると思うが，心臓に負担がかかることは言うまでもなく，長期間持続すれば自律神経のアンバランスも招きやすい。その結果，虚血性心疾患はもちろん，高血圧，脳血管障害，胃・十二指潰瘍，過敏性腸症候群，不安神経症，強迫神経症，ときにはパニック障害など多くの疾患の形となって表れてくることがある。「郷に入っては郷に従え」と言うがごとく，この沖縄タイムを認めなければ，沖縄で「心安らかに」暮らすことはできないだろう。沖縄は政治的には日本に属するが，いろいろな点で別の国のような印象を受けることがある。沖縄タイムもその典型である。これがどうしてもできない人は，そもそも沖縄には馴染めないのであって，自分の身体と精神の「健康」を気遣って，早々に退散した方が無難である。

　かつて「青い海」という素晴らしい郷土雑誌があった。いつのまにか惜しまれつつなくなってしまったが，その雑誌が読者250人に「沖縄のやさしさって何ですか」と問いかけたことがあった。すると，「思いやり」などの一般的優しさ概念の他に，沖縄的特性を加えた「ユックリズム」「恥じらい」「おおらか」「ガツガツしない」「文明に侵されない素朴さ」などの答えがあり，若年層より高年層に「沖縄の優しさ」は好意的に受けとめられていた，という。

　その他，優しさのほかにも沖縄の地域的気質性として，「劣等感・閉鎖性・非社交性」を挙げ，反面，突如として凄い学者や個性を生み出すという「意外性」を唱える学者もいる。「劣等感・閉鎖性・非社交性」などという言葉は，陽光あふれる南の島の沖縄県人には，無縁の概念と思われて仕方がないのだが，どうもそうではないらしい。沖縄の事情がいろいろわかってくるにつれ，なるほどと考えさせられることもある。おそらく上記の気質は，外部の人間，とくにヤマトーンチュに対して持つ気質であろう。明るくオープンな性格の反面，固く閉ざして受け入れない面がある。様々な劣等感やコンプレックスが中心にあると思われるヤマトーンチュに対する複雑な心理は，おそらく少なくとも5年間以上地元に暮らしてみて，いろいろな人間と付き合って初めてその大きさ，深刻さがわかるものである。歴史的な事実が，時代を超えてどの世代のヤマトーンチュにもすべて重くのしかかる。沖縄県人の，対照的な二面性を折に触れて感じているヤマトーンチュは多い。しかし，「親沖派」としてマスコミ等でもてはやされる一部の者を除いて，比較的若い世代の多くのヤマトーンチュさえもそのことについて何も語ろうとしない。

### ユイマール

　「共生」は，もともと生物学の言葉だが，沖縄社会でも使い得ると思われる。ユイマール精神は，沖縄の共同社会を簡潔にして的確に表現した言葉である。

　ユイマールのユイ(結い)という言葉は，もともと賃金の支払いを伴わない労働力の交換のことをいう。それは，砂糖キビの収穫期に広く行われたり，台風時の石垣の修復，家屋の建設等に沖縄では昔からみられたのである。18世紀初頭から，労働に対する共同作業と労働力の交換という形で機能していたのである。生産から分配と消費に至るまでの経済活動や，学校，診療所などの公共機関

や施設の利用等，基本的な生活ニーズは農村地域内で十分に満たされていた。このような共同生活を内面的に支えていたものは，農村の生活文化と共同性である。様々な形態のユイマールや，経済的支援組織のモアイ(模合)に象徴されるように，農村には安定した相互作用，強固な絆と連帯等に支えられた精神の共同性も存在していたのである。

　しかし現在では，ユイマール本来の形態は失われつつある。那覇市や沖縄市などの都市部では，労働力の交換等の物理的な形態はほとんど残っておらず，相談相手など精神面の支えとして存在しているのみである。一方，農村部では例えば，パイナップルの収穫時にガソリン代の支払いの代わりに運搬作業をしてもらうなど，金銭のやり取りによる労働力の交換という形で残っている。また，近隣者との往来が頻繁にみられ，孤独感や孤立感が生まれないよう共同体が成立している。これは，現在の独居百歳の現実の中でも生かされている。地縁関係が沖縄の高齢者に与える影響力を考えると，それらを円滑に形成する要素になっているユイマールの存在は重要であろう。

　このように，ユイマールは，沖縄県特有の横型人間関係が生み出した，相互扶助の精神である。1995年の沖縄県が実施した「沖縄県のイメージ等に関する県民意識調査」によると，「沖縄の方言で最も良いと思う言葉について」の質問で，「ユイマール」を挙げる者が多かったのである。ユイマールの存在について実感しない者が増えたり，ユイマールの形態が時代によって変わってきていても，相互扶助の精神が沖縄の人々の心に深く根づいていると言えよう。現在では，自然発生的なユイマールが，都会化の波によって，薄れつつある。

　ユイマールは，自給自足的生活の支えであった。しかし，労働力需要のある都会へ若者は流れ，農業従事者は減少し，また機械化によって農作業が簡略化し，ユイマールが生み出される場が少なくなってきているのが，今の沖縄の現実である。例えば，幾つかの地域で砂糖キビの収穫に際し，写真4–1–5にみられるようなユイマールを組むことができなくなっている背景には，若者を中心とした動員可能な労働力不足や，身近に現金収入を得られる場の存在が挙げられる。都市化，過疎化がユイマールの形態を変えているのである。長寿の観点をとってみても，ユイマールの精神をいかに残し生かしていくかが，今の沖縄に与えられた大きな課題なのである。

　ところで，農村の地域共同社会の中でキビ刈りの農作業は，沖縄社会の「共生」を端的に示している。つまりユイマール精神そのものが，今日でも息づいているからである。沖縄の地場産業として発展してきた砂糖キビのような農業形態は「結い」がなければ成り立たないと思うし，ユイマール精神が最も遺憾なく発揮される舞台である。

### 生き甲斐

　ある調査で沖縄の人は，どの年代また性別の者でも「子や孫の成長」33.3％，「家族との団欒」22.9％，と血縁関係の結び付きを生き甲斐とする人が多い。また年齢が進むに連れて，その割合が高くなる。これは，沖縄文化の特徴，門中(祖先の霊を共同の神として，男系の本家にまつり，共同の墓をもつ風習)に対する帰属感の強さや，伝統的な年中祭祀が多い等，家族交流が形成される場が多数あることが考えられよう。また，それが高齢者を尊敬する精神風土を形成しているのである。つ

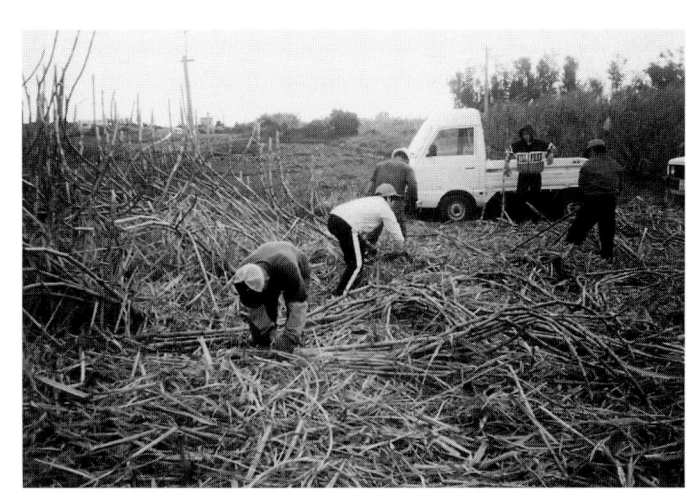

**写真 4-1-5** キビ刈作業に見られるユイマール

まり，血縁関係は高齢者にとって単なる交流の場だけでなく，行事の伝承者として果たす役割を担っていることから，「自分は役に立っている」という心の支えにもなっているのであろう。沖縄の百歳のほとんどはこの意識を，強くもっているのである。

　歳をとって役に立たなくなったとは思わない者の割合は，62%と6割以上を占めていた。高齢者を敬い大切にする精神が，家族の中に生まれていると考える。家族との人間関係についてどのような意識を持っているかを尋ねると，「とてもうまくいっている」または「どちらかと言うと，うまくいっている」と答える人が男女とも多い。合計すると93%もあり，家族関係が良好であることがわかる。家族関係が良好であることは，長寿の環境を保つ上できわめて重要なことであるに違いない。

(秋坂真史)

## 第2節　体質と遺伝

本節では，百歳と一般住民の体質と遺伝に関するデータならびにその意義等について，これまで行ってきた幾つかの研究結果を中心に検討する。

### 1. 沖縄地域住民における血清脂質濃度

血清脂質濃度は，虚血性心疾患，脳血管障害の最も重要な危険因子の一つであり，わが国でも中高年から老年期の死因の中で主要なものとなってきている。一方で，百歳を含めた沖縄の健常成人の血清脂質濃度に検討を加えた報告はほとんどない。そこで長寿と血清脂質との関連を調べるため，沖縄長寿者とくに百歳と地域の一般高齢者の血清脂質濃度を測定し，比較研究を行ったものである。

沖縄県在住の特別な疾患を有しない百歳 31 名を対象に，本人および家族の了解のもとに自宅を訪問し，健康診査および採血を行った。対照群についても，地域の住民検診を受診し，診察や病歴調査で健康上問題がなかった 70 歳以上 80 歳未満の高齢者 271 名，80 歳以上の高齢者 64 名の計 335 名（平均 76.3 歳）に同様の検査を行った。

血液検査は，空腹時に採血して得た血清中の総コレステロール（TC），中性脂肪（TG）を酵素法，HDL コレステロール（HDLC）をデキストラン硫酸マグネシウム沈降法によって測定し，Fridewald 変法（(TC − HDLC − TG/5)/HDLC）によって LDL コレステロール（LDLC）を算出した。

脂質濃度の分布は，長寿（百歳）群では TC (mg/dl) 199 以下に属する者が 59％ と対照群に比べて有意に高率であり，逆に 200 以上 239 以下ならびに 240 以上 279 以下に属する者が，それぞれ 6％，3％ と対照群に比べて有意に低率であった。同様に TG (mg/dl) では，長寿群では 149 以下に属する者が 90％ と対照群に比べて有意に高率であり，逆に 150 以上 199 以下ならびに 200 以上 249 以下に属する者は対照群に比べて有意に低率であった（$p < 0.05$）（図 4–2–1）。

また，コレステロール分画の平均値を個別にみると，まず長寿群の TC (mg/dl) 168 は，70 歳代対照群の 215，80 歳代対照群の 203 より有意に低値であった（$p < 0.01$）。同様に，TG (mg/dl) では，109 と対照群に比べて有意に低く（$p < 0.01$），LDLC では 97 と対照群（70 歳代 130; 80 歳代 117）に比べて有意に低値であった（$p < 0.01$）。HDLC (mg/dl) では，長寿群は濃度分布および平均値（51）とも，対照群（70 歳代 54; 80 歳代 55）と有意差を認めなかった。しかし，TG (mg/dl) 199 以下の群における HDLC は，長寿群では 50 以上となる割合が対照群より有意に高率であった（$p < 0.0005$）。さらに，長寿群における動脈硬化指数（1.9）は，70 歳代対照群（2.6）よりも有意に低かった（$p < 0.01$）（図 4–2–2）。

血清脂質値は，一般には生活習慣，とくに栄養摂取と運動の影響を強く受けると考えられる。沖縄百歳の栄養調査結果でも，脂質摂取量 (g/day) は女性百歳が 28.1，男性百歳が 29.0 であり，国民栄養調査（平成 2 年度）の一般成人のほぼ半分の量であった。沖縄県人は豚肉を使った伝統食の調理

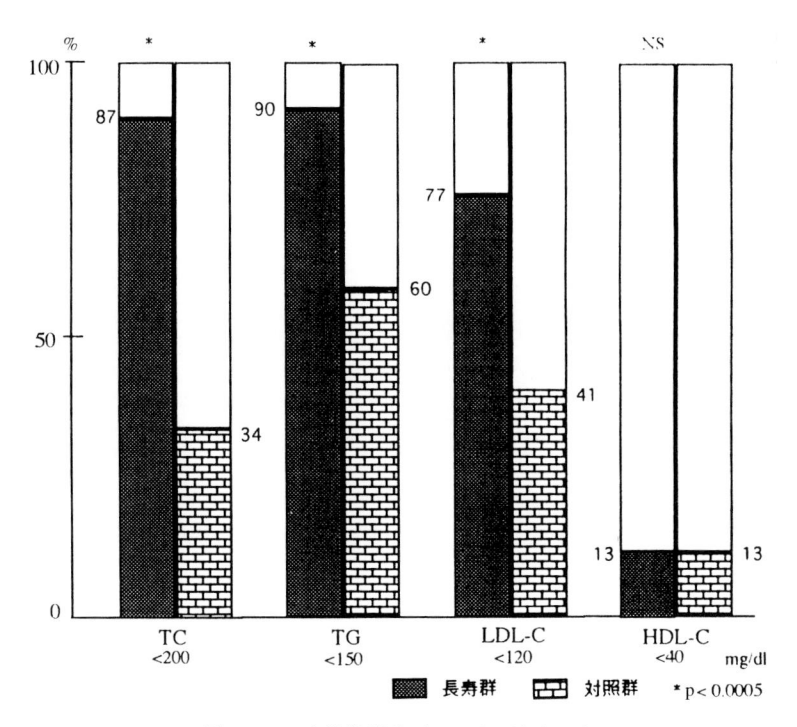

図 4-2-1　血清脂質分画における濃度分布

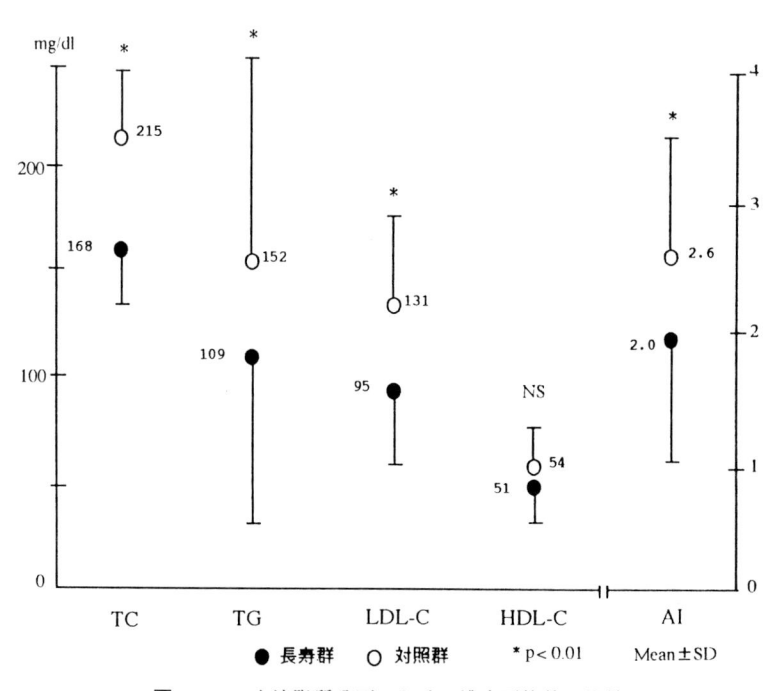

図 4-2-2　血清脂質分画における濃度平均値の比較

において，できるだけ脂肪を溶出させる方法を用いるため，50% 程度は脂肪を除去している．さらに，長寿者を含め沖縄高齢者の多くは，栄養摂取を含めた現在の生活習慣のほとんどを若年期より継続していると考えられ，その結果としての低血清脂質レベル保持が動脈硬化の進展抑制ひいては長寿達成に少なからず寄与していると考えられた．

## 2. 大動脈脈波速度と動脈硬化指数

幾つかの種類の血清脂質は動脈硬化を促進し，動脈硬化の広範で高度の進展は，中高年期における致死的生活習慣病を発症させる危険が高い．そこで，動脈硬化進展の広範性と程度（進行度）が大きな問題になる．この動脈硬化の進行度を表す臨床的指標としては，大動脈脈波速度（Pulse Wave Velocity: PWV）と動脈硬化指数（Atherogenic Index: AI）が比較的よく知られている．前者は，大動脈硬化度を非観血的に測定し，後者は血液生化学的に主に細小動脈硬化度を知る指標である．ここで，大動脈硬化度は加齢とともに増加するとも言われている．しかしながら，大動脈脈波速度と動脈硬化指数についての個々の値とその相関は，超高齢者において検討がなされていなかった．

そこで筆者らは，百歳の大動脈脈波速度を測定し，これと血液生化学的に算出した動脈硬化指数との間で相関を調べ比較検討した．ここでは，結果を含めた調査の概要を示し，百歳の大動脈を含めた動脈硬化全般について若干の検討を加える．

この調査で大動脈脈波速度の測定ならびに動脈硬化指数の算定のできた沖縄の百歳は，40 名（男性 7 名，女性 33 名；平均年齢 101.1 歳：年齢範囲 100～105 歳）であった．一方，双方のデータのとれた対照群の 70 歳以上 90 歳未満の健康老年者は 92 名（男性 45 名，女性 47 名；このうち 70 歳代 74 名，うち男性 36 名，女性 38 名；80 歳代 18 名，うち男性 9 名，女性 9 名；以上の平均年齢 75.8 歳）であった．いずれも既往歴や現病歴に動脈硬化性疾患や慢性成人病をもつ者を除外してある．方法は，おのおのの百歳の居宅を訪問し，アモルファス脈波センサーを用いた大動脈脈波速度測定計によって非侵襲的に大動脈脈波速度の測定を行い，さらに血圧など理学検査のほか，肘静脈ないし股静脈より空腹時に採血し生化学検査を行った．血圧測定は臥位にて安静時の血圧を最低 3 回以上測定したものの平均をとった．大動脈脈波速度は安静仰臥位で測定し，得られた 5 回の測定値を平均した．動脈硬化指数については，総コレステロールならびに中性脂肪は酵素法にて，HDL コレステロールはデキストラン硫酸マグネシウム沈降法によって求め，それらの値を用いて Fridewald 変法（AI = (TC − HDLC − TG/5)/HDLC）に基づいて算出した．

図 4–2–3 に百歳群と対照群の動脈硬化指数平均値の比較を示す．百歳の平均値（$1.91 \pm 0.50$）と対照の平均値（$2.59 \pm 0.88$）との間に有意差を認めた（$p < 0.0001$）．動脈硬化指数に関しても，男女とも同様に，百歳群が対照群に比して有意に低かった（男女それぞれ $p < 0.05$, $p < 0.0001$）．

先にも述べたように，長寿達成には多くの要因が考え得るが主要なものの一つとして動脈硬化進展の抑制があげられる．そして生体内の動脈系の総容積から考えると，その大半は中小動脈にある．そして，疫学研究にも裏づけられるように，動脈硬化指数の値は血圧など他因子と同様に，冠動

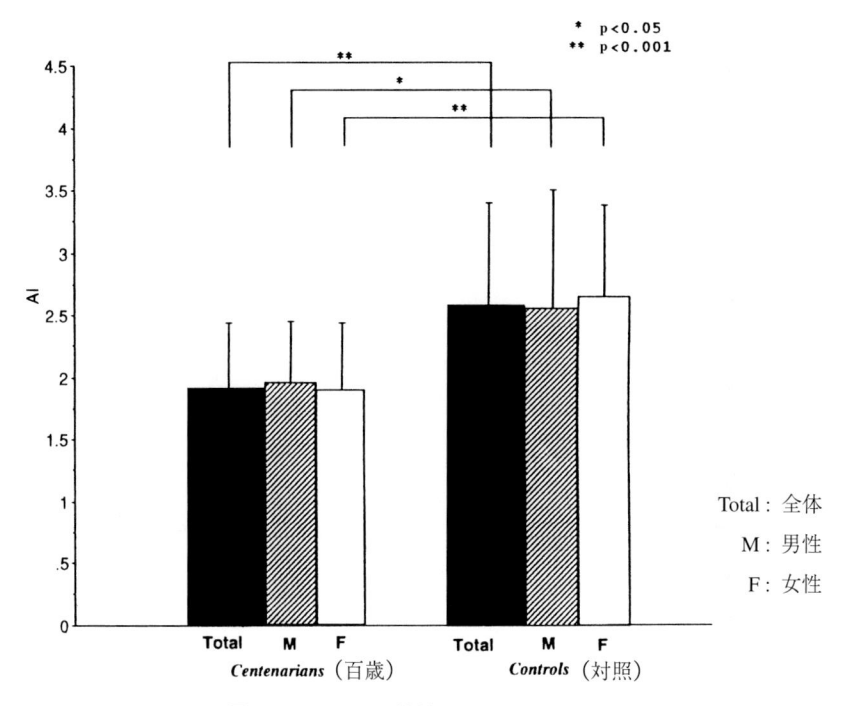

図 4–2–3　AI の平均値（平均値 ± 標準偏差）

を含めた中小動脈の硬化度と相関があるものと考えられる。本結果は、もちろん横断的な値であるが、沖縄では長寿者といわれるような高齢者の沖縄伝統食の摂取状況や食行動のパターンは、齢を重ねても極端に変わることはないと考えられることから、彼らが中高年時の動脈硬化進展状況を推察する上でも参考になる。

次に百歳群と対照群の大動脈脈波速度平均値の比較を図4–2–4に示した。百歳全体の平均値（±標準偏差，10.15±2.04 m/s）は、対照全体の平均値（8.45±1.44 m/s）に比べ有意に高かった（$p<0.0001$）。このことはまた男女別の値でも同様で、百歳群が対照群に比べ、それぞれ有意に高かった（$p<0.05$，$p=0.001$）。大動脈脈波速度は、血管運動神経の支配下にある末梢動脈ではなく、測定部位の大動脈硬化の状況を反映していると考えられる。したがって大動脈脈波速度は、本邦では動脈壁の組織レベルでの研究にも裏づけられて、大動脈硬化度の良き指標として汎用されている。大動脈脈波速度は年齢と相関し、高齢者ほど高値を示すともいわれるが、超高齢とりわけ百歳に達した者の大動脈脈波速度ならびに動脈硬化指数値、さらにそれらの相関については報告がなかったのである。

図4–2–5は、大動脈脈波速度値および動脈硬化指数値の双方のデータのとれた百歳40名、対照92名のおのおのについての相関図である。それぞれの相関係数は、$r=0.0049$，$r=0.094$で双方とも有意な相関は認められなかった。しかしながら、分布の様相にはそれぞれ特徴的な点が認められ、百歳では大動脈脈波速度値は広範囲に分散し、かつ動脈硬化指数値は全体的に低く、対照では大動脈脈波速度値は10 m/s 以下の範囲に集中する傾向がみられる一方で、動脈硬化指数は全般に高い値を示している。

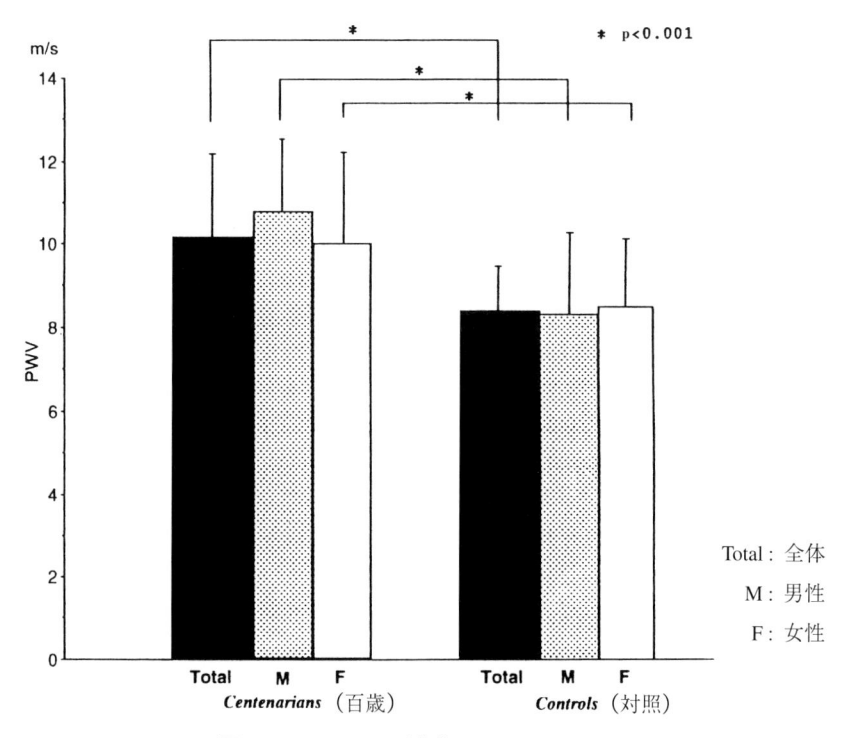

図 4-2-4　PWV の平均値(平均値±標準偏差)

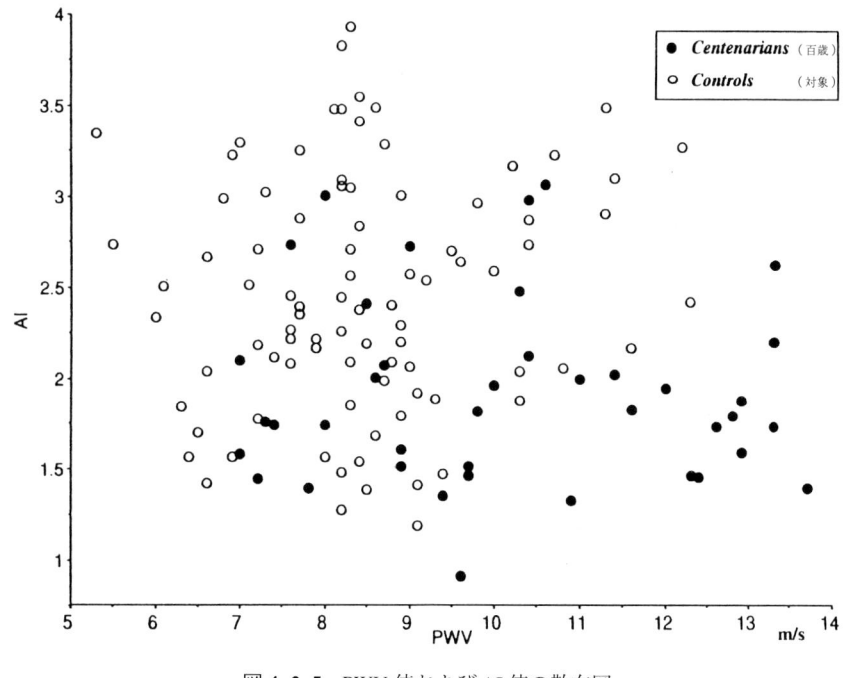

図 4-2-5　PWV 値および AI 値の散布図

健常中国人を対象に年齢と大動脈脈波速度の関係を調べ，大動脈脈波速度が年齢とともに上昇することが報告されている．しかし，その対象は80歳代まで(平均年齢±標準偏差＝45.6±15.3歳)であり，残念ながらそれ以上の高齢者については調べられていない．

　本邦の報告もあるが，それは都市部の総合病院に通院する患者317例について，大動脈脈波速度と各種血清脂質との関係を調べられたものである．これも長寿者にまでは触れておらず，しかも対象は一般健常者ではない．ただ結果として，大動脈脈波速度の平均値は加齢とともに上昇し，男女別にみると各年代とも女性の値がわずかに男性より高いと述べている．しかし，大動脈脈波速度と各種血清脂質との相関では，50, 60歳代の高い血清脂質値を示す群でのみ相関を認める以外，全般には有意な相関が認められなかった．その対象は，40歳から80歳代の通院患者であり，平均年齢も64.1歳であった．したがって，筆者らの対象とは異なるものの，ほぼ同様の結果が得られた事実は興味深いと思われる．すなわち100歳代および70〜80歳代の健康老人においても，計測値は大きく異なるものの，大動脈脈波速度が加齢とともに比例して上昇する傾向が認められ，大動脈脈波速度と動脈硬化指数の相関はみられなかったのである．

　また表4-2-1は，大動脈脈波速度，動脈硬化指数，総コレステロール，中性脂肪，LDLコレステロール，HDLコレステロール，収縮期血圧(SBP)，拡張期血圧(DBP)のそれぞれの平均値，および標準偏差を求め比較したものである．ここで，大動脈脈波速度，収縮期血圧および拡張期血圧以外は，前項の研究結果(1. 沖縄地域住民における血清脂質濃度)でも示されていたが，本研究の結果は全く別な対象の値であるので参考になろう．その結果，大動脈脈波速度については，全体および男女ともに百歳で有意に高く，その他でもHDLコレステロールを除き，多くの項目で有意差を認めたのである．

　さらに表4-2-2は，動脈硬化指数，総コレステロール，中性脂肪，LDLコレステロール，HDLコ

表 4-2-1　PWV，血圧および血清脂質濃度

| | | | PWV | AI | TC | TG | LDLC | HDLC | SBP | DBP |
|---|---|---|---|---|---|---|---|---|---|---|
| Centenarians | T (N=40) | Mean | 10.15† | 1.91† | 166.2† | 108.3 | 102.4† | 49.8 | 133.2* | 74.2* |
| | | SD | 2.04 | 0.53 | 33.3 | 46.8 | 25.1 | 10.6 | 20.9 | 9.8 |
| | M (N=7) | Mean | 10.88† | 1.87 | 165.5 | 100.8 | 104.3 | 50.0 | 128.1 | 76.3 |
| | | SD | 1.80 | 0.41 | 38.6 | 33.0 | 31.2 | 7.1 | 21.6 | 9.5 |
| | F (N=33) | Mean | 10.02‡ | 1.92† | 166.3† | 109.6* | 102.1† | 49.7 | 134.2※ | 73.9※ |
| | | SD | 2.05 | 0.51 | 32.3 | 48.8 | 23.9 | 11.1 | 20.6 | 9.8 |
| Controls | T (N=92) | Mean | 8.45 | 2.59 | 207.6 | 129.1 | 126.0 | 52.1 | 144.4 | 79.4 |
| | | SD | 1.44 | 0.88 | 36.0 | 73.7 | 30.8 | 11.2 | 16.3 | 10.0 |
| | M (N=45) | Mean | 8.36 | 2.52 | 192.7 | 116.0 | 117.7 | 50.1 | 140.8 | 78.4 |
| | | SD | 1.27 | 1.03 | 36.0 | 56.2 | 31.5 | 11.4 | 14.4 | 10.6 |
| | F (N=47) | Mean | 8.54 | 2.66 | 221.8 | 141.5 | 133.8 | 54.1 | 147.9 | 80.4 |
| | | SD | 1.56 | 0.70 | 29.7 | 85.4 | 27.9 | 10.5 | 17.2 | 9.3 |

BP: Blood Pressure, TC: Total cholesterol, TG: Triglyceride, LDLC: LDL cholesterol, HDLC: HDL cholesterol, SBP: systolic BP, DBP: diastolic BP　　T: total, M: male, F: female　　* $p<0.05$, ※ $p<0.01$, ‡ $p<0.001$, † $p<0.0001$

表 4–2–2  PWV に対する相関係数

|  |  | AI | TC | TG | LDLC | HDLC | SBP | DBP |
|---|---|---|---|---|---|---|---|---|
| Centenarians N = 40 | T | −0.056 | −0.001 | 0.066 | −0.068 | 0.209 | −0.187 | −0.344* |
|  | M | 0.436 | 0.735 | 0.011 | 0.661 | 0.825* | −0.381 | −0.165 |
|  | F | −0.137 | −0.139 | 0.082 | 0.234 | 0.151 | −0.138 | −0.382* |
| Controls N = 92 | T | −0.004 | 0.019 | 0.038 | −0.018 | 0.037 | −0.152 | −0.387** |
|  | M | 0.053 | 0.016 | 0.083 | −0.066 | 0.031 | −0.031 | −0.489** |
|  | F | −0.082 | 0.012 | 0.010 | 0.019 | 0.039 | −0.253 | −0.299* |

AI: Atherogenic Index, TC: Total cholesterol, TG: Triglyceride, LDLC: LDL cholesterol, HDLC: HDL cholesterol, SBP: systolic blood pressure, DBP: diastolic blood pressure    T: total, M: male, F: female    * $p < 0.05$, ** $p < 0.01$

レステロール，収縮期血圧，拡張期血圧のそれぞれについて，大動脈脈波速度との相関係数を求めたものである。その結果，百歳全体と女性百歳で拡張期血圧についてのみ，負の相関が認められた（$p < 0.05$）。男性百歳では，HDL コレステロールについてのみ正の相関がみられた（$p < 0.05$）。対照群では，男女とも表に示すとおり，拡張期血圧についてのみ負の相関が認められている（$p < 0.01$）。

大動脈脈波速度に影響を与える因子として重要なものに，血管側因子の大動脈壁弾性と循環側因子の血管内圧，とくに拡張期血圧が知られている。本研究においても，拡張期血圧との逆相関が百歳，対照ともに認められる。その一方で，収縮期血圧との相関を示す報告も一部に見られるが，今回の筆者らのシリーズでは有意な相関は見られなかった。

ところで，先に述べた本邦の先行調査では健常人での年齢階層別の大動脈脈波速度平均値を求めている。それによると，20 歳代から 70 歳代までの各年代毎の大動脈脈波速度平均値は，それぞれ 6.21, 6.68, 7.24, 7.84, 8.63, 9.55（m/sec）となっている。さらに計算すると，各年代毎の増加度は 0.47, 0.56, 0.6, 0.79, 0.92（m/sec）となり，加齢にしたがって増加度も次第に上昇していくことがわかる。先の調査では，80 歳代以上のデータが示されていないので厳密な比較はできないが，筆者らのデータでは 70 歳代から 80 歳代への増加度は 0.46（m/sec）で，80 歳代から 100 歳代への 20 年間の増加度も 1.15（m/sec）と，超高齢者でも大動脈脈波速度の増加度はそれらの延長線上にあったのである。しかし，その増加度はむしろ僅少というべきものであって，80 歳以上では増加が逆に弱まる傾向にあった。

また，図 4–2–4 で示された百歳の大動脈脈波速度の平均値 10.1（m/sec）は，一般健常者の平均値を基本に計算すると，ほぼ 80 歳の値に相当することがわかった。百歳群の平均年齢が 101 歳であることから，筆者らの調査した百歳群の大動脈は，理論的に予測される値より 20 歳も若い，と言うことができるであろう。

大動脈脈波速度の個体の経時的変化については，経年変化に伴う大動脈硬化進展度の急増は 50 歳代以降に起きるといわれている。しかるに，前述のように，超高齢者においてはその増加が一律に増加していくものではないと考えられる。あるいは逆に，大動脈硬化進展度の増加に抑制が働いた者のみが超高齢に至った，と考えることもできるであろう。

このように，百歳のような超高齢者においては，その増加の加速度が漸減すると考えられるのである。しかし，今かりに 9.0 (m/sec) 以上を有意な大動脈硬化の症例とみなすならば，超高齢者と言えども大動脈硬化は着実に進行しており，加齢の影響は避けることができないと考えられる。さらに，40 歳以上における大動脈脈波速度値は，その標準偏差も急増することから個体特性の関与が大きいこと，また大動脈脈波速度値の経時的推移についても個体差が大きいことが示されている。これに関しては標準偏差も 70 歳代では 1.0 となり分散の大きいことが報告されているが，このことは高齢になるにつれて被検者数が減少すること，ならびに動脈硬化等に伴う各種心雑音の保有例が多いこと，さらには身体的変形等に由来する大動脈脈波速度計測上の誤差が大きいこと等の要因が考えられる。筆者らの百歳のデータでは，大動脈脈波速度の正確な測定，および評価に支障を来たし得る心雑音等の有所見者は除外したにもかかわらず，図 4–2–4 や表 4–2–1 に示されるように標準偏差がさらに大きく 2.0 となった。これは，まさに上で示したように，超高齢という年齢に伴う種々の複雑な因子による変異であると考えられる。

　ところで，特定集団の動脈硬化度を考察する場合，環境因子や遺伝的相違に基づく，大動脈脈波速度の絶対値にみられる地域差なども考慮されねばならないであろう。例えば，漁村住民と農村住民の大動脈脈波速度を測定し，漁村住民の大動脈脈波速度が農村住民のそれに比して有意に低いことが報告されている。その結果，長期間の魚類摂取習慣が大動脈硬化を遅らせた，と推論された。先にも触れたが，日本人の各年齢層の大動脈脈波速度の平均値によると，70 歳代の日本人平均値は 9.55 ± 0.9 (m/sec) で，筆者らの対照群である沖縄県人の 70 歳群の 8.49 ± 1.6 (m/sec) に比較すると 1.0 以上も沖縄県人の方が低い。他地域の日本人の全年齢の結果を基にして単純に考えるならば，この差はじつに 10 歳以上の開きに相当するのである。本邦の全県にわたって同年代の平均値があれば興味深いが，一般高齢者でも沖縄県人の大動脈脈波速度が他県の同年代に比して低い傾向を示していることから，一般に百歳を含めた沖縄県人の動脈硬化度は他県人に比べて低いことが推察される。

　このことはまた，沖縄の長寿を考える上でもきわめて示唆的である。今日ほど流通至便でなかった時代にあっては，沖縄県では百歳も対照も他県の純農村もしくは都会在住の老齢者に比べれば，かえって環境的に魚類を食する機会に恵まれていたと言えよう。しかし魚種は本土で捕れるそれとは異なり，動脈硬化抑制に働くとされる EPA（エイコサペンタエン酸）の含有量は魚類摂取量に比例するとは限らない。さらにまた，この大動脈脈波速度値の差が環境のみによるものなのか，あるいは遺伝的関与も受けているものであるのかは現在のところ不明である。

　ところで，図 4–2–3 にあるように百歳の動脈硬化指数は対照に比べ有意に低値を示したが，このことは大動脈硬化と中小動脈硬化の間において，動脈硬化は同時に，また同程度に進行するものではなく位相のズレがあることを示唆しているようにも考えられる。脂質代謝異常と器質性病変進展の位相のズレ，さらには大動脈の硬化や冠動脈や腎動脈等の臓器動脈の硬化との相違についても報告されているように，我々の結果からも一般の健常高齢者と百歳では動脈硬化の進展部位や，その進行状況までもが異なっている可能性が考えられた。すなわち百歳のような長寿者では，大動脈脈波速度は動脈硬化指数と平行して変動せず，その結果として先述の有意な相関が認められなかった

と考えることができよう。しかも本来，流体力学的測定値である大動脈脈波速度は，対照に比べて有意に高く，生化学的に測定した動脈硬化指数は逆に有意に低いことから，百歳では総体的に中小動脈硬化の進行は大動脈硬化の進行に比して抑制されている可能性が高いと考えるべきであろう。そしてこのことが，長寿達成の直接的な大きな要因の一つとも考えられる。

これは，百歳が病的なアテロームを形成する動脈硬化による病的老化よりも，線維化（fibrosis）等を中心とした生理的老化が主体であるとする解剖による病理学的研究の結果からも裏付けられるように思われる。

### 3. 百歳の骨密度と日常生活動作能の関連性

加齢は明らかに骨密度減少の要因の一つであるが，日常生活動作能（ADL）の保持が，心身共に活動的な老後をおくるため骨密度に重要な影響を及ぼすであろう。また一方で，近年は全国的に長寿者も急増しているが，超高齢者の骨密度に関する報告は未だ少ない。そこで，超高齢者の骨密度に関する基礎的データを得るため，沖縄県の百歳の自宅を訪問し，超音波法によって踵骨骨密度を測定し，ADLとの関連性についても検討したものである。

対象は，著者らの健康診査を受け入れた47名の在宅百歳である（100〜106歳，mean ± SD = 101.0 ± 1.84歳：男性17名, 100.59 ± 1.12歳；女性29名, 101.31 ± 2.13歳）。骨密度は超音波骨密度測定器アキレス（Lunar社製）によって測定され，BUA（dB/MHz）・Speed of Sound（SOS: m/s）そしてステフネス（Stiffness）のデータが得られた。同時に，百歳のADLも調査し記録された。ADLの評価に当たっては，食事動作から会話理解に至る11の日常生活動作能を評価するADL票を用いた。各々のデータは5段階にランク付けされ，総合得点(標準偏差)が骨密度との関係の中で検討された。

#### 1) 百歳の骨密度に関連した身体特性

身長と体重の平均値は，それぞれ男性が149.2 ± 7.13 cm, 46.4 ± 8.32 kg, 女性が137.6 ± 6.99 cm, 37.0 ± 5.70 kgであった。百歳のADLの総合得点（満点55点）の平均は，男性（46.3 ± 6.7点; 84.2％）が女性（42.4 ± 9.3点; 77.1％）より高かった。しかし，有意差はなかった。

#### 2) 男性百歳群と女性百歳群の骨密度の比較

図4–2–6は男性および女性百歳における骨密度を示す。男性のステフネス平均値（60.1 ± 10.9％）は，女性の平均値（43.6 ± 7.26％）よりも有意に高かった。BUAおよびSOSの平均値についても同様に，女性（84.5 ± 6.54 dB/MHz; 1454 ± 14.5 m/s; respectively）は男性（98.5 ± 7.32 dB/MHz, 1480 ± 27.5 m/s）よりも有意に低かった。

#### 3) 骨密度とADLの相関

男性および女性百歳における骨密度とADLの相関を図4–2–7に示す。同じADLに分類される機

能でも運動と感覚知能に分けて調べた結果，骨密度と有意な相関を示したのは運動機能であった。

これまで日本女性の骨密度を測定した疫学的調査報告は幾つかあるが，超音波法による高齢者の測定の報告は少ない。また長寿者に対する報告はほとんど知られていない。本研究の結果，骨密度に関して言えば比較的活動的な長寿者に当たる在宅の百歳以上長寿者といえども，総体的には骨密度は低く，加齢による減少は避けられないことが示唆された。しかるに，個々の例でみると，60歳代の平均値並みの骨密度を有する百歳例もみられた。他方で本研究の結果からも明らかなように，骨密度はとりわけ生活習慣や日常生活動作の影響を受けやすい身体特性の一つであることが考えられた。

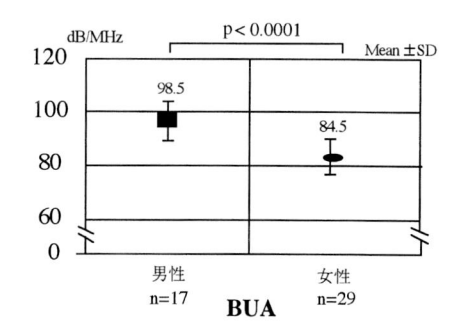

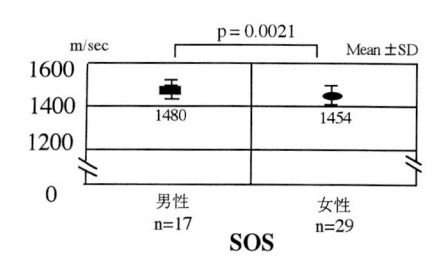

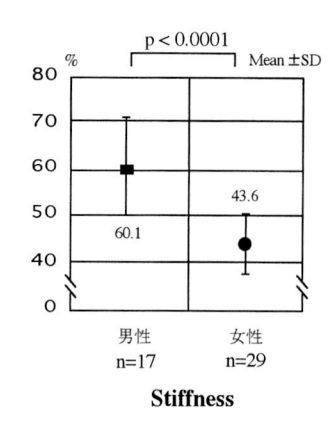

図4-2-6 沖縄百歳における骨密度値の比較

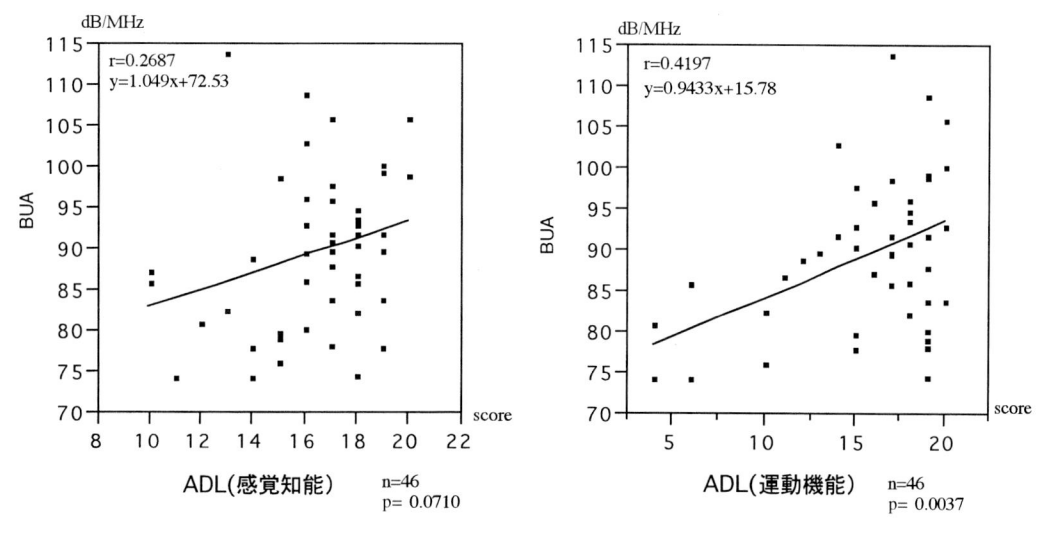

図4-2-7　百歳における超音波法による骨密度値と日常生活動作能との相関

### 4. 沖縄の百歳に関する遺伝学的研究

近年は，ヒトの長寿に関する遺伝因子についての学問的興味はもちろん，一般庶民の関心も増大し，従来の家系調査のみならず臨床遺伝学もしくは分子生物学的な報告もみられるようになってきた。しかし，長寿に関する遺伝因子といっても，そこには数多くの立場があり，現在の段階でこれを簡単に論じることは不可能である。

例えば，ウェルナー症候群という疾患群がある。早老症などと呼ばれることがあるが，その名の通り20歳代で白髪や皮膚の老化が目立ち始め，30歳代で白内障，糖尿病，骨粗鬆症，動脈硬化症，虚血性心疾患，あるいは老人性痴呆等が加齢によって進行し発症しやすい遺伝病群である。最も典型的なものでは，10歳代に発症することがあるというから恐ろしい。さらに驚くべきは，このウェルナー症候群は日本人に比較的多く，臨床報告数で言うと世界の1,200例のうち3分の2の800例も知られている。ウェルナー症候群は劣性遺伝をし，近親婚で出現確率が高くなる。日本人には昔から多くの地域で，近親婚とくに「いとこ結婚」が多い。ウェルナー症候群も地域によっては100万人あたり数名から40名という高率に出現し，その多くは近親婚の家系であることがわかっている。その責任遺伝子は，遺伝子マッピングで第8番染色体にあることがわかり，さらに遺伝子クローニングによって正確に同定された。こうして，ウェルナー症候群の患者に共通して突然変異が起きているのは，「DNAヘリカーゼ(ヘリケース)」というDNAの複製・修復・組み換えのため二重らせんをほどく作用を司る酵素をつくる遺伝子であることがわかったのである。

その他，線虫の一種であるC. elegansにおけるミトコンドリアに発見された老化関連遺伝子の例がある。このC. elegansにおいて，酸素に非常に高い感受性を有し短寿命である突然変異体mev-1を分離し，その原因遺伝子がミトコンドリア内に存在するチトクロームb 560であることがわかった

のである。ヒトにおいて，この遺伝子の異常は，エネルギーの消費量が大きい神経や筋肉細胞に表現型が現れやすいといわれる。現在まで，原因不明の疾患，とくに神経・筋疾患の中に，チトクローム b 560 遺伝子の異常が起きている可能性もある。したがって，これを同定し，酸化ストレスとの関連を調べることは，疾患のメカニズム解明や治療方法の確立に大きく貢献すると思われる。ヒトでも，mev-1 遺伝子変異が起こす現象はきわめて稀であるにしても，電子伝達系から酸素ストレスが生じることは正常細胞でも起こり得る。したがって老化が基本的生命現象から派生している可能性が高い。このように，仮に対象が虫であっても，酸素ストレスの大きさが寿命の長さに関連することを示し，酸素ストレスが一般的な老化ひいては長命の原因になり得ることを証明した意義は大きいと思われる。

　その他にも，「長寿」（厳密には，いくつかのアルツハイマー病や動脈硬化性疾患などの老人性疾患，長命または老化 aging 現象を指すことが多い）の責任遺伝子と言われるものは，近年いろいろと報告されてきている。それらについては，他の成書を参照していただき，本節では沖縄の百歳を対象にして筆者らが行ってきた体質や遺伝に関するデータを示して若干の検討をしたい。

　筆者らは，沖縄県人の遺伝的要因の一つを調べるため，10 年近くにわたって祖父母以上の代からこの地に定住している沖縄県人の家族歴を調べたり，疾病回避あるいは疾病感受性という免疫遺伝学的観点から白血球抗原（以下，HLA: human leukocyte antigen）型の関連性についての検討を行ってきた。したがって本節では，沖縄の長寿に関する遺伝因子とくに HLA についての研究結果を中心に，その概要と性差について述べる。

1) 長寿に関する免疫遺伝学的検討

　人はその長い人生において，感染症の罹患や自己免疫疾患発症の機会に幾度となく巡り合わせると思われる。この際，様々な疾病罹患機会を行動医学的に回避し，罹患しても強大な免疫力すなわち迅速で的確な免疫応答によって早期に異物を排除し，あるいは罹患しても重篤な状態に至る状況を間接的に回避し得て，結果的に生き延びて長寿達成し得たという考え方もできよう。このように免疫学的視点から長寿を達成できたと考える立場も一つの重要な学問的視座と思われる。そして長寿要因を考える際，この免疫遺伝学立場では，HLA を介しての免疫防御能を調べる方法が有力なものの一つである。HLA と疾病感受性すなわち疾病との関連性については既に多くの報告があるが，長寿あるいは長寿者との関連に注目して研究した報告は稀である。

2) 長寿の家系調査

　90 歳長寿を達成した男女の配偶者の死亡年齢と子供の死亡年齢を調べ，長寿男性の妻の死亡年齢と子供の死亡年齢との間には相関を認めたが，その逆，すなわち長寿女性の夫の死亡年齢と子供の死亡年齢との間には相関を認めず，母親が子供に与える様々な生活習慣上の要因を含めて女性を介した長寿性の重要性を示唆した報告がある。それは死亡年齢という時間的因子の調査であるが，家系内遺伝性の重要性を示唆している。このように家系や家族歴の観点からの長寿の遺伝性に関して

の科学的報告は意外に少ない。また沖縄でも百歳を対象とし，長寿の遺伝素因に関する家族歴の研究が行われてきた。これは家族歴に関する症例対照研究（Case-control study）で，かつて沖縄県の亀川恵信氏や他の研究者が行った調査とほぼ同様の方法だが，戸籍と慎重な問診によって信憑性の高い長寿群すなわち沖縄百歳を対象としたことと，同地域および同世代としての対照群の選択を厳密に行ったことに特徴がある。しかし，ここでは死亡年齢という時間的なもの以外，具体的な遺伝因子には何も触れられていなかった。しかし，これまでの先行研究によって，女同胞や全同胞，さらに全家族群において長寿の遺伝性が示唆されたと考えてよいであろう。

　筆者も，対象自体は別であるものの同様に沖縄百歳および一般対照を扱い，すべてに家族歴の聴取をし，しかもHLAを検索して追試を行ってきた。その結果，両親の平均死亡年齢では，百歳群，対照群ともに母親の方が長命であり，とくに対照家系で母親が父親より有意に高い結果になった。ある程度予想した結果ではあったが，実際に長寿家系の家族歴を調査し統計的に有意差を認めたとする報告も意外に少ないのである。また，百歳群と対照群の男女別に比較してみると有意差はみられなかったが，百歳群の親が明治時代を活動の絶頂期とするいわば戦前の世代であり，当時の平均寿命が未だ50歳前後の時期であったことを考慮すると両親もまたきわめて長寿であったということもできるであろう。

### 3） HLAの多型解析

　これまでの研究で，長寿に関与する遺伝因子としてHLAのハプロタイプに注目し，フランス在住の90歳代を中心とした長寿者に多いハプロタイプを調べた報告がある。しかし，その結論で述べられたA1/Cw7/B8/DR3のハプロタイプは沖縄長寿者を調べた筆者らの結果では非常に稀であり，日本における出現頻度をみても日本人の長寿との関連性に言及することは難しいと考えられる。ちなみにその結果は，コーカサス系ヨーロッパ人という幅広い民族性の，しかも施設入所中の主に90歳代老年者であり，有意差の出たのは長寿者の男女間のみにおいてであった。この点での解釈も難しいものと思われる。

　一方で，血清学的に調べたHLA抗原型の出現頻度も，沖縄長寿群と一般対照群とで調べられた。その結果，102名の90歳以上長寿者のHLA抗原出現頻度を調べ，各年代層の健康成人のそれと比較しているが，90歳以上の長寿者にはDR1の頻度が高く（$P = 0.0367$, $RR = 13.3$），DR9の頻度は低い（$P = 0.0001$, $RR = 5.2$）と結論された。また，百歳群と対照群の出現頻度を比較した結果でも，DR1頻度は高く，DR9頻度は逆に低かった。これに関しては，筆者らも最近の百歳について追試したが，その結果，頻度においては同様に百歳群でDR1がやや高い傾向を示していた（表4-2-3）。しかし，その有意性は小さく，対象数を考慮に入れた補正p値（こちらがむしろ問題となることが多い）では$Pc = 4.529$と有意にならなかった。これについては，じつは先行研究の結果においても同様で，$Pc = 0.125$と統計的有意差となるには至っていなかった。またDR9については，横断的な頻度では有意差が認められなかった。

　このように，民族性や地域性も全く同一で，異なる年代に百歳に達した別な対象の百歳群と対照

群を調べた本結果でも，一部の出現頻度で類似の結果が示された．

#### 4） 遺伝子の疾病特異性と DNA 解析

HLA 型の中でも，クラス II 遺伝子群は CD4 陽性 T 細胞によって認識され，これを活性化することによってリンホカイン等の免疫物質の分泌を促していると考えられる．そして高度の遺伝的多様性を有している．なかでも DQ および DR 型は，免疫応答の中心的役割を為す活性型 B 細胞や T 細胞の膜表面に出現しており，その多様性がきわめて高く，疾患感受性もよく調べられて臨床関連の報告も多い．著者らも沖縄の長寿に関連した報告を，主にクラス II 遺伝子群を中心に行ってきた．その理由は，既に我々のシリーズで証明された HLA における血清学的有意差を遺伝子レベルで確認するためである．

そして，DQ および DR 型については，長寿群と一般成人群の case-control study の結果をまとめ報告した．その概要は次のとおりである．

長寿群では対照群よりも，HLA-DQA1 では DQA1*0101 = 0104（P = 0.005，RR = 1.739）および DQA1*05（P = 0.005，RR = 2.508）で有意に高く，DQB1 においては DQB1*0503（P = 0.00002，RR = 5.196）のみで有意に高かった（表 4-2-4, 4-2-5）．同様に長寿群では，HLA-DRB1 部位において DRB1*0101（P = 0.016，RR = 4.300），DRB1*1201（P = 0.032，RR = 7.525）および DRB1*1401（P = 0.0002，RR = 4.146）の頻度が対照群より高く，一方で DRB1*0403（P = 0.027，RR = 0.421）および DRB1*1302（P = 0.007，RR = 0.215）の頻度が低かった（表 4-2-6）．とくに DRB1*1401 は長寿群で対照群よりも，補正 p 値でもなお有意に高かった（Pc = 0.004）（表 4-2-6）．これについては

表 4-2-3 HLA-DR 出現頻度の比較

| HLA antigen | 対照群（N = 148） | | 百寿群（N = 87） | | P | P$_c$ | RR |
|---|---|---|---|---|---|---|---|
| | n | PF（%） | n | PF（%） | | | |
| DR1 | 3 | 2.0 | 7 | 8.0 | 0.041 | 1.23 | 3.969 |
| DR2 | 54 | 36.4 | 33 | 37.9 | | | |
| DR3 | 2 | 1.3 | 1 | 1.1 | | | |
| DR4 | 79 | 53.4 | 43 | 49.4 | 0.590 | | |
| DR5 | 5 | 3.4 | 3 | 3.4 | | | |
| DRw6 | 4 | 2.7 | 0 | 0 | 0.299 | | |
| DR7 | 1 | 0.7 | 1 | 1.1 | | | |
| DRw8 | 33 | 22.3 | 8 | 9.2 | 0.012 | 0.36 | 2.425 |
| DRw9 | 38 | 25.7 | 23 | 26.4 | | | |
| DRw10 | 2 | 1.4 | 1 | 1.1 | | | |
| DRw11(5) | 7 | 4.7 | 1 | 1.1 | 0.263 | | |
| DRw12(5) | 16 | 10.8 | 14 | 16.1 | 0.311 | | |
| DRw13(6) | 10 | 6.8 | 1 | 1.1 | 0.058 | 1.74 | 5.878 |
| DRw14(6) | 12 | 8.1 | 11 | 12.6 | 0.363 | | |
| DR blank | 30 | 20.3 | 27 | 31.0 | | | |

PF（%）: 出現頻度，P: Fisher's exact probability test による P-level（< 0.05），P$_c$: corrected P-level，RR: relative risk

表 4-2-4　HLA-DQA1 アリルの遺伝子頻度

| DQA1 | Centenarians (n = 120) | | | Normal adults (n = 129) | | | P | $P_c$ | RR |
|---|---|---|---|---|---|---|---|---|---|
| | n | GF (%) | PF (%) | n | GF (%) | PF (%) | | | |
| 0101 = 0104 | 55 | 22.9 | 24.4 | 34 | 13.2 | 15.0 | 0.005 | 0.040 | 1.739 |
| 0102 | 20 | 8.3 | 9.3 | 39 | 15.1 | 18.2 | 0.026 | 0.206 | 0.551 |
| 0103 | 13 | 5.4 | 5.7 | 27 | 10.5 | 12.1 | 0.047 | 0.377 | 0.518 |
| 0201 | 0 | 0.0 | 0.0 | 1 | 0.4 | 0.5 | 1.000 | | |
| 03 | 116 | 48.3 | 43.0 | 137 | 53.1 | 44.9 | 0.324 | | |
| 0401 | 6 | 2.5 | 3.1 | 5 | 1.9 | 2.3 | 0.765 | | |
| 05 | 28 | 11.7 | 13.5 | 12 | 4.7 | 5.6 | 0.005 | 0.038 | 2.508 |
| 0601 | 2 | 0.8 | 1.0 | 3 | 1.2 | 1.4 | 1.000 | | |

PF (%): phenotype frequency, GF (%): genotype frequency, P: P-level by Fisher's exact probability test for GF, $P_c$: corrected P, RR: relative risk

表 4-2-5　HLA-DQB1 アリルの遺伝子頻度

| DQB1 | Centenarians (n = 120) | | | Normal adults (n = 129) | | | P | $P_c$ | RR |
|---|---|---|---|---|---|---|---|---|---|
| | n | GF (%) | PF (%) | n | GF (%) | PF (%) | | | |
| 0201 | 1 | 0.4 | 0.5 | 2 | 0.8 | 0.9 | 1.000 | | |
| 0301 | 53 | 22.1 | 21.3 | 47 | 18.2 | 17.4 | 0.314 | | |
| 0302 | 12 | 5.0 | 5.1 | 21 | 8.1 | 9.4 | 0.207 | | |
| 0303 | 18 | 7.5 | 7.4 | 21 | 8.1 | 7.0 | 0.868 | | |
| 0401 | 46 | 19.2 | 18.5 | 52 | 20.2 | 19.2 | 0.822 | | |
| 0402 | 10 | 4.2 | 4.6 | 12 | 4.7 | 5.2 | 0.831 | | |
| 0501 | 4 | 1.7 | 1.9 | 6 | 2.3 | 2.3 | 0.753 | | |
| 0502 | 1 | 0.4 | 0.5 | 3 | 1.2 | 1.4 | 0.624 | | |
| 0503 | 29 | 12.1 | 13.0 | 6 | 2.3 | 2.8 | 0.00002 | 0.0002 | 5.196 |
| 0504 | 1 | 0.4 | 0.5 | 0 | 0.0 | 0.0 | 1.000 | | |
| 0601 | 22 | 9.2 | 8.8 | 28 | 10.9 | 10.8 | 0.544 | | |
| 0602 | 33 | 13.8 | 13.4 | 37 | 14.3 | 13.6 | 0.898 | | |
| 0603 | 1 | 0.4 | 0.5 | 3 | 1.2 | 1.4 | 0.624 | | |
| 0604 | 4 | 1.7 | 1.9 | 13 | 5.0 | 5.2 | 0.048 | 0.7155 | 0.331 |
| 0605 | 5 | 2.1 | 2.3 | 7 | 2.7 | 3.3 | 0.773 | | |

PF (%): phenotype frequency, GF (%): genotype frequency, P: P-level by Fisher's exact probability test for GF, $P_c$: corrected P, RR: relative risk

DQA1*0101 = 0104 (Pc = 0.040)，DQA1*05 (Pc = 0.038) および DQB1*0503 (Pc = 0.0002) も同様で，それぞれ長寿群で対照群よりも出現頻度が有意に高かった（表4-2-4, 4-2-5）。

本研究で強い有意性を示した DRB1*1401 および DQB1*0503 は，HLA と疾患感受性に関する従来の研究では一義的な関連性としての報告はほとんどない。このことは，疾患感受性の報告として以上の多くの相関が知られる中，一義的な関連性の知られていないものは DRB1*1401 および DQB1*0503 を含む少数例しかなく，むしろこの少数例が疾病回避すなわち長寿達成に何らかの関与をする可能性もある。

表 4-2-6 HLA-DRB1 アリルの遺伝子頻度

| DRB1 | Centenarians (n = 120) | | | Normal adults (n = 129) | | | P | $P_c$ | RR |
|---|---|---|---|---|---|---|---|---|---|
| | n | GF (%) | PF (%) | n | GF (%) | PF (%) | | | |
| 0101 | 12 | 5.0 | 5.4 | 3 | 1.2 | 1.3 | 0.016 | 0.408 | 4.300 |
| 1501 | 25 | 10.4 | 10.3 | 35 | 13.6 | 13.9 | 0.335 | | |
| 1502 | 15 | 6.3 | 6.3 | 13 | 5.0 | 4.9 | 0.567 | | |
| 1602 | 3 | 1.3 | 1.3 | 2 | 0.8 | 0.9 | 0.676 | | |
| 0302 | 2 | 0.8 | 0.9 | 2 | 0.8 | 0.9 | 1.000 | | |
| 0401 | 9 | 3.8 | 3.6 | 9 | 3.5 | 3.1 | 1.000 | | |
| 0403 | 9 | 3.8 | 4.0 | 23 | 8.9 | 9.4 | 0.027 | 0.670 | 0.421 |
| 0405 | 46 | 19.2 | 17.4 | 65 | 25.2 | 22.9 | 0.131 | | |
| 0406 | 9 | 3.8 | 3.6 | 6 | 2.3 | 2.7 | 0.435 | | |
| 0407 | 4 | 1.7 | 1.8 | 3 | 1.2 | 1.3 | 0.716 | | |
| 0410 | 7 | 2.9 | 3.1 | 7 | 2.7 | 3.1 | 1.000 | | |
| 1101 | 13 | 5.4 | 5.8 | 7 | 2.7 | 3.1 | 0.170 | | |
| 1102 | 2 | 0.8 | 0.9 | 0 | 0.0 | 0.0 | 0.500 | | |
| 1201 | 7 | 2.9 | 2.7 | 1 | 0.4 | 0.4 | 0.032 | 0.829 | 7.525 |
| 1202 | 4 | 1.7 | 1.8 | 2 | 0.8 | 0.9 | 0.435 | | |
| 1301 | 1 | 0.4 | 0.4 | 4 | 1.6 | 1.8 | 0.374 | | |
| 1302 | 3 | 1.3 | 1.3 | 15 | 5.8 | 5.8 | 0.007 | 0.187 | 0.215 |
| 1401 | 27 | 11.3 | 11.6 | 7 | 2.7 | 2.7 | 0.0002 | 0.004 | 4.146 |
| 1402 | 1 | 0.4 | 0.4 | 1 | 0.4 | 0.4 | 1.000 | | |
| 1405 | 3 | 1.3 | 1.3 | 1 | 0.4 | 0.4 | 0.356 | | |
| 1406 | 5 | 2.1 | 2.2 | 1 | 0.4 | 0.4 | 0.111 | | |
| 0701 | 0 | 0.0 | 0.0 | 1 | 0.4 | 0.4 | 1.000 | | |
| 0802 | 7 | 2.9 | 3.1 | 3 | 1.2 | 1.3 | 0.208 | | |
| 0803 | 6 | 2.5 | 2.2 | 13 | 5.0 | 5.4 | 0.164 | | |
| 0901 | 20 | 8.3 | 8.5 | 34 | 13.2 | 12.1 | 0.086 | | |

PF (%): phenotype frequency, GF (%): genotype frequency, P: P-level by Fisher's exact probability test for GF, $P_c$: corrected P, RR: relative risk

　ところで，このように HLA-DNA 多型を調べ，case-control study として比較研究を行い，もし仮に統計に有意差が出たとしても，それが長寿あるいは臨床的にどういう意義があるのであろうか。

　これに対しては，疾患感受性の立場から次のような考え方がある。

　まず第一に，DNA 多型の違いが表現型としての HLA 構造に差を与え，それが特定抗原に対する免疫応答の個人差を生むことで免疫応答に起因する病気の原因になる。

　次に，HLA の三次元構造と抗原構造の類似性が免疫寛容をもたらし，その結果免疫応答ができない場合もある。また，HLA が病原体のレセプターそのものである場合も考えられよう。

　さらにもう一つ，HLA と連鎖不平衡にある別の遺伝子が疾患感受性を決定する場合，すなわちHLA 多型はマーカーとしての意義がある可能性も重要である。いずれにせよ，多型性の説明が次にくる問題と思われる。しかし，これは何も長寿の遺伝に限ったことではなく，解析実験が先行する現代の分子遺伝学そのものの課題でもあろう。

### 5） ヒト長寿に関する他の遺伝子

このように，近年は，疾病罹患者のみならず長寿者に対しても，直接遺伝子の本体であるDNAを調べるgenotypingが行われるようになってきた。しかし，先にも少し触れたように，多くの研究では直接に長寿または長命現象の説明に迫るものではなく，多くは中高年に多い成人病(生活習慣病)に関連する遺伝子が，長寿者を含む対象を使ったcase-control studyとして比較研究がなされる場合，「長寿関連の遺伝子」という説明がなされている。

例えば，フランス在住のコーカサス人の百歳を対象に，高血圧に関与するACE遺伝子や動脈硬化に作用するApoE遺伝子の出現頻度を調べた研究などがそれである。日本でも，東京在住の百歳老人のApoE遺伝子，あるいはこれに沖縄百歳を対象に加えて総合的に調べた報告がなされるようになってきた。

他方で，まったく逆の立場から明らかな老化性遺伝疾患の遺伝子を究明することで，老化や長寿の遺伝因子を見出そうとする立場も存在する。最初に述べたように，痴呆の存在が本人の寿命にどのような影響を及ぼすのかは別としてアルツハイマー（Alzheimer）遺伝子などの検索も広義においてはそのようなものであろうし，先述のごとく早老症の代表疾患であるウェルナー（Werner）症候群などの老化遺伝子を探ってきた研究も有名である。しかし，ヒトの長寿に関与する遺伝因子を探るという点においては著者らと目的や視点の類似性もあり，免疫遺伝学的立場からのアプローチは今後も一つの課題となるであろう。

以上，主に免疫遺伝学的立場から沖縄県人における長寿の遺伝について概説した。ヒトの長寿を考える際，学術上はもちろん，たとえ一般的議論であっても，遺伝因子を排除して議論するという立場は片手落ちの感を免れない。また科学研究の態度として，科学史を繙くまでもなく，非主流の研究であっても，これを無視できないことが往々にしてある。じじつ科学史上，幾つかのパラダイムの基になった主要な研究の幾つかは，非主流の意外な観点から導き出された研究であった。

遺伝因子を排除できないというのも，一般的意味あいにおける長寿や老化は，広義の環境と遺伝という言わば車の両輪によって制御されるというのは，ほとんど学問的常識である。しかしながら，不思議なほどこれまでの長寿研究は，技術的な問題もあろうが，この具体的な遺伝因子についての言及を避けて語られなかった。とくに沖縄ではそうであった。

ただし，ヒトの長寿について遺伝子一辺倒の発想も，また視野が狭いと言わざるを得ない。

環境因子についても，未だ同様の一般論的回答が多いことも否めない。現在の長寿者の多くに，我々が何か重要な環境的要因を期待して「長寿の秘訣」を聞いたところで，彼らが戸惑って「とくに何もない」と答えるのは，お茶を濁しているわけではなくおそらく真実の言葉である。したがって，沖縄の長寿現象とくに長寿の遺伝について，今後は医学を含めて各方面から多くの斬新な発想に基づいた自由な研究がなされていくことを期待したい。

### 6） 長寿の遺伝性——家系図からの検討

筆者は，沖縄で百歳調査をしていて，超高齢者であった3人姉妹を見出した。この3人姉妹は，遺

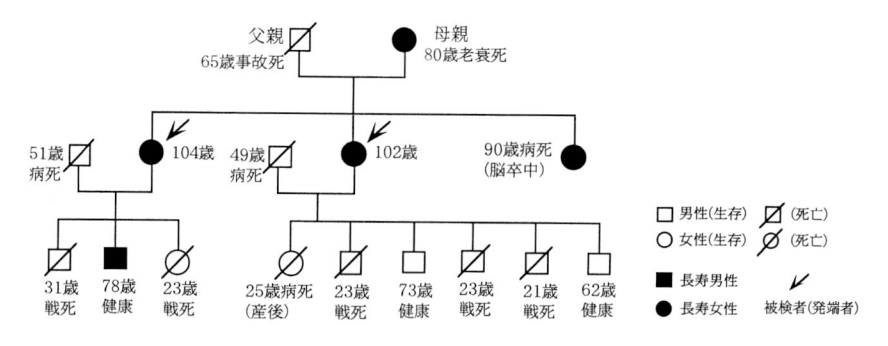

図 4-2-8　長寿姉妹の家系図

伝学的には「家系内長寿」の事例であったと考えて差し支えないものと考える。一人は既に死亡していたが，問診で死因や臨床経過を調べた。3姉妹のそれぞれの生年月日は，長女が明治25年(1884年)3月10日生まれで調査時は102歳であり，次女は明治26年(1885年)7月10日生まれで調査時は101歳，そして三女は，明治16年(1895年)生まれで調査時は死亡しており90歳時に脳卒中後遺症で死去となっていた。

3姉妹の家系図を図示した(図4-2-8)。

現在生存中の長女および次女の臨床経過の概略を次に記す。

長女：郊外の施設(老人ホーム)に在住。身長141 cm，体重47 kg。

生活歴・家族歴は，山原で農業畜産をし，子供は3名できたが次男を除きすべて戦死。

飲酒歴はないが，喫煙歴は60歳頃から煙草を吸い始め90歳まで1日10本を約30年間。

既往歴・現病歴はなく，血液検査や心電図でも特に異常所見を認めない。

次女：市内で五男夫婦と同居(在宅)。身長142 cm，体重43 kg。

生活歴・家族歴は，山原で農業と畜産をし，子供は6名もうけたが，現在は次男(71歳)と五男(59歳)のみ健在。

飲酒歴・喫煙歴ともにない。

現病歴はないが，95歳を過ぎて大腿骨頸部骨折と前腕骨折の既往がある。血液検査で特に異常所見はなく，心電図所見でも右脚ブロックを認めるのみ。

もう一つ，時期は違うが日本最長寿男性になった二人の例の遺伝素因について述べたいが，世界最長寿として認定も受けた一人は家系にも不明な点が多く，遺伝学的にはっきりしたことは何も言えない。

しかし，もう一人の沖縄の日本最長寿男性例は家系図も完成され，父が30歳，母が87歳で死去，また102歳になる妹もいることがわかっている(図4-2-9)。したがって母系的長寿家系である可能性が高い。しかし本例も，沖縄の特別な歴史から兄弟姉妹に戦死者が多く，生き残った少数例から遺伝学的に正確な判断を下すのが難しいことも，また事実である。

本例は，母と一人の妹から推定される母系的長寿である可能性が高い。したがって免疫遺伝学的関与の強い責任遺伝子というより，むしろミトコンドリア遺伝子などの他遺伝子に由来する遺伝性

第4章 男性百歳の研究

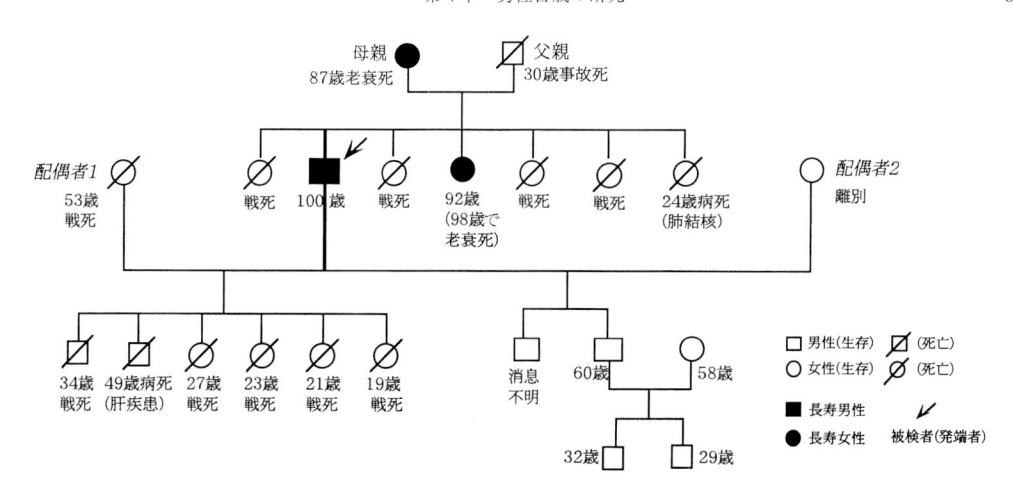

図4-2-9 最長寿男性の家系図

が主役であったかもしれない。

## 5. 性腺刺激ホルモン分泌能に関する検討

性ホルモン分泌能との関連から，性腺刺激ホルモン分泌についても，上記対象者の一部を対象に調査分析した。

沖縄県在住の百歳以上の長寿者90名（101.1±0.4歳）および同地域に在住の70歳代の一般老人106名（75.6±2.3歳）を対象に性腺刺激ホルモン分泌を測定し分析した。

性腺刺激ホルモンについては，血清FSH（follicle-stimulating hormone: FSH）およびLH（luteinizing hormone: LH）をRIA法によって測定した。その他，百歳のADLやBMI（body mass index）と性腺刺激ホルモン分泌量との関係についても別に調べた。

その結果，女性百歳のFSHの血清濃度は95.1±4.4 mIU/mlであり，70歳代女性の69.8±4.4 mIU/mlよりも有意に高かった（$p<0.0001$）。また，女性百歳のLHの血清濃度は33.3±2.1 mIU/mlであり，70歳代女性の25.3±2.2 mIU/mlよりも有意に高かった（$p<0.01$）。

これらは男性でも同様で，男性百歳のFSHの血清濃度は65.5±5.5 mIU/mlであり，70歳代男性の20.9±4.3 mIU/mlよりも有意に高かった（$p<0.0001$）。男性百歳のLHの血清濃度は27.6±3.2 mIU/mlであり，70歳代男性の13.2±2.4 mIU/mlよりも有意に高かった（$p<0.001$）（図4-2-10）。

また男女の比較で，FSH濃度は女性百歳の95.1±4.4 mIU/mlが，男性百歳の65.5±5.5 mIU/mlよりも有意に高く，またLH濃度でも女性百歳の33.3±2.1 mIU/mlは，男性百歳の27.6±3.2 mIU/mlよりも有意に高かった（$p<0.001$）。

性腺刺激ホルモン血清濃度と百歳群のおかれた環境，ADLあるいは体格等についての間に相関はみられなかった。

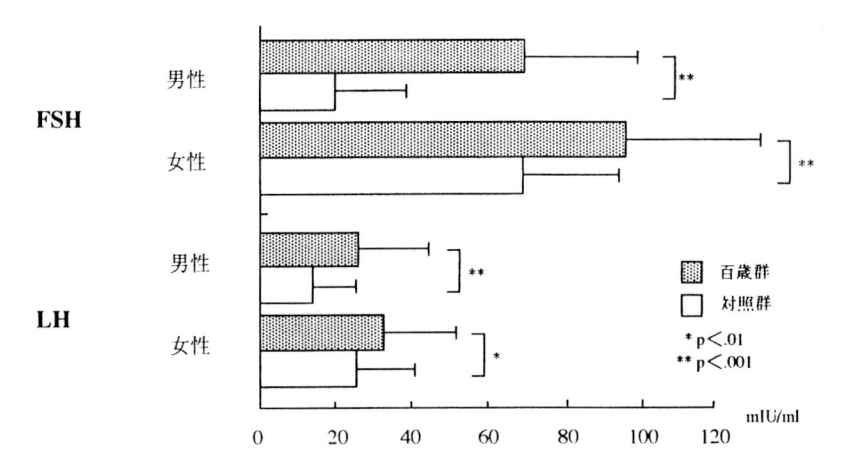

図 4-2-10 性腺刺激ホルモン血清濃度における百歳群の対照群の比較

表 4-2-7 遺伝的3群間の性腺刺激ホルモン血清濃度

| | Group | n | FSH (mIU/ml) | LH (mIU/ml) |
|---|---|---|---|---|
| 男性 | DR1 | 1 | 29.3 | 15.1 |
| | DR9 | 5 | 64.4 ± 15.6 | 19.4 ± 8.3 |
| | DR1-9 | 15 | 76.3 ± 9.0 | 34.4 ± 4.8 |
| 女性 | DR1 | 3 | 148.6 ± 22.1 | 53.2 ± 12.6 |
| | DR9 | 5 | 72.0 ± 16.7 | 26.1 ± 9.7 |
| | DR1-9 | 35 | 86.3 ± 6.5 | 34.3 ± 3.7 |

* $p < .05$, ** $p < .01$, *** $p < .005$

　これらの結果は，百歳の方が70歳代の一般老人よりも，性腺刺激ホルモン分泌がよいこと，ならびに百歳どうしで比べると，女性の方が男性よりもFSHおよびLHの性腺刺激ホルモンについて有意に高いことを示している。したがって，性腺刺激ホルモン分泌能は，性差が強く関与する一方で，加齢とくに長寿との関連で影響を受けることが示唆された。

　なお本研究の一環として，FSHおよびLHの性腺刺激ホルモン分泌能とHLA-DRとの関連性を調べて幾つか有意となった結果もあるが，その因果関係についてはまだよくわかっていない(表4-2-7)。

## 6. 血液学的検査成績の経年変化に関する研究

　百歳をはじめとした超高齢者の血液検査値といっても，一般高齢者のそれと比べて特別に際立った特性があるというわけではない。したがって，超高齢者の血液について述べる場合，一般高齢者の血液学的検討がまず基本になければならない。

　老年期における血液検査の結果の特徴というと貧血や低蛋白血症がまず思い浮かぶが，百歳などの長寿者でも，それらの存在は頻回に眼にするものの一つであることは同様である。これに加えて，

超高齢者の場合はその進行の程度と症状の有無，そして ADL や QOL に与える影響の程度が問題となることが多い。しかし残念ながら，後期高齢者もしくは百歳のような長寿者に共通の，あるいは基準となる血液学的データ，ならびにその推移に関するデータはこれまでのところほとんど報告がない。そこで，百歳を含めた高齢者の血液学的データとその推移について若干述べてみたい。

### 1) 一般高齢者の血液検査成績とその推移の特徴

一般の老年者の血液データについては多くの報告があるが，血液検査値の経年推移について調べた報告は少ない。在宅の 60 歳以上の健常老人 499 名の末梢血値を 5 年間隔で追ったところ，男性では 60 歳前半群と 65 歳以上群の末梢血成績は，横断的調査結果も縦断的なそれも同様に加齢変化で減少したが，女性では横断的調査で有意差をみなかったとし，性差に加えて横断的調査と縦断的調査における相反結果を指摘した報告がある。それによると，60 歳前半の男女の赤血球数（RBC）平均値は横断的調査で 482 万/ul，439 万/ul，また 65 歳以上 79 歳までの群のそれは 474 万/ul，440 万/ul であり，同様にヘモグロビン値（Hb）では 15.0 g/dl，13.2 g/dl，また 14.7 g/dl，13.4 g/dl となり，たしかに横断調査では女性で双方の項目とも 65 歳以上群が 60 歳前半群を上回っている。興味深いのは，縦断的調査結果で女性の減少率が男性を下回り，有意差を認めなかったことである。これについては幾つかの同様の結果を示す報告もみられ，以下に述べる筆者らの調査結果でもそれが認められた。

### 2) 百歳の血液検査成績の特徴

沖縄百歳の末梢血検査成績については，血球数の平均値に関して既に沖縄百歳のデータが報告されているが，在宅者と施設入所者で多くの値が異なっていた（第4節）。これには，ADL がもっとも関与しているものと考えられる。すなわち男性の ADL 低下群に顕著な赤血球パラメーターの低下を認めた。また，沖縄百歳の Hb 標準値は男性 12.4 g/dl，女性 11.6 g/dl であり，WHO の基準に従えば大半が「異常」域に入ってしまう。先の一般老人の報告でも，健康老人の貧血を加齢による「生理的貧血」として対処する危険性に触れ，軽度異常も「異常」と考えるべきとしている。しかし治療の必要性有無の問題となれば，百歳のような超高齢者においては，むしろ身体的な何らかの原因あるいは対応による平衡としての異常値と解すべきであるとも思われる。ただし，かなり基準を下回るケースでは，背景となる原因疾患の検索に留意すべきことは言うまでもない。超高齢者における高血圧の例では，全人的対応の立場から言えば，薬物療法にあまりこだわるよりもライフスタイル改善による経過観察重視の臨床的対応の方が，投薬による副作用の心配もなく，長期的にみればかえって ADL や QOL の保持につながって好ましい結果を生む可能性もある。

### 3) 日本最長寿男性における血液検査値の経年推移

本邦の最長寿男性であった T 翁の血圧を縦断的に追った結果がある。その事例についての詳細は第 5 章等で述べられるが，臨床検査結果の推移については本節で少し述べておく。

T翁の場合，血球数でRBCおよびHbが100歳以降の10年間で22%も減少し，ヘマトクリット値（Ht）は20から25%の範囲内で増減していた。100歳時点の横断値でも，赤血球数はほぼ同等であったものの，HbおよびHtについては，T翁の11.5 g/dlおよび36.0%は，他のADL良好な男性百歳の平均値12.4 g/dlおよび38.1%より若干小さい。しかるに，65歳以上79歳までの，健常な在宅男性166名の5年間の経年変化の結果では，Hbが14.7から14.4 g/dlへ，またHtは44.6から42.3%へと変化している。一方でT翁は，Hbが11.5%で不変，Htが36.0から35.1%へと減少がみられないか，またはわずかな減少にとどまっており，非常に安定していたのである。

　出血傾向の指標になる血小板値は，在宅時は減少していたが，入院後はむしろ回復しつつあった（図4-2-11）。この値が極度に小さくなると，臨床的には止血がしにくい状態になって厄介である。

　血液生化学値については，コレステロール類，すなわちLDLコレステロール（悪玉コレステロール），HDLコレステロール（善玉コレステロール）および総コレステロール（TC）が減少したが，中性脂肪（TG）は食事状況をよく反映して変動していた。血糖値には大きな変化がなく，ほぼ正常範囲であった。

　栄養状態を示す一つの指標となる血液中の総蛋白（TP）とアルブミン値（Alb）は，在宅時は経年的に漸減の傾向にあったが，入院後は100歳代における早期のレベルに戻りつつあった（図4-2-12）。

　また，入院時の胸部X線写真（いわゆる胸のレントゲン写真）では，気管支壁の石灰化がみられるが，肺野および縦隔に特別な異常はない。また，大動脈弓部にも石灰化がみられ，CTRも53.3%で

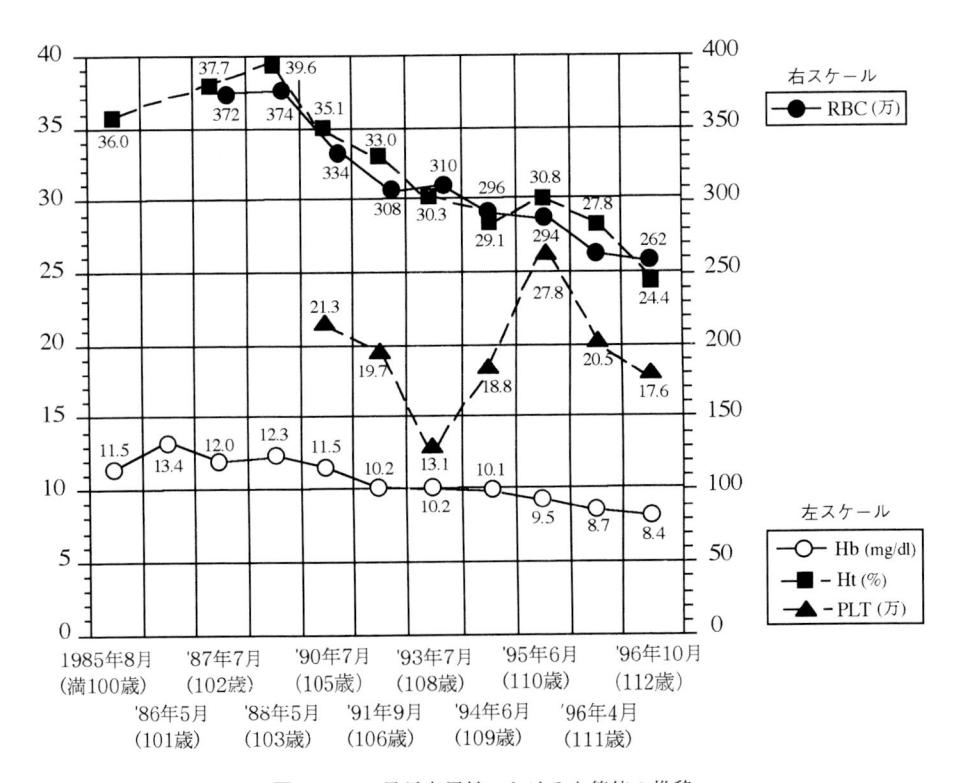

**図 4-2-11**　最長寿男性における血算値の推移

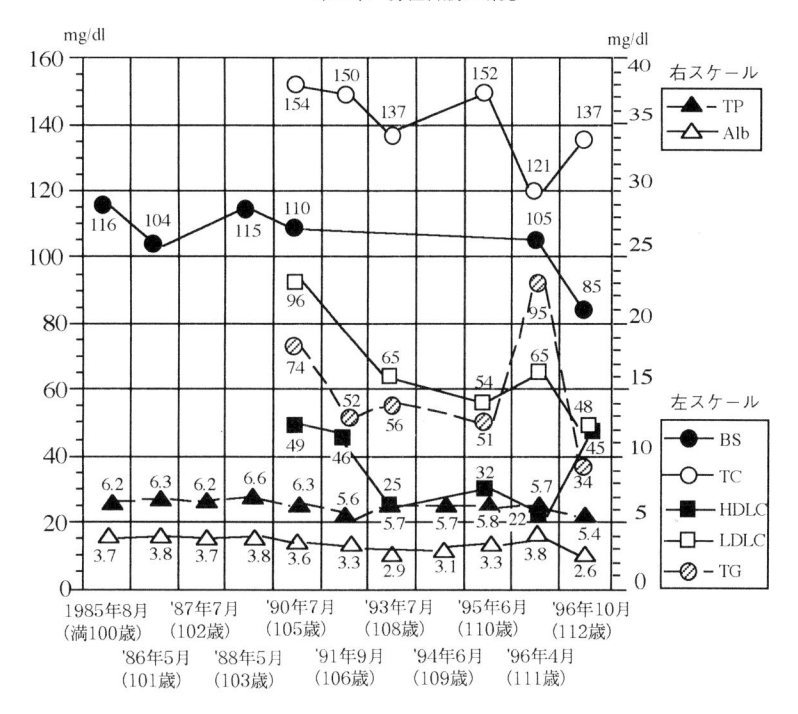

図 4–2–12 最長寿男性における血液生化学値の推移

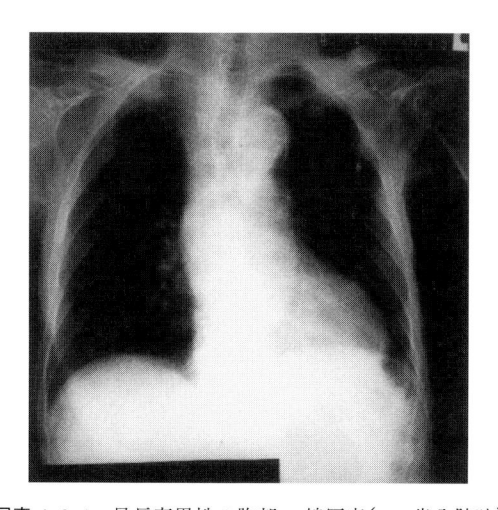

写真 4–2–1 最長寿男性の胸部 X 線写真(108 歳入院時)

軽度肥大化があるが，心不全の所見や徴候は認めなかった(写真 4–2–1)。

このように，一人の日本最長寿男性に焦点をあて，百歳達成以後の健康保持の要因について追跡調査を行いつつ包括的な考察を加えた結果，血液検査値における各パラメーター値の低下は比較的緩徐であることがわかった。

表 4-2-8　H 翁百歳時の健康診断結果

| | | | |
|---|---|---|---|
| 身体計測 | 身長 151 cm, 体重 36.5 kg, | 総コレステロール（mg/dl） | 166 (130–240) |
| | 血圧 120/60 mmHg, 脈拍 70 / 分前後（整） | 中性脂肪（mg/dl） | 56 (36–130) |
| | | HDL コレステロール（%） | 43 (23–48) |
| 血液検査(血球数・生化学) | | LDL コレステロール（%） | 55 (47–69) |
| 　赤血球（万 / μl） | 341 (427–570) | クレアチニン（mg/dl） | 1.4 (0.6–1.3) |
| 　白血球（/ μl） | 4,300 (3,500–9,800) | 尿酸（mg/dl） | 5.2 (3.7–7.6) |
| 　ヘモグロビン（mg/dl） | 10.8 (13.5–17.6) | カルシウム（mg/dl） | 8.6 (8.7–10.1) |
| 　ヘマトクリット（%） | 33.2 (39.8–51.8) | | |
| 　血小板（万 / μl） | 17.7 (13.0–36.9) | 血清免疫検査 | |
| 　血糖（mg/dl） | 125 (70–110) | IgG（mg/dl） | 1,350 (680–1,620) |
| 　総蛋白（g/l） | 6.1 (6.8–8.2) | IgA（mg/dl） | 358 (84–438) |
| 　血清アルブミン（%） | 64.5 (61.4–72.2) | IgM（mg/dl） | 68 (57–288) |
| 　A/G 比 | 1.8 (1.6–2.5) | 心電図検査 | T 波平低化 ($V_{4-6}$) |
| 　GOT（IU/L） | 27 (10–40) | | 肢誘導低電位 |
| 　GPT（IU/L） | 13 (5–40) | | |
| 　ALP（IU/L） | 82 (80–260) | 骨密度検査(超音波, 踵骨) BUA 98.9 MHz/dB (100.4%) | |

（　）内は成人男性基準値

### 4） H 翁の百歳時健康診断成績

　さらに，もう一人の男性百歳の体質あるいは身体検査成績の事例を述べて，本節を終わりたい。

　筆者は，H 翁を御本人および御家族の協力によって，百歳時より 3 年間にわたり健康診断をさせていただいた。H 翁のような素晴らしい百歳，および彼を支える温かい家族の方とお会いできた運命を，筆者はほんとうに心より感謝している。

　H 翁は，筆者が沖縄県内で出会った 500 名近くにもリストアップされる他の百歳たちと多くの点で異なり，きわめて印象深い方であった。これについては別の稿で詳しく述べることにし，ここでは H 翁の 100 歳時点での健康診断の結果を中心に簡潔なコメントを述べる。

　H 翁は 100 歳当時，表 4-2-8 にみる身体計測値のごとく痩せていて，栄養不良の可能性さえ感じられた。初めて診た筆者の正直な直感では，失礼ながら「この状態では，果たして年を越せるかな」と危惧しつつ，聴診器を彼の胸に当てたのである。百歳では，痩せ過ぎよりはむしろやや小太りくらいの方が，元気溌剌としている例を多く目にしているからであった。

　しかし診察も進み，血圧正常，脈の異常もなく，さらに問診，心電図や血液検査の結果が出るに及んで総合的な判断を下すと，この不安は全くの杞憂に過ぎないことを確信したのであった。

　H 翁の驚くべきところは，まずその該博な正しい科学的知識に裏付けられた，高い保健意識にある。禁煙はもちろん，酒は付き合い程度，学問とくに生物学や栄養学等に精通し，我々のような大学医者にも「特別講義」を始めるほどに知識は豊かで，また正確であった。しかも言葉のみでなく，自己に厳しい実行力が伴っており，それが彼の長寿を支え続けてきたことは言うまでもない。ホメオスターシス(恒常性)や菌交代現象あるいは日和見感染などという言葉を，まさか沖縄百歳の口から聞くとは思わなかった。我々は，驚きとある種の感動をもって彼の「講義」を聴きながら，「新しい百歳」の誕生に興奮と期待を禁じ得なかったのである(第 5 章参照)。

さて，その「実行力」とは，具体的には散歩や体操を欠かさず，それが彼の高い ADL と自立を促し，骨密度を百歳男性の平均値並みに維持させた。診察と血液の結果では，軽度の貧血とわずかの低タンパク血症，心電図でも若干の心筋虚血所見が認められる程度で，百歳の健康診断結果としてはきわめて良好な部類に入る。その他，やや高い血糖値は食後の値であるため問題はなく，GOT 等の肝機能やクレアチニンの腎機能もほぼ正常範囲である。血清脂質(コレステロール類)も異常なく，免疫機能も良好であると思われた。以上のような優秀な健康診断成績とライフスタイルは，本人の努力はもちろんだが，陰ながら食事や身の回りの世話で H 翁を支えてきたお嫁さんはじめ，御家族の甚大な努力があって，初めて実現したことは言うまでもない。

〔秋坂真史〕

## 第3節　疾病と受療行動

　一般に長寿者，それも100歳を超える超高齢者と言われるような人々は，施設に収容されているか，ほとんど終日自宅に篭もっているかのいずれかであることが多い。

　また，これら超高齢者とはいえ健康破綻は回避できないと思われるが，その際の保健医療行動の実態も明らかでなかった。そこで，超高齢者の疾病行動を含めた保健医療行動，原因，さらにその転帰等について把握するため，百歳以上の長寿者の訪問検診を定期的に行い，彼らのライフスタイルを調べ，健康破綻の原因と保健行動について得た若干の知見について次に述べる。

　「超高齢者の疾病と受療行動」について行った調査の対象は，すべて沖縄本島内に在住の百歳およびその家族で，平成元年から平成4年にかけて満100歳時に最初の検診を行い，かつ再診査および聞き取り調査に応じた60名(男性15名，女性45名)を対象にして行われた。方法は，居宅を訪問し，百歳本人のADLと病歴等を直接面接法によって聴取した。既往歴は傷病大分類に沿って集計され，現在の健康状態を診察や心電図等によってチェックした。ADLは，筆者らが以前より使用しているADL票(第7節，表4-7-5)によって，食事・排尿・排便・入浴・起立・行動範囲・着脱衣・視力・聴力・意思表示・会話理解の11項目について各項目5点満点で評価した。

　既に死亡していた者に対しては，上記項目の変化や健康破綻の経緯について主なる介護者や息子または娘より詳細に聞き取り調査を行った。

　既往歴および現病歴について表4-3-1～4-3-3にまとめた。既往歴および現病歴の有無では有りとする者が健康保持に不利と思われたが，既往歴では既往有りで死亡した者が17名(77.3%)で，生存している者28名(75.7%)と比べ差がなかった。

　表4-3-2に，百歳達成以後に亡くなった者と生存している者について，既往歴の科別内訳を示した。既往歴の疾病科目内訳をみると，内科や感覚器疾患の場合において，既往有りはやや生存には

表4-3-1　既往歴

| 既往歴・現病歴の有無<br>(n = 59) | 死亡 (n = 22) | | 生存 (n = 37) | |
|---|---|---|---|---|
| | 実数 | 比率(%) | 実数 | 比率(%) |
| 有 | 17 | 77.3 | 28 | 75.7 |
| 無 | 5 | 22.7 | 9 | 24.3 |

表4-3-2　既往歴の内訳

| | 内科的 | | 外科的 | | 感覚器 | |
|---|---|---|---|---|---|---|
| | 有 | 無 | 有 | 無 | 有 | 無 |
| 生 存 | 13 (54.2) | 24 | 18 (69.2) | 19 | 6 (54.5) | 31 |
| 死 亡 | 11 (45.8) | 11 | 8 (30.8) | 14 | 5 (45.5) | 17 |

(　)内は%；複数回答

不利の可能性は残るが，有意となるには至らない。また，外科的疾患の既往の有無では，外科既往が有っても現在約7割の者が生存しており，予後を規定するにはなり難いものと思われる。

特別な現病歴は無くとも，百歳以後に死亡している者も半数近くにみられた。現病歴を有する者，すなわち何らかの病名を有し定期的通院や処方を受けている者は，むしろ日頃から健康チェックや医療相談をしているためか，百歳以後の追跡調査でも早期に死亡する確率はずっと少ない。

健康破綻あるいは阻害時の環境状況とくに場所に関しては，表4–3–4のようになった。自宅内での健康障害がもっとも多いことは歴然としている。もっとも百歳は，第7節「生活習慣・ライフスタイル」の表4–7–2（日常生活の過ごし方）を参照してもらうとわかるように，戸外に出たりする機会がそれほど多いわけではない。その割に，この数値の大きさは意外なほどである。このことは逆に，たとえ注意して家の中に居るからといっても，健康破綻の危険性は少なくないことを示している。

健康破綻あるいは阻害時の環境状況，とくに行動に関しては，表4–3–5のようになった。

個々でみれば，就寝・臥床時や起立・歩行時よりも，安静時の覚醒した状態の健康障害がもっとも多いことに留意すべきであろう。このことは，行動に関して特別な活動状態でなくとも，様々な健康破綻あるいは阻害が起こり得ることを示唆する。

健康破綻あるいは阻害時の時期を月別にまとめると，表4–3–6のようになる。内科的な健康破綻・阻害は，11月から4月にかけて比較的多い。一方で，転倒・転落等の不慮の事故は，百歳も戸

表4–3–3　現病歴

|  | 死亡 (n = 22) | 生存 (n = 37) |
| --- | --- | --- |
| 有* | 1 | 10 |
| 無 | 21 | 27 |

＊定期的往診や通院をし，診察・処方を受けた者のみ；（　）内は％

表4–3–4　健康破綻・阻害時の環境状況(場所)

| 場　所 | 実数 (n = 47) | 比率 (%) |
| --- | --- | --- |
| 自宅内 | 41 | 87.2 |
| 自宅外 | 4 | 8.5 |
| 不　明 | 2 | 4.3 |

表4–3–5　健康破綻時の環境状況(行動)

| 行　動 | 実数 (n = 47) | 比率 (%) |
| --- | --- | --- |
| 起立・歩行時 | 13 | 27.6 |
| 覚醒・安静時 | 26 | 55.3 |
| 就寝・臥床時 | 4 | 8.51 |
| 軽作業中・後 | 4 | 8.51 |

外に出やすい気候の2月から11月にかけて多くなっていた。

次に,健康破綻もしくは阻害時の気象についてまとめた。

まず気温では,上でみた月別の健康破綻あるいは阻害の結果を反映して,内科的健康破綻は低めの気温,そして不慮の事故では,やや高めの気温時にその割合は高かった(表4–3–7)。

内科的健康破綻は,相対湿度(%)がさほど高くない時の方が,むしろ高かった。乾燥している時の方が感冒,したがって気管支炎や肺炎に罹患する確率は高い。不慮の事故では,どちらの場合も変わりなかった(表4–3–8)。

表4–3–6 健康破綻の時期(月別)

| 月 | 内科的健康破綻・阻害 | | 不慮の事故(転倒・転落等) | |
|---|---|---|---|---|
| | 実数 (n = 33) | 比率 (%) | 実数 (n = 12) | 比率 (%) |
| 1月 | 6 | 18.1 | 0 | 0 |
| 2月 | 3 | 9.0 | 1 | 8.3 |
| 3月 | 3 | 9.0 | 1 | 8.3 |
| 4月 | 4 | 12.1 | 1 | 8.3 |
| 5月 | 2 | 6.1 | 1 | 8.3 |
| 6月 | 4 | 12.1 | 0 | 0 |
| 7月 | 1 | 3.0 | 1 | 8.3 |
| 8月 | 1 | 3.0 | 2 | 16.6 |
| 9月 | 2 | 6.1 | 2 | 16.6 |
| 10月 | 0 | 0 | 1 | 8.3 |
| 11月 | 5 | 15.1 | 2 | 16.6 |
| 12月 | 2 | 6.1 | 0 | 0 |

表4–3–7 健康破綻時の気象(気温)

| 気温 (°C) | 内科的健康破綻・阻害 | | 不慮の事故(転倒・転落等) | |
|---|---|---|---|---|
| | 実数 (n = 33) | 比率 (%) | 実数 (n = 12) | 比率 (%) |
| 15～19° | 14 | 42.4 | 2 | 16.7 |
| 20～24° | 11 | 33.3 | 5 | 41.6 |
| 25～29° | 8 | 24.2 | 5 | 41.6 |

表4–3–8 健康破綻時の気象(湿度)

| 相対湿度 (%) | 内科的健康破綻・阻害 | | 不慮の事故(転倒・転落等) | |
|---|---|---|---|---|
| | 実数 (n = 33) | 比率 (%) | 実数 (n = 12) | 比率 (%) |
| 70～79 | 23 | 69.7 | 6 | 50.0 |
| 80～89 | 10 | 30.3 | 6 | 50.0 |

表 4–3–9 健康破綻時の気象(気圧)

| 気圧 (hp) | 内科的健康破綻・阻害 | | 不慮の事故(転倒・転落等) | |
|---|---|---|---|---|
| | 実数 (n = 33) | 比率 (%) | 実数 (n = 12) | 比率 (%) |
| < 1000 | 1 | 3.03 | 2 | 16.7 |
| 1000〜1004 | 5 | 15.2 | 1 | 8.33 |
| 1005〜1009 | 6 | 18.1 | 3 | 25.0 |
| 1010〜1014 | 21 | 63.6 | 6 | 50.0 |

表 4–3–10 日常生活動作能（ADL）・感覚機能・意思伝達機能の変化*

| 変化量 | ほぼ変化無し (0–4) | | 中等度変化 (5–9) | | 大きな変化 (10 ≦) | |
|---|---|---|---|---|---|---|
| | 実数 (n = 57) | 比率 (%) | 実数 (n = 57) | 比率 (%) | 実数 (n = 57) | 比率 (%) |
| 生活身体動作能 | 33 | 57.9 | 9 | 15.8 | 15 | 26.3 |
| 感覚・伝達能 | 48 | 84.2 | — | — | 9 | 15.8 |

*初回と 2 回目のデータを比較
　生活身体動作能：35 点満点(食事・大便・小便・起立・行動範囲・入浴・着脱衣，各 5 点)。
　感覚・伝達能：20 点満点(聴覚・視覚・意思表示・会話理解，各 5 点)。ただし，大きな変化を(5 ≦)とした。

表 4–3–11 ADL の変化の程度(年)

| 変化率(年) | ほぼ変化無し (≦ 1) | | 中等度変化 (1–5) | | 大きな変化 (5 ≦) | |
|---|---|---|---|---|---|---|
| | 実数 (n = 57) | 比率 (%) | 実数 (n = 57) | 比率 (%) | 実数 (n = 57) | 比率 (%) |
| 生活身体動作能 | 25 | 43.9 | 17 | 29.8 | 15 | 26.3 |
| 感覚・伝達能 | 40 | 70.2 | 13 | 22.8 | 4 | 7.02 |

気圧では，内科的健康破綻も不慮の事故でも，高気圧時にその割合は明らかに高かった(表 4–3–9)。これは，上の湿度の結果と関連している。すなわち，天候のよい乾燥した日の方が戸外に出たり風をひいたりする率も高く，百歳の事故や疾病罹患が多くなる傾向がある。

ADL で，生活身体動作，感覚および意思伝達機能の変化についてみると，「ほぼ変化無し」が多い。とくに，感覚および意思伝達機能の変化は 85% 近くの者が変わっていない。しかし，その一方で，大きな変化を経験した者も，生活身体動作では 4 分の 1 強もいる(表 4–3–10)。

ADL の年変化の程度は，変化無しよりも，変化有りの方が全体としては多い。しかし，約 25% ほどあった大きな変化の程度を示す者よりも，約 44% を占めたほとんど変化の無い者の方が比率としては高い(表 4–3–11)。

ここで，ADL 変化の程度(年)の大きな変化 (5 ≦) を示した者のうち，病院・施設入所者の割合は，全体で 11 名(73.3%)であったが，その内訳は表 4–3–12 のようになる。病院・施設入所者の年変化では，老人ホームに比べ病院入院中の者の ADL 低下が目立っていた。

居住別の ADL 年変化率は，病院・施設入所者に比べて，在宅者の方がはるかに得点の減少率が低かった。その比は生活身体動作で 1 割，すなわち約 10 分の 1 ほどである。感覚・伝達能でも，約 6

表 4-3-12 大きな ADL 変化をみた者の施設別人数

|  | 実数 (n = 11) | 比率 (%) |
|---|---|---|
| 老人ホーム | 1 | 9.09 |
| 病　院 | 10 | 90.9 |

表 4-3-13 居住別の ADL 変化率（年減少率）

| 変化率(年) | 生活身体動作能 | 感覚・伝達能 |
|---|---|---|
| 在宅 (n = 44) | 1.74 ± 2.67 | 0.56 ± 0.73 |
| 施設 (n = 13) | 11.3 ± 8.01 | 3.20 ± 2.74 |

表 4-3-14 血圧

| 血圧 (n = 56) | 実数 | 比率 (%) |
|---|---|---|
| 正常血圧 | 46 | 82.1 |
| 高血圧（収縮期 160 mmHg 以上，拡張期 95 mmHg 以上） | 5 | 8.93 |
| 低血圧（収縮期 99 mmHg 以下） | 3 | 5.36 |
| 血圧不安定・変動大（収縮期 30 mmHg 以上，拡張期 20 mmHg 以上） | 2 | 3.57 |

表 4-3-15 心電図の変化

| 心電図 (n = 53) | 実数 | 比率 (%) |
|---|---|---|
| 著変無し | 43 | 81.1 |
| 有り | 10 | 18.9 |
| 不整脈変化 | 10 | 100 |
| 　　　　出現 | 8 | 80.0 |
| 　　　　改善 | 2 | 20.0 |

分の 1 とかなり低い（表 4-3-13）。

　初回時に測定した血圧については，正常血圧であった者が 82% と高かった。低血圧も 5% 強いた。血圧変動の大きい不安定者も，2 名 (3.5%) ほど存在した（表 4-3-14）。

　心電図の変化についても，初回と 2 回目以降の結果（変化有無）を示した（表 4-3-15）。心電図で著変が無かった者は 80% 以上あり，明らかな変化の見られた者もすべて不整脈変化であった。このうち，8 割が新たな不整脈の出現であるが，改善というのも 2 例にみられた。これらは，いずれも atrial fibrillation（心房細動）が sinus rhythm（洞調律）に戻った例である。

　その他，虚血性変化の新たな出現は，本調査ではみられなかった。ただし，後述するように，虚血性変化を既に有している者は，けっして少なくない。

　表 4-3-16 に示した知能機能変化については，いわゆる痴呆の進行を示唆するものであるが，改訂

表 4–3–16　知能機能における変化

|  | 実数 (n = 58) | 比率 (%) |
|---|---|---|
| 有* | 23 | 39.6 |
| 無 | 35 | 60.3 |

*家族による意思疎通度の変化有無

表 4–3–17　家庭医と健康の自己管理有無

| 健康管理 (n = 54) | 有 | | 無 | |
|---|---|---|---|---|
|  | 実数 | 比率 (%) | 実数 | 比率 (%) |
| 自己管理・保健意識 | 14 | 26 | 40 | 74 |
| 家庭医(かかりつけ医) | 34 | 63 | 20 | 37 |

表 4–3–18　罹患疾病の有無と種類

| 疾病種類 | 実数 (n = 46) | 比率 (%) |
|---|---|---|
| 罹患無し | 7 | 15.2 |
| 罹患有り | 39 | 84.8 |
| 感冒(上気道炎) | 9 | 23.1 |
| 骨　折 | 6 | 15.4 |
| 呼吸不全(気管支炎・喘息) | 4 | 10.3 |
| 脱 水 症 | 4 | 10.3 |
| 膝関節炎 | 3 | 7.70 |
| 高血圧症 | 2 | 5.13 |
| 便秘症(消化運動異常) | 2 | 5.13 |
| 全身浮腫 | 2 | 5.13 |
| 下痢症(消化不良) | 2 | 5.13 |
| 口 内 炎 | 1 | 2.56 |
| ヘルペス脳炎(異常行動) | 1 | 2.56 |
| 胆　石 | 1 | 2.56 |
| 栄養不良 | 1 | 2.56 |
| 溺　死 | 1 | 2.56 |

版長谷川式の1次スクリーニングとしての評価であって，痴呆の診断を下し得るものではない。

　家庭医存在と健康の自己管理有無，すなわち百歳の保健意識については，予想に反して特別な自己管理や保健意識を有してはいなかった。しかし家庭医，あるいはかかりつけ医と言えるような医師を有している例が約6割強にみられた(表4–3–17)。これは，むしろ家族の配慮や勧めからであったと思われる。

　疾病罹患について，まずその有無でみると，有る者の方が多かった(表4–3–18)。罹患疾病の種類をみると，内科的には上気道炎や喘息，気管支炎などの呼吸器感染症と，消化運動異常である便秘症

表 4–3–19　疾病罹患時の受療行動（病気行動）

| 疾病行動 | 実数 (n = 49) | 比率 (%) |
|---|---|---|
| 外来・入院 | 28 | 57.1 |
| 自宅対応 | 21 | 42.9 |

表 4–3–20　疾病行動における受診先

| 受診先 | 実数 (n = 28) | 比率 (%) |
|---|---|---|
| 総合病院 | 12 | 42.9 |
| 医院・診療所 | 16 | 57.1 |

表 4–3–21　受診科目

| 診療科別 | 実数 (n = 28) | 比率 (%) |
|---|---|---|
| 内　　科 | 18 | 64.3 |
| 外　　科 | 1 | 3.57 |
| 整形外科 | 6 | 21.4 |
| 耳鼻科 | 1 | 3.57 |
| 皮膚科 | 1 | 3.57 |
| 眼　　科 | 1 | 3.57 |

や消化不良による下痢症などの消化器系症状が多い。外科系では骨折と膝関節炎である。前者は転倒によるものがほとんどで，後者は加齢に基づく変形性が多かった。

　疾病罹患時の受療行動あるいは病気行動（表4–3–19）では，自宅で経過観察などで様子をみるといった対応をする者は半数に満たない。外来受診したり，そのまま入院したりするケースも多いが，本人の直接的な意思というよりも，家族のリーダーシップに基づいた受診であることの方が多い。受診先は，百歳のような超高齢者ではかかりつけの医院が総合病院をやや優っている（表4–3–20）。

　受診科目では，内科が圧倒的に多く，6割以上を占めた。整形外科も多く，2割強である。この二者を合わせると，疾病行動をとった百歳の，じつに85％もが含まれてしまう（表4–3–21）。その他は，他の専門医受診であった。

　自宅対応時の疾病行動も，詳細にみるとすべてが「経過観察」ではなかった。家族が，あるいは本人自らの依頼で，家庭医の「往診依頼」をした者もおよそ2割いたことがわかった（表4–3–22）。

　受診後の罹患疾病の臨床経過を追うと，入院が10名，転院が1名，自宅療養が17名であった（表4–3–23）。

　治療内容は，各人にとっての主たる内容として，表4–3–24のようになった。このうち内服薬投与，静脈内点滴または筋肉注射は，超高齢者にとってもごく一般的な加療内容であったことがわかる。

　転帰については，死亡の転帰を辿った者は，軽快した者を上回った。改善した者でも，療養中や

表 4-3-22 自宅対応時の疾病行動

| 自宅対応 | 実数 (n = 21) | 比率 (%) |
|---|---|---|
| 経過観察 | 17 | 81.0 |
| 往診依頼 | 4 | 19.0 |

表 4-3-23 受診後の臨床経過

| 疾病経過 | 実数 (n = 28) | 比率 (%) |
|---|---|---|
| 入　院 | 10 | 35.7 |
| 転　院 | 1 | 3.57 |
| 自宅療養(通院治療) | 17 | 60.7 |

表 4-3-24 臨床経過における治療内容概要

| 治療内容 | 実数 (n = 28) | 比率 (%) |
|---|---|---|
| 内服薬投与 | 12 | 42.9 |
| 静脈内点滴・筋肉注射 | 11 | 39.3 |
| 胃管栄養(マーゲンチューブ) | 3 | 10.7 |
| 経口栄養剤 | 2 | 7.14 |
| 高カロリー輸液 | 2 | 7.14 |
| 経鼻酸素療法 | 1 | 3.57 |
| 浣　腸 | 1 | 3.57 |
| 軟膏塗布 | 1 | 3.57 |
| そ の 他(経過観察) | 4 | 14.3 |

表 4-3-25 疾病の転帰

| 転帰 | 実数 (n = 29) | 比率 (%) |
|---|---|---|
| 施設療養中 | 2 | 6.90 |
| 軽　快 | 10 | 34.5 |
| 死　亡 | 12 | 41.8 |
| 寝たきり | 5 | 17.2 |

寝たきりになった者がほとんどである(表4-3-25)。このうち1名は，療養中で，かつ寝たきりだった者である。

　受診動機，すなわち，受療行動のきっかけとなった3大症状は，食欲低下，転倒・転落，発熱である。いずれも，高齢者にとっては，放っておくと重症化しやすい危険性のあるものである。家族も，賢明にもそれを察知したのであろう。なかには，少数ながら黒色便や痙攣・ひきつけという重篤な症状も混じっており，介護者の入院による面倒をみる者の不在のため必然本人も社会的入院を

表 4-3-26　疾病行動における受診動機

| 受診動機 | 実数 (n = 47) | 比率 (%) |
|---|---|---|
| 食欲低下 | 11 | 23.4 |
| 転倒・転落 | 9 | 19.1 |
| 発熱 | 6 | 12.8 |
| 咳嗽 | 5 | 10.6 |
| 便秘 | 4 | 8.51 |
| 浮腫(下腿・足背) | 3 | 6.38 |
| 下痢 | 2 | 4.26 |
| 歩行時息切れ | 2 | 4.26 |
| 黒色便 | 1 | 2.13 |
| 痙攣・ひきつけ | 1 | 2.13 |
| 皮膚炎 | 1 | 2.13 |
| 悪寒 | 1 | 2.13 |
| 介護者入院 | 1 | 2.13 |

表 4-3-27　疾病行動後の死亡者における死因

| 死亡原因* | 実数 | 比率 (%) |
|---|---|---|
| 栄養不良，衰弱 | 5 | 41.7 |
| 脱水症 | 3 | 25.0 |
| 胃腸障害(失調・出血) | 2 | 16.7 |
| 慢性心不全増悪 | 1 | 8.33 |
| 慢性呼吸不全増悪 | 1 | 8.33 |

＊聞き取り調査による推定を含む; 複数回答

余儀なくされた例もあった(表 4-3-26)。

　剖検したわけではないのであくまで推定を含む死亡原因(表 4-3-27)となるが，栄養不良や脱水症あるいは胃腸障害(失調・出血)といった死因が多い。このような原因は中壮年までの比較的若い世代であれば，すぐには死に至らず簡単な治療で治癒するケースが多い。これもホメオスターシス機能や予備能低下に基づくものであろう。一般的にはどのように軽微な症状であっても，超高齢者ともなると疾病の転帰が急速であることに注意すべきである。

　先ほど述べた既往歴については，もっと多くの対象，すなわち過去 10 年間にわたって 349 名の沖縄の百歳(男性 63 名，女性 286 名)をまとめた結果がある。その概要を表 4-3-28 に示す。

　病歴として新生物の既往を有する者のうち悪性であった者が 5 名いた。2 名が良性新生物である。循環器系疾患の多くは高血圧症であり，全体で 68 名であった。冠動脈疾患が 16 名で，そのうち心筋梗塞は 5 名である。脳神経系疾患のうち，ほとんどが脳血管疾患で 33 名おり，明らかな脳卒中は

表 4-3-28　既往歴の疾病大分類

| 疾病分類 | 件数(複数回答) | 比率(%) |
|---|---|---|
| 伝染病・寄生虫疾患 | 7 | 2.0 |
| 悪性及び良性新生物 | 7 | 2.0 |
| 内分泌・代謝性疾患 | 1 | 0.3 |
| 血液及び造血器疾患 | 5 | 1.4 |
| 精神障害 | 22 | 6.3 |
| 脳神経系疾患 | 36 | 10.3 |
| 感覚器疾患 | 68 | 19.5 |
| 循環器系疾患 | 68 | 19.5 |
| 呼吸器系疾患 | 39 | 11.2 |
| 消化器系疾患 | 65 | 18.6 |
| 泌尿器・生殖器疾患 | 32 | 9.2 |
| 妊娠・分娩・産褥合併症 | 1 | 0.3 |
| 皮膚及び皮下組織疾患 | 5 | 1.4 |
| 筋骨格系・結合組織系疾患 | 159 | 45.6 |
| 周産期疾患 | 1 | 0.3 |
| 不慮の事故及び中毒 | 4 | 1.1 |
| 合計 | 520 | 100 |

表 4-3-29　既往歴数

| 既往歴数 | 実数 | 比率(%) |
|---|---|---|
| 0 | 16 | 21.9 |
| 1 | 20 | 27.4 |
| 2 | 17 | 23.3 |
| 3 | 14 | 19.2 |
| 4 | 5 | 6.85 |
| 5 | 0 | 0 |
| 6 | 1 | 1.37 |

16名であった。骨折を含めた骨関節疾患は非常に多く，複数の関節疾患や再発性の骨折もかなりの例でみられた。

　精神障害はほとんどが老人性痴呆である。糖尿病も1名にみられた。

　百歳男性における既往歴を調べると，1つというのが最も多く，27％強を占める(表4-3-29)。2つまでの既往歴を有する者は，約50％である。感冒程度の既往は除いて，特別な既往歴を何も有さないという者も，22％ほど存在した。他方，6つの既往歴を有する者も1名いた。ちなみに本調査以外

表 4-3-30　生活状況と貧血の程度(ヘモグロビン値)

| ヘモグロビン値 | 男性百歳 | | 女性百歳 | |
|---|---|---|---|---|
| | 在宅者 | 入所者 | 在宅者 | 入所者 |
| 自立群 | 12.4 ± 1.3 (n = 17) | | 11.6 ± 1.2 (n = 33) | |
| | 12.4 ± 1.3 (n = 16) | 13 (n = 1) | 11.5 ± 1.3 (n = 28) | 12.2 ± 0.6 (n = 5) |
| 中間・非自立群 | 11.3 ± 1.6 (n = 10) | | 11.5 ± 1.2 (n = 69) | |
| 中間群 | 11.4 ± 0.6 (n = 3) | | 11.5 ± 1.2 (n = 39) | |
| | 11.4 ± 0.6 (n = 3) | — | 11.6 ± 1.1 (n = 28) | 11.4 ± 1.4 (n = 11) |
| 非自立群 | 11.2 ± 2.0 (n = 7) | | 11.5 ± 1.1 (n = 30) | |
| | 11.2 ± 2.3 (n = 5) | 11.2 ± 1.7 (n = 2) | 11.6 ± 1.1 (n = 9) | 11.5 ± 1.2 (n = 21) |

でも，多数の既往歴を有した百歳の存在が知られている。

　男性百歳の身長(cm)は，150から154までの者が，最も多い。平均値は151.0±6.3であった。女性百歳は，140から144までが最多で，平均値は140.0±6.2である。

　一方，男性百歳の体重(kg)は，40から49までの者が最も多く，平均値は47.1±7.3であった。女性百歳は，35から39までが最も多く，平均値は36.9±6.6であった。体格指数に関して，BMIでは，男女とも17.4から26.3までの健常な体格域に入る者が最も多い。その平均値では，男性百歳が20.9±2.9，女性百歳が19.0±3.4であった。このBMIでいうと，女性百歳で31.8%もが「やせ」の範疇に入っている。男性百歳では，「やせ」は11.8%にとどまっている。「普通」の体格指数分類に含まれる者は，男性百歳で84.3%に上るのに対し，女性百歳では64.1%と少ない。

　貧血に関しては，生活状況と貧血の度合を調べるために，男性百歳27名，女性百歳102名の計129名について，居住別，および自立度別にヘモグロビン値を比較した(表4-3-30)。なお，種々の臨床検査項目における百歳のデータについては，第4章第4節を参照されたい。

　居住環境は，在宅者と特別養護老人ホーム入所者の2通りである。ただし近年は，老人保健施設への入所者も増加している。

　自立度は，食事動作・排泄(小便・大便)・起居動作・行動範囲・入浴・着脱衣の7項目である。この分け方は，先の調査と同様のものである。ただし，身体活動機能の項目のみに限定してある。

　ここで，動作は遅くても自分でできる，つまりほぼ生活自立している項目に4点，ないし普通に自分でできる，つまり生活自立している項目に5点を与え，その合計で28点以上を自立群とした。一方，各項目の動作が行い得ない者，あるいは一部かなりの介助を要する者を非自立群とし，その間の者を中間群として，ヘモグロビン濃度について比較した。

　自立群の男性百歳の末梢血におけるヘモグロビン値は，12.4±1.3 g/dl，同じく女性百歳では11.6±1.2 g/dlであった。ヘモグロビン値の比較では，男性百歳の方が女性より有意に高かった。また，自立群男性百歳の末梢血における赤血球数は403±54.7万/μl，同じく女性百歳では375±43.9万/μlであった。これについては男女間に有意差はなかった。

以上から男性百歳では，自立性に関して，自立群は非自立群に比してヘモグロビン値および赤血球数ともに有意な低下をみた。しかし居住環境においては，双方の項目で有意差がみられなかった。一方，女性百歳では，男性と比べれば有意に低いものの，女性同士の間には自立度ならびに居住環境の双方において，ヘモグロビン値および赤血球数ともに有意差がみられなかった。

心拍数については，男性平均値が $74.6 \pm 15.1$ bpm（拍／分），女性平均値が $76.5 \pm 13.0$ bpm であった（表 4-3-31）。安静を待って数回測定した後でもなお 90 以上の頻脈傾向のある者が，男性で 4 名（6.35%），女性で 37 名（12.9%）に認められた。頻脈傾向が一般の高齢者よりも比較的顕著にでるのは，心臓の病態を示すというより，背景として上半身裸になって医師の診察や医療者による検査に慣れていない沖縄長寿者の心理傾向があり，緊張性のものである可能性が高い。とくにこの傾向は女性百歳で顕著である。習慣性の心理傾向であるため，一時的な「安静」を狙っても難しいことが多い。

沖縄の百歳における不整脈の出現頻度は，男性で 52%，すなわち約半数であった。女性では 30%，すなわち 3 分の 1 弱に認められ，その不整脈の内訳は表 4-3-32 のようになる。

上室性期外収縮については，百歳全体で 3 分の 1 に認められ，最も多い。心室性期外収縮も，16%ほどみられ，両者合わせると期外収縮だけでも約半数を占める。もちろん，散発性(孤発性)のものが多いが，中には二段脈・三段脈の類もみられ，より危険性の高い頻拍に移行しやすいものもある。

次いで比較的多くみられるのは，心房細動・粗動の類で，5% 程度である。心臓弁膜症との関連で

表 4-3-31 心拍数の男女別割合

| 心拍数 (bpm) | 男性百歳 (n = 63) | | 女性百歳 (n = 286) | |
| --- | --- | --- | --- | --- |
| | 実数 | 比率 (%) | 実数 | 比率 (%) |
| 90〜 | 4 | 6.35 | 37 | 12.9 |
| 60〜89 | 40 | 63.5 | 197 | 68.9 |
| 〜59 | 3 | 4.76 | 5 | 1.75 |
| 不 明 | 16 | 25.4 | 47 | 16.4 |

表 4-3-32 心電図所見の割合

| 心電図所見 | 百歳全体 (n = 234) | |
| --- | --- | --- |
| | 実数 | 比率 (%) |
| 上室性期外収縮 | 76 | 32.5 |
| 心室性期外収縮 | 38 | 16.2 |
| 心房頻拍 | 6 | 2.56 |
| 心室頻拍 | 2 | 0.85 |
| 心房細動・粗動 | 12 | 5.13 |
| 房室ブロック（Mobitz II 以上） | 6 | 2.56 |
| Pacemaker（ペースメーキングリズム） | 3 | 1.28 |

生じていると考えられるものもある。わずかの例ではあるが，心室頻拍等のきわめて危険な不整脈のみられたケースもあった。この際は筆者らも可及的早期に，百歳とその家族に専門医受診を勧めている。Mobitz II 以上の比較的高度の房室ブロックも数は少ないが 2.5% ほどにみられ，今後起こり得る症状と病態を説明し生活上の注意を喚起した。I 度のような軽度の房室ブロックは，百歳では高頻度でみられる。ペースメーカーを埋め込んでいる百歳も，たしかに近年はみられるが 1, 2% 程度で多くはない。

血圧値に関して，百歳のような長寿者には，基本的に重症の高血圧症患者はいないと推察された（表 4-3-33）。とりわけ百歳たちの過去においては，高い血圧値や付随する症状で悩んでいた者は少ないと考えられる。ただし百歳現在の時点で，高血圧症と考えられる者もいないわけではない。そのような者は，おそらく病的というより生理的な老化の範囲での所見である。すなわち動脈硬化が血管に加わって，自然老化的に血圧基準値以上の値が出やすい状況にあり，これに緊張性もしくは白衣高血圧の類で，血圧が上がった可能性が高い。それについては，時間をおいて数回の測定を試行し判定することにしている。

さて百歳の血圧平均値は，男性で収縮期血圧 132 ± 20 mmHg，拡張期血圧 71 ± 12 mmHg であり，女性では収縮期血圧 130 ± 22 mmHg，拡張期血圧 73 ± 11 mmHg であった。対象が別な沖縄百歳の調査研究でも，収縮期血圧は 133.2 ± 20.9 mmHg，拡張期血圧も 74.2 ± 9.8 mmHg であり，正常の血圧レベルであった。

このように，長寿の要因を臨床医学的に探る際にもっとも興味ある視点の一つは，やはり循環器機能であろう。日本人の死因とくに高齢者の多くは直接的もしくは間接的に循環器と何らかの関係を有しており，百歳長寿者の死因の第 1 位も「心不全」となっている。この臨床的観点からの研究は，我々の沖縄百歳研究のシリーズの中でも最も早く着手したものであり，そのうちの心機能を中心とした調査結果の幾つかは既に報告されている。ここでは，それらの報告に基づき百歳の心機能を中心に，以後の基礎的研究および筆者らの臨床経験によって得た百歳の循環器に関する検討も加えて概要を述べる。

表 4-3-33　血圧値の男女別割合

| 血圧値 (mmHg) | 男性百歳 (n = 62) | | 女性百歳 (n = 279) | |
|---|---|---|---|---|
| | 実数 | 比率 (%) | 実数 | 比率 (%) |
| 高血圧(疑いを含める)<br>収縮期血圧 165 以上または拡張期血圧 95 以上 | 1 | 1.6 | 4 | 1.4 |
| 境界域高血圧<br>収縮期血圧 140 以上 164 以下または拡張期血圧 90 以上 94 以下 | 23 | 37.1 | 101 | 36.2 |
| 正常範囲または軽度低血圧<br>収縮期血圧 139 以下または拡張期血圧 89 以下 | 38 | 61.3 | 174 | 62.4 |

### 百歳の心機能（機械的動態）

心機能の機械的動態を知るため，まず最も簡便な方法としての聴診によると，160名の百歳中，心雑音が聴取された者は74名（46.3%）であった。このうち，駆出性収縮期雑音は66名（41.3%）であり，汎収縮期雑音は6名（3.7%），拡張期雑音は2名（1.2%）に認められた。これらは，その大半が大動脈弁または僧帽弁，あるいは双方の弁輪周囲の石灰化に基づく所見であると考えられる。また心臓のポンプ機能を調べるため，38名に対して超音波検査を施行したところ，大動脈弁石灰化は15名（39.4%），僧帽弁石灰化は9名（23.7%）に認められ，このうち僧帽弁狭窄症ならびに僧帽弁閉鎖不全症は各1名，大動脈弁狭窄症ならびに大動脈弁閉鎖不全症は，それぞれ7名，1名と考えられた。さらに，頸動脈波を用いた Systolic Time Intervals 検査の結果では，前駆出期（PEP）が90.2 msecで，左室駆出時間（LVET）が299.5 msecであった。それらの比を求め心拍数で補正した Weissler's Index は0.32であり，65歳の一般老人と比較すると有意な差は認められなかった。このように百歳ともなれば，総体的に心臓の機能とくにポンプ機能も低下しているが，年齢に比してその低下度は緩徐であると考えられる。

### 百歳の心機能（心電図所見）

先ほども追跡調査をした少数の例に対して心電図所見を示したが，電気的心機能を測定する簡便でしかも情報量の大きい検査として心電図がある。横断的に調べた137名という多数の百歳の心電図所見の結果がある（表4-3-34～4-3-40）。

まず電位でみると，左室肥大18名（13.1%）・右室肥大5名（3.6%）・両室肥大1名（0.7%）・低電位19名（13.9%）であり，正常範囲にある者は94名（68.6%）となった（表4-3-34）。

房室伝導（n = 132）でみると，I度房室ブロック14名（10.6%）・II度房室ブロック0名（0%）・III度房室ブロック2名（1.5%）・PQ短縮5名（3.8%）で，正常範囲者は111名（84.1%）であった（表4-3-35）。

脚ブロックについては，完全右脚ブロック15名（10.9%）・不完全右脚ブロック7名（5.1%）・完全左脚ブロック4名（2.9%）・不完全左脚ブロック1名（0.7%）・左前枝ブロック6名（4.4%）で，ブロックの無い者は104名（75.9%）であった（表4-3-36）。

異常Q波の出現頻度は，出現無しが123名（89.8%）で，有所見者14名（10.2%）のうちV1から

表4-3-34 心電図所見（電位）

| 電位 | 実数 | 比率（%） |
|---|---|---|
| 正常範囲 | 94 | 68.6 |
| 左室肥大 | 18 | 13.1 |
| 右室肥大 | 5 | 3.6 |
| 両室肥大 | 1 | 0.7 |
| 低電位 | 19 | 13.9 |

表 4-3-35　心電図所見（房室伝導）

| 房室伝導 | 実数 | 比率（%） |
| --- | --- | --- |
| 異常なし | 111 | 84.1 |
| I 度房室ブロック | 14 | 10.6 |
| II 度房室ブロック | 0 | 0 |
| III 度房室ブロック | 2 | 1.5 |
| PQ 短縮 | 5 | 3.8 |

表 4-3-36　心電図所見（脚ブロック）

| 脚ブロック | 実数 | 比率（%） |
| --- | --- | --- |
| 異常なし | 104 | 75.9 |
| 完全右脚ブロック | 15 | 10.9 |
| 不完全右脚ブロック | 7 | 5.1 |
| 完全左脚ブロック | 4 | 2.9 |
| 不完全左脚ブロック | 1 | 0.7 |
| 左前枝ブロック | 6 | 4.4 |

表 4-3-37　心電図所見（ST 変化）

| ST 変化 | 実数 | 比率（%） |
| --- | --- | --- |
| ST 上昇 | | |
| I 及び II 誘導 | 1 | 1.0 |
| V1 誘導 | 57 | 55.3 |
| V5 誘導 | 0 | 0 |
| ST 低下（horizontal type） | | |
| I および II 誘導 | 11 | 10.7 |
| V1 誘導 | 0 | 0 |
| V5 誘導 | 29 | 28.2 |

V6 の胸部誘導に認められる者は 6 名（4.8%）であった。

　ST 変化（n = 103）については，有所見者を電極部位別にみると，ST 上昇は I および II 誘導では 1 名（1.0%），V5 誘導は 0 名（0%）であるが V1 誘導では 57 名（55.3%）にみられた。また ST 低下では，horizontal タイプが I および II 誘導では 11 名（10.7%），V1 誘導は 0 名（0%）で V5 誘導に 29 名（28.2%）みられる（表 4-3-37）。さらに sagging タイプや junctional タイプについては，I・II および V1・V5 誘導の広範囲に 2 ないし 7 名（1.9〜6.8%）程度の割合でみられた。

　T 波（n = 103）に関しては，陰性 T 波の出現頻度が，I および II 誘導では 11 名（10.7%），V1 および V5 誘導で 64 名（62.1%）の百歳に認められた。平坦 T 波は，I および II 誘導では 43 名（41.7%），

V1 および V5 誘導で 27 名（26.2%）であった（表 4–3–38）。

基本リズムについては，洞調律が 127 名（92.7%），心房細動が 5 名（3.7%），心房調律が 2 名（1.5%）であり，以下心室調律・移動性ペースメーカー・多源性心房頻拍がそれぞれ 1 名（0.7%）にみられた（表 4–3–39）。

さらに期外収縮では，上室性（SVPC）が 89 名（68.5%）（うち頻脈性として 6 bpm 以上が 10 名：7.7%），心室性（PVC）が 123 名（89.8%）（うち頻脈の 1 bpm 以上もしくは多源性 PVC 6 名：4.4%）も認められた（表 4–3–40）。

このように，伝導系障害としての房室ブロックや右脚ブロック，あるいは調律上の異常所見は高頻度であり，動脈硬化やアミロイド変化等に由来する代謝性の加齢変化であると思われる。また局所性の心筋壊死を示す異常 Q 波の有所見者も 10.2% にみられ，虚血性所見としての ST 変化や T 波異常も半数近くに認められるが，これらは胸痛などの症状や心筋酵素上昇などの他の検査異常もみられないため，ほとんどの例は炎症や代謝障害に由来する病変を示していると考えられる。

表 4–3–38　心電図所見（T 波）

| T 波 | 実数 | 比率 (%) |
| --- | --- | --- |
| 陰性 T 波 | | |
| I および II 誘導 | 11 | 10.7 |
| V1 および V5 誘導 | 64 | 62.1 |
| 平坦 T 波（T 波平低化） | | |
| I および II 誘導 | 43 | 41.7 |
| V1 および V5 誘導 | 27 | 26.2 |

表 4–3–39　心電図所見（基本リズム）

| 基本リズム | 実数 | 比率 (%) |
| --- | --- | --- |
| 洞調律 | 127 | 92.7 |
| 心房細動 | 5 | 3.7 |
| 心房調律 | 2 | 1.5 |
| 心室調律 | 1 | 0.7 |
| 移動性ペースメーカー | 1 | 0.7 |
| 多源性心房頻拍 | 1 | 0.7 |

表 4–3–40　心電図所見（期外収縮）

| 期外収縮 | 実数 | 比率 (%) |
| --- | --- | --- |
| 上室性（SVPC） | 89 | 68.5 |
| 心室性（PVC） | 123 | 89.8 |

複数回答

**その他の臓器機能**

　肝機能の平均値では，男女とも正常範囲であった。肝機能異常の出現率は，GOTとGPTがともに41 (IU/l) 以上の値を呈した場合に異常と判定するとしたとき，百歳では女性でわずかに1名みられたのみで，男性では皆無であった。総体的に百歳は肝臓には問題がないと考えられた。

　腎機能の評価は，幾つかの一般検査あるいはときに特殊検査などの結果の指標を総合して判定すべきであるが，百歳の家庭訪問検診では制限も多く，確定的に行うのは困難である。ここでは血清クレアチニンの値による推定に留めるのみとした。ただしクレアチニンは，毎日の生成量はほぼ一定で，食事の影響はほとんど受けない最も有力な一般的腎機能スクリーニング手段の一つであるため，各医療機関で広く行われている。この血清値は糸球体濾過値（GFR）に依存しているので，GFR，したがって腎機能の良き指標になる。

　クレアチニンの平均値 (mg/dl) は，男性 $1.2 \pm 0.3$（基準値：$0.6 \sim 1.1$），女性 $0.9 \pm 0.4$（基準値：$0.4 \sim 0.9$）で，男性はやや高値，女性は正常上限であったが，ほぼ正常範囲と考えてよい。疑いの例を含めて腎機能異常の出現率は，男性でやや高く19%，女性は5%程度と推定される。しかし，明らかに正常範囲と思われる者は，男女ともほぼ同値で6割近くを占めていた。

　百歳では腎機能に問題のある方も若干みられたが，その一症状として浮腫がある。軽度の下腿浮腫は，それのみではさほど臨床的意義は少ないが，中等度では種々の病態を考慮すべきであろう。中等度浮腫出現の比率は，男女ともほぼ同値で約5%を占めた。これは，上で見た女性百歳における腎機能異常の出現率にきわめて近い数値である。この意味からは，上の腎機能異常出現状況を反映していると言えるかも知れない。しかし，高齢女性には老化に伴う血管脆弱性の問題があり，とりわけ下腿にはよくみられる。じっさい多数の女性百歳で，静脈脆弱を思わせる皮下出血痕が多少とも

表 4-3-41　肝機能（平均値）

|  | 男性 | 女性 |
|---|---|---|
| GOT (IU/l) | $21.3 \pm 8.9$ | $20.0 \pm 8.3$ |
| GPT (IU/l) | $12.5 \pm 8.1$ | $10.5 \pm 5.9$ |

表 4-3-42　肝機能異常出現率

| 肝機能 | 男性 | | 女性 | |
|---|---|---|---|---|
|  | 実数 (n = 126) | 比率 (%) | 実数 (n = 572) | 比率 (%) |
| 正　　常* | 121 | 96.0 | 529 | 92.5 |
| 境界域(疑)** | 3 | 2.38 | 8 | 1.40 |
| 異　　常*** | 0 | 0 | 1 | 0.17 |
| 不　　明 | 2 | 1.59 | 34 | 5.94 |

　　* GOTとGPTがともに41 (IU/l) 未満の値を呈した。
　　** GOTとGPTとのいずれか一方が，41 (IU/l) 以上の値を呈した。
　　*** GOTとGPTがともに，41 (IU/l) 以上の値を呈していた。

表 4-3-43　腎機能異常出現率

| クレアチニン* | 男性 | | 女性 | |
|---|---|---|---|---|
| | 実数 (n = 63) | 比率 (%) | 実数 (n = 286) | 比率 (%) |
| 正常範囲 | 36 | 57.1 | 164 | 57.3 |
| 境界域もしくは異常** | 12 | 19.0 | 15 | 5.24 |
| 不　　明 | 15 | 23.8 | 107 | 37.4 |

＊腎機能指標の1つ，＊＊「異常」は推定

表 4-3-44　浮腫出現率*

| 浮　腫 | 男性 | | 女性 | |
|---|---|---|---|---|
| | 実数 (n = 63) | 比率 (%) | 実数 (n = 286) | 比率 (%) |
| 無　　し | 35 | 55.6 | 210 | 76.6 |
| 軽　　度 | 22 | 34.9 | 49 | 17.9 |
| 中 等 度 | 3 | 4.76 | 12 | 4.38 |
| 不　　明 | 3 | 3.17 | 15 | 5.47 |

＊主に下腿もしくは足背

表 4-3-45　四肢麻痺出現率

| 四肢麻痺 | 男性 | | 女性 | |
|---|---|---|---|---|
| | 実数 (n = 63) | 比率 (%) | 実数 (n = 286) | 比率 (%) |
| 無　　し | 56 | 88.9 | 256 | 89.5 |
| 有　　り | 2 | 3.17 | 16 | 5.59 |
| 不　　明 | 5 | 7.94 | 14 | 4.90 |

みられている。したがって，数値の合致はともかく，必ずしも腎機能異常と浮腫出現は同じ病態ではない。むしろ先に述べたように，軽度の pitting edema は血管老化と血液環流の滞りや遮断に伴うリンパ液漏出，あるいは低タンパク血症や低アルブミン血症に由来する一症状であることが多い。

四肢麻痺出現率には，単麻痺あるいは半身麻痺が含まれている。これらは男性では 2 名，3.17% に，女性では 16 名，5.59% にみられた。そのほとんどは脳血管障害後遺症によるものである。そのうちの約半数が，ほぼ寝たきりの状態で在宅でケアされていた。

関節拘縮については，その部位の多くは膝関節である。拘縮のある者は男性では 4 分の 1，女性では 3 分の 1 の者にみられた。これは ADL の極度低下，とくに寝たきり状態の結果として起こる場合も多いが，老化による変形性関節炎あるいはリウマチ性関節炎の悪化に伴って，それらの終末像である可能性もある。

肺の異常音出現については，その大半は乾性ラ音である。外見上あくまで健常状態での検診であるから，湿性ラ音は少ない。呼吸困難等の異常やその他の胸部症状は多くの場合みられない。した

表 4-3-46　関節拘縮出現率

| 関節拘縮 | 男性 | | 女性 | |
|---|---|---|---|---|
| | 実数 (n = 63) | 比率 (%) | 実数 (n = 286) | 比率 (%) |
| 無　し | 43 | 68.3 | 167 | 58.4 |
| 有　り | 17 | 27.0 | 104 | 36.4 |
| 不　明 | 3 | 4.76 | 15 | 5.24 |

表 4-3-47　肺異常音出現率*

| ラ音 | 男性 | | 女性 | |
|---|---|---|---|---|
| | 実数 (n = 63) | 比率 (%) | 実数 (n = 286) | 比率 (%) |
| 無　し | 54 | 85.7 | 237 | 82.9 |
| 有　り | 8 | 12.7 | 41 | 14.3 |
| 不　明 | 1 | 1.59 | 8 | 2.80 |

＊主に乾性ラ音 (dry rale)

がって，膠原病のような病態よりも，生理的老化としての変性や線維化等が考えられる．

　以上みてきたように，百歳の多くは必ずしも病的な状態におかれているとは言い難いが，心臓血管系を中心に異常所見がかなり出現していたのも事実である．例えば，不整脈の出現や心筋虚血所見の存在などである．しかし，その多くは必ずしも今すぐ死の危険のある所見ではなく，その前段階か，非致死的病変の所見であろう．生理的老化に属する考え方が強いが，それでも恒常性(ホメオスターシス)が破綻する危険性は高いことは，一般高齢者と同様である．それはちょうど，何らかの原因でいったん傾いた「やじろべえ」が，元の直立状態に戻れるかどうかの様相に似ている．若い健常者であれば，ほとんど倒れるくらいに傾けてもすぐ元通りに直立するが，百歳や一部の虚弱な一般高齢者では，わずかの傾きでも直立状態に戻ることはできず倒れてしまうことが多いであろう．ホメオスターシスの破綻とはまさにこのような状態である．すなわち，疾病罹患の予備群であることは間違いない．ただし，遺伝が関与した優秀な免疫力の存在も否定できず，今後の研究の進展が待たれるところである．

　百歳のような超高齢者は，疾病罹患に関して特別なエリートというよりも，相対的に良好な遺伝性や総合的な環境，あるいは行動パターンによって，身体の生理的老化が非常に遅延された状態にある，という見方の方がより適切であると思われる．したがって，百歳であろうと，いつかはホメオスターシスの破綻によって病気や死がやってくることは確実で，その病名や死因も一般高齢者と特別変わるものではないことはこれまでの調査結果でも明らかである．

　最後に，先の調査で現病歴で疾病を有していて死亡に至った者がわずか 1 名 (4.5%) で，疾病を有していても存命している者 10 名 (27%) を大きく下回った．このことは，超高齢にあっては慢性疾患の有無で予後の良否が規定されるというよりも，しっかりとした医療管理の成否がむしろ重要な因子となり得る可能性を示唆するものと思われる．百歳の罹患疾病は多岐にわたるものの，いわゆ

る生活習慣病は比較的少なく，現病歴として要医療につながっている例は比較的少なかった。しかし百歳のような超高齢者は，ホメオスターシスの幅も狭く，軽微な環境変化と些細な症状で不幸な転帰を辿ることも少なくないことも認められた。そして，そのような超高齢者の健康破綻に対する家族の疾病行動は，本人および家族の保健意識によって多様であることが窺われた。

## 百歳症例の疾患に関する臨床研究

### 24時間血圧を測定できた高血圧症例

一般に血圧，とくに収縮期血圧は加齢と共に上昇すると言われている。本邦でも老年期高血圧が問題になっており，今後はとくに後期高齢者における高血圧の予防や治療方法が重要な課題の一つになってくることが予想される。しかしながら，後期高齢者，とりわけ超高齢者と言われる長寿者の血圧日内変動を報告した例は，これまでのところ知られていない。筆者は，降圧薬を投与する前後にわたり，血圧日内変動を観察できた百歳の一例を経験したので，その研究の概要を述べる。

対象となった症例は，102歳の男性で，職業は元農業であった。ただし，「元農業」とは言っても，天気の良い日はほとんど必ず畑に出て草取りや鍬入れをして土を耕すほどの，身体活動豊かな百歳であった。当時の体格は，身長140.5 cm，体重は42.0 kgであった。

既往歴として，肺結核を60歳，膀胱結石を97歳に経験している。しかし，これまでに高血圧を指摘されたことはなかった。

平成5年8月より筆者らの訪問検診を受けており，8月及び12月の検診では，血圧がそれぞれ140/80 mmHg，140/70 mmHgで正常範囲であった。

現病歴は，次のようなものである。

平成6年3月頃より，自宅の自動血圧計で収縮期血圧値が190 mmHg以上を示すことがときおりあったため，念のため家族が近医を受診させた。そこで，ただちに「高血圧症」の診断にて降圧薬（一般名：Nifedipine, 20 mg/day）の投与を受けるようになった。ちなみに，このような半ばマニュアル通りの，個人の病態をよく見極めない段階からすぐ始める投薬は，循環器専門以外，とくに他科専門ながら「内科」の看板を掲げている医療機関では非常にしばしばみられることである。

案の定，内服後は百歳自らが身体の失調に気づき，気分不良を訴え，自主的に服薬を中止してしまった。あとに残ったものは百歳の医者不信であり，投薬に対する恐怖であった。そこで，6月下旬に筆者が訪問した際に，本人および家族から血圧精査を依頼されたものである。24時間自動血圧測定の意義と問題点について，家族と本人によく説明し，実際に日中に数回試行して本人の状態を確かめた。なお，この時間帯に昼寝も含まれた。数回の試行後からは慣れた様子で，同じ身体状態の時における血圧変動は少なくなった。

現症として血圧は150/76 mmHgと，その時は薬を中断していたためか，それほど高くはなかった。診察上，貧血や黄疸は認めない。胸部の聴打診でも，とくに異常なく，腹部の触診で肝脾を触知しない。四肢に，浮腫や拘縮あるいは麻痺を認めず，その他神経学的異常所見もない。

臨床検査所見では，末梢血液検査で白血球数7300/μl，赤血球数474万/μl，ヘモグロビン値14.0 g/dl，ヘマトクリット42.4%，そして血小板数は20.2万/μlであった。

　血液生化学検査では，総蛋白7.0 g/dl，アルブミン3.7 g/dl，A/G比1.1，空腹時血糖値95 mg/dl，クレアチニン0.8 mg/dl，GOT 21 IU，GPT 15 IU等であった。

　心電図検査では，完全右脚ブロックの所見のみが認められた。

　以下に臨床経過を述べる。

　血圧の日内変動を知るべく，24時間の収縮期および拡張期血圧，ならびに心拍数記録を携帯型自動血圧計を用いて実施した。測定は午前6時から翌朝の同時刻6時まで行い，6時から22時までは15分間隔，以後6時までは睡眠中のため30分間隔と長めに設定して測定した。睡眠阻害を心配したが，翌朝訪問してみると，それほど気にならなかったと話していた。

　さて，その結果であるが，内服中止時の24時間を通じての収縮期血圧の平均値は152 mmHgであり，拡張期血圧のそれは75 mmHgであった。

　次に，Nifedipine 10 mg（20 mgではない）を内服してもらった後，ふたたび服薬後の血圧日内変動を記録した。この際の24時間の収縮期血圧の平均値は142 mmHgであり，拡張期血圧値のそれは63 mmHgであった。たしかに，全体的にみて，血圧は平均値でも10 mmHgほど降下している。

　本人の心理状況や症状はどうだったのであろう。聞いてみると，服薬後は不安のためか，終日を家の中もしくはベッド上で過ごしたと言う。しかし，明瞭な自覚症状は，家族にも訴えていない。本人に確認しても，とくになかった，と話している。

　服薬前と服薬後の血圧差は，内服後の12時間，すなわち覚醒活動時間帯の8時30分から20時30分にかけての降圧の程度が著しいことがわかった（図4-3-1）。

　ところで筆者は，先に対象が別な百歳40名の動脈硬化に関する研究報告の中で，血圧についての結果も示したが，血圧平均値（±標準偏差）は収縮期血圧が133.2±20.9 mmHg，拡張期血圧は74.2±9.8 mmHgであった。このように，一般的には，百歳の多くは良好な血圧値を保っていると考えられるが，血圧日内変動は加齢とともに大きくなるとも言われている。

　一方で，体位変化や行動に伴う血圧の短期変動性は加齢の影響を受けるが，概日リズムの変動は少ないとも言われる。したがって，百歳の場合も，一般高齢者以上に，少なくとも短期血圧変動には異常を来しやすい状況におかれていることは十分に考えられる。また，受診の経験の稀な高齢者，とくに本例のごとき，百歳に至るまで健康そのもので，受診経験すらほとんどない超高齢者の場合の随時血圧測定においては，白衣高血圧が出現する可能性も高い。まず，ほとんどと言ってよいであろう。白衣高血圧とは，ふだん血圧のさほど高くない者でも，病院での問診や診察時，あるいは場所は問わず，医療者による検診の際の血圧測定時に緊張のため交感神経が興奮し，一時的な「高血圧」を呈すものである。

　高血圧の正確な診断と個々の病態に合った治療は，診療の費用効果の改善にもつながって好ましいものである。したがって，可能であれば，超高齢者に対しても降圧薬投与後の24時間にわたる血圧日内変動をみることが望ましく，それによって妥当な投薬計画ができると考えられる。

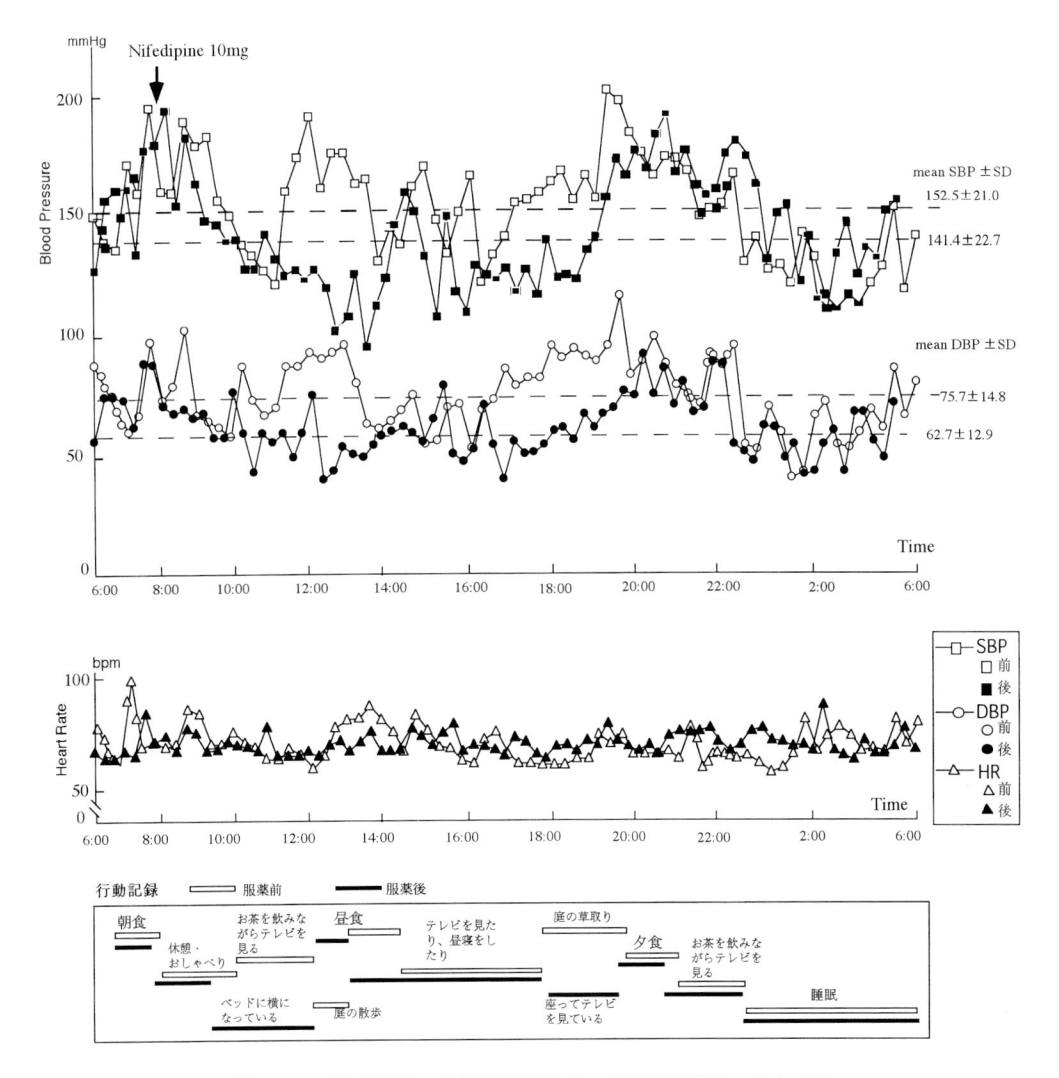

図 4-3-1 男性百歳における服薬前後の血圧及び心拍の日内変動

　また，本例は拡張期心雑音もなく，血液データの異常や臨床的合併症が認められなかったことから，大動脈弁閉鎖不全症や甲状腺機能亢進症，貧血，さらに腎機能・肝機能等の臓器障害や耐糖能異常の存在は考え難いのである。

　一般に老年者高血圧の治療は，若壮年に対する一般的治療とは異なった観点に立った治療対応が要求される。循環器内科専門医に対するアンケート調査の結果をみると，本邦の高血圧専門家の半数は，治療対象について年齢の上限を設けていないということになっている。80 歳代での治療対象の血圧値として，収縮期血圧では 170 mmHg 以上が 43% と多く，180 mmHg 以上（32%）がこれに次いでいた。降圧目標値は，収縮期血圧で 160 mmHg 未満が 55% と多いが，140 mmHg 未満とした者はわずか 1% である。

　また，精神機能維持の観点から，高齢者の降圧療法においては 160 mmHg を目標とするマイルド

な血圧コントロールを推奨している研究者もいる。さらに，高齢者の高血圧例が降圧薬投与を中止した経過を追ってみると，中断前に170 mmHg以上と高かった者は中止による血圧変動が僅かであったという報告もある。ただ本百歳では，内服後の収縮期血圧の平均値は141.4±22.7 mmHg（最低値94 mmHg）と，内服前（152.5±21.0 mmHg）に比べ有意に下がっていたことに注意せねばならない。

ちなみに本百歳は，その後も不安のため内服を中止しているが，自測血圧値もほぼ140〜150/70〜80 mmHgと良好に推移している。そして，103歳の現在も，鍬を手に畑を耕すほどに「かくしゃく」として元気である。

他方で，高齢者には起立時低血圧が多いことが指摘されているが，本例が血圧低値を示した際の行動は，内服前後ともに必ずしも起立時ではなかったのである。同じ理由で，脈拍の日内変動が，血圧とくに収縮期血圧のそれに比して変動値が小さいのも，超高齢においては自律神経の鋭敏な反応よりも，動脈硬化性の器質的変化に起因する機序を示唆しているように思われる。先の専門家に対するアンケート調査では，使用量については対象の見解が不明だったが，降圧薬の種類としてはCa（カルシウム）拮抗剤が最も多く，ACE阻害剤がこれに次ぐとなっていた。Ca拮抗薬による血圧降下が若年者に比べて用量依存性が強く，増量の際は過降下に留意すべきであることも言われている。

以上を考慮すると，本百歳では，百歳という超高齢と白衣効果の影響，24時間の血圧変動，副作用とQOL（Quality of daily living; 生活の質），さらには生活行動背景等を考慮せずに，初回よりNifedipine 20 mgの投与が行われたものであって，加療が少し性急すぎたように考えられる。

本百歳の内服前後の血圧較差は，収縮期も拡張期の血圧値も内服約3時間後より大きくなり，収縮期では最大で100 mmHg前後下がっている時間帯も見られているのである。行動の若干の違いを考慮しても，この較差ではQOL上も大きな影響が避けられず，それが「気分不良」の不定愁訴となって現れた可能性が高い。

また先述のように，精査の際は10 mgの内服で様子をみたが，もし全量服用していたとすれば，終日にわたって自覚症状が出現した可能性も否定できないのである。このように一般的には，高齢者における降圧薬投与は少量から開始すると言われ，またそれは確かであるが，他方で高齢においては少量でも過度な降圧の危険性や，用量依存性なためCa拮抗薬の増量の際にはことに血圧低下に留意すべきであるとの報告もみられることも事実である。したがって，超高齢者においては，さらに少ない量の段階から徐々に進めるか，あるいは本例がその後服用を中止しながらも，今日なお良好な気分と血圧値，すなわち良いQOLを保っていることから，当初の時点でむしろ，より長期の観察期間を設定すべきではなかったか，という治療的立場もまたあるのではないかと思われる。場合によっては，降圧治療の必要性をあらためて再検討する患者のQOLを最大限尊重する医師としての「勇気」も必要であろう。

本研究によって，超高齢者の高血圧例への降圧薬投与はきわめて慎重におこなう必要性と，副作用とQOLへの配慮がより一層重要であることが示唆されたと思う。またこのことが，長い目で見れば結局は超高齢者の診療継続のコンプライアンスを高めることにもつながって，医師の側にも有利であると思われる。じじつ本百歳は，もはや二度と先の医院には通っていない現実があるからであ

る。

**日本最長寿男性のカルテ（疾病編）**

他方で，もう一つ，本邦の「最長寿男性」であったT翁の血圧を縦断的に追った結果がある。

その事例についての詳細は，後述されるが，血圧推移については，疾患としての観点から，ここで少し述べておく。

日本最長寿男性であったT翁の身体測定値は，100歳時の身長149 cm，体重55 kgで，以後体重の変化について101歳時52.5 kg，102歳時53 kg，103歳時50 kg，105歳時46 kg，106歳時42 kg，108歳時40 kg，109歳時35 kg，となっている。112歳時は，しかし，31 kgとかなり低かった。

こうして，100歳時に55 kgあった体重は，入院直前の108歳時に40 kgとなり，それに至る8年間は年平均1.87 kgずつ減少していた。100歳以降の12年間で最も減少率の大きかったのは，108歳から109歳の間の5 kgで，これは入院という大きな環境変化を挟んでいる。逆に，最も減少率の小さかったのは，101歳から102歳の間の0.5 kgであり，在宅でT翁の身辺変化がもっとも少なく，心身ともにもっとも落ち着いた時期であったと思われる。

筆者は，T翁が100歳になった以降，しばしば訪問による在宅健康相談に当たり，また入院後は一時，T翁の主治医を務めた経験があるので，ここで彼の臨床医学的な経年的推移を少し詳しく述

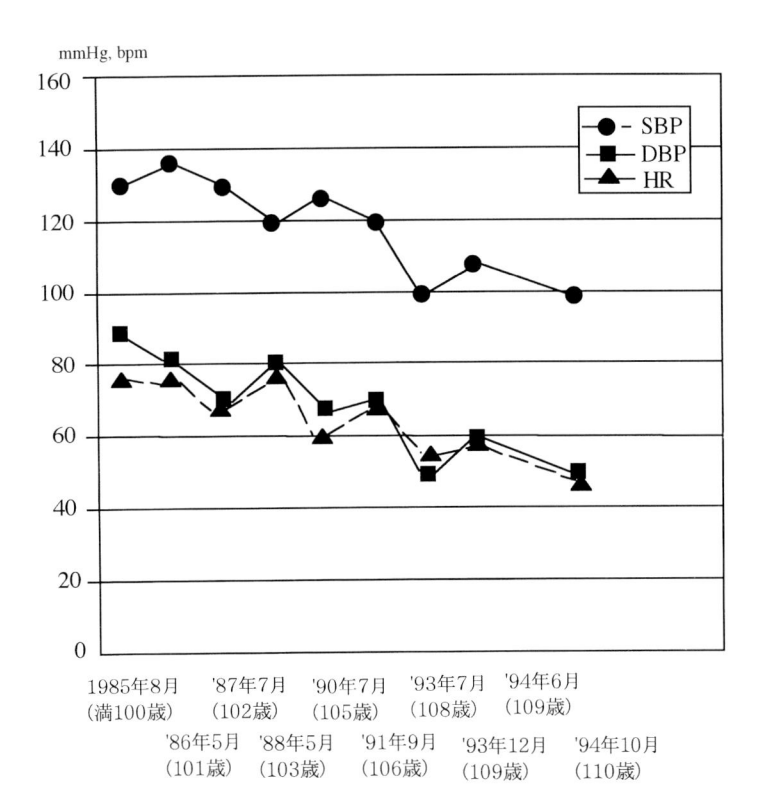

**図 4-3-2** 男性百歳（最長寿者）の血圧の推移

べてみたい。

聴打診等の身体変化については，初回時と同様に，10年間を通じて大きな異常はみられなかった。ただし，入院後に不整脈がみられるようになった。また，T翁の血圧値は，収縮期・拡張期とも経年的に低下し，100歳時と110歳時の10年間に収縮期血圧(いわゆる上の血圧：SBP)が約30 mmHg，拡張期血圧(いわゆる下の血圧：DBP)は約35 mmHgほどの差をみている(図4-3-2)。心拍数(HR)も，拡張期血圧値に平行して減少している(図4-3-2)。もともと高血圧症の既往はなく，また減少しているとはいえ，この年代としては低血圧症と言えるほどの異常値として対処すべきものでない。

このように，T翁の血圧値は，経年的推移で収縮期・拡張期とも10年間で30 mmHg前後低下しているが，期間を通じて高血圧はみられなかった。超高齢者の中には，一定期間，高血圧症を呈する者もみられるが，血圧に関して百歳の多くはT翁のように正常範囲である。

T翁の心電図の変化をみると，100歳時では慢性的な心筋虚血(陳旧性心筋梗塞)所見のみであったものが，105歳時に完全左脚ブロックの所見が加わり，さらに106歳時には上室性ならびに心室性の期外収縮が，散発性ではあるが認められるようになった。なお，この種類の不整脈は，109歳時より，4〜6回/分と目立って増えて現在に至っている。

以上から，T翁の心電図所見は，100歳時点で既に，いわゆる「無症候性心筋虚血(陳旧性心筋梗塞)」の所見を呈していたと考えられる。翁のみならず，先述のように，一般に心血管の動脈硬化に対する加齢の影響は，百歳のごとき超高齢者でも回避はできない。

（秋坂真史）

## 第4節　臨床検査成績

　ある集団における臨床検査の標準値を考える場合，本来それらの集団が本当に健康であるか否かが重要なポイントになってくる。しかし，高齢者では若年層よりも疾患を持つ場合が多く，見かけ上は元気(健康)であっても潜在的に何らかの疾患を患っている場合が多い。しかも，それが百歳という長寿に関してのエリート集団であれば，その傾向は尚更である。無病息災から一病息災，二病息災などと変化している現代社会において，病気のない本当に健康な百歳は稀である。したがって，一部の健康百歳の平均値をもって，「百歳の標準値」とすることには多少問題が残ると思われる。

　今回「百歳の臨床検査値」を検討する上で，それらを考慮して母集団となる百歳群の選択には，疾病有無を中心にふるいにかけて得られた少数の「エリート百歳」ではなく，たとえ潜在疾患を持っていたとしても，日常生活においていかに自立しているかを基準に自立百歳を選択して検討を行った。ただし，医療機関によって診断され投薬を受けているような，明らかな疾病罹患の百歳は対象から除外した。

　また，自立群と寝たきり群の間で臨床検査値にどのような差があるか，とりわけ男女間においてどのような差がみられるかを重点的に比較検討した。

　具体的には，百歳における臨床検査データの平均値を求めるとともに，性差および日常生活動作能（ADL: activity of daily living）の検査値への影響について検討した。

　対象となった百歳は，我々のフォローアップとしての再健診で承諾を得られた沖縄本島在住の男性40人，女性135人の計175人である。平均年齢は男性100.7歳(100～107歳)，女性100.9歳(100～107歳)である。

　方法としては，既に簡単な問診や診察等で明らかな症病を有しないと考えられた百歳の居住する自宅，老人ホーム等を訪問し，本人及び家族の了解を得て採血や検査等を行った。内容は，問診，聴診，血圧測定，ADL評価および血液生化学的検査等である。なお，採血は仰臥位にて正中静脈より21G翼状針および20 mlシリンジを用いて行い，必ずしも空腹時ではない。

　各項目ごとに，自立群と寝たきり群の2群について，男女差を比較した。また，男女ごとに自立群・寝たきり群間の差を比較した。自立群と寝たきり群については，厚生省の日常生活自立度(寝たきり度)判定基準（表4-4-1）から，ランクJ・Aを自立群，ランクB・Cを寝たきり群とした。

　各項目の平均値および標準偏差をそれぞれ表に示し，有意差の見られた項目については，すべて図示した。結果は，以下のようになった。

## 1. 平均値の比較

### 1) 年齢・自立度

年齢の平均値および標準偏差は，男性では自立群(100.4±1.5歳)，寝たきり群(101.3±2.1歳)で有意差は認められなかったが，女性では自立群(100.0±1.1歳)，寝たきり群(101.3±2.0歳)と寝たきり群が高かった。男女間において，自立群・寝たきり群ともに差は認められなかった(表4-4-2，図4-4-1)。なお，以下の表で，「有意差」は縦が男女間，横が自立度間のものを表している。

ここで自立群/寝たきり群の比をみると，男性は2.6と自立群が圧倒的に多いのに対し，女性では対照的に0.5と寝たきり群が多くみられた。

超高齢者のADLで平均点は男性の方が良いという結果は，日本以外にもフランス，スウェーデン，フィンランド，ハンガリーの百歳でも同様に認められている。

### 2) 末梢血検査

表4-4-3は，末梢血検査における各項目毎の平均値および標準偏差である。血小板と網状赤血球

表4-4-1 障害老人の日常生活自立度(寝たきり度)判定基準

| 生活自立 | ランクJ | 何らかの障害等を有するが，日常生活はほぼ自立しており独力で外出する。<br>1 交通機関等を利用して外出する<br>2 隣近所へなら外出する |
|---|---|---|
| 準寝たきり | ランクA | 屋内での生活は概ね自立しているが，介助なしには外出しない。<br>1 介助により外出し，日中はほとんどベッドから離れて生活する<br>2 外出の頻度が少なく，日中も寝たり起きたりの生活をしている |
| 寝たきり | ランクB | 屋内の生活は何らかの介助を要し，日中もベッド上での生活が主体であるが座位を保つ。<br>1 車椅子に移乗し，食事，排泄はベッドから離れて行う<br>2 介助により車椅子に移乗する |
|  | ランクC | 一日中ベッド上で過ごし，排泄，食事，着替えにおいて介助を要する。<br>1 自力で寝返りをうつ<br>2 自力で寝返りもうたない |
| 期　間 | | ランクA, B, Cに該当するものについては，いつからその状態に至ったか<br>　　　年　　　月頃より(継続期間　　　年　　　か月間) |

＊判定にあたっては補装具や自助具等の器具を使用した状態であっても差し支えない。

表4-4-2 年齢の平均値

|  |  | 男性 (N=40) | 女性 (N=135) | 有意差 |
|---|---|---|---|---|
| 年齢(歳) | 全　体 | 100.7±2.0 (40) | 100.9±1.9 (135) | n.s. |
|  | 自 立 群 | 100.4±1.5 (29) | 100.0±1.1 ( 43) | n.s. |
|  | 寝たきり群 | 101.5±2.9 (11) | 101.3±2.0 ( 92) | n.s. |
|  | 有 意 差 | n.s. | $p < 0.001$ |  |

第4章　男性百歳の研究

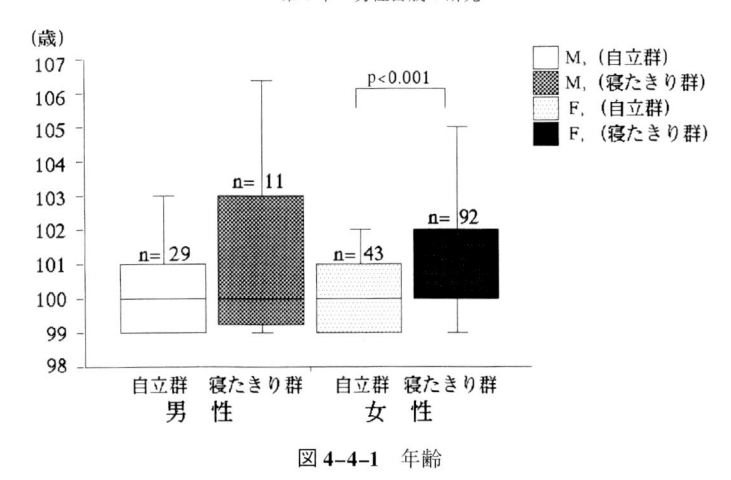

図4-4-1　年齢

において，自立群での男女差および男性での自立・寝たきり群間の差が認められた。

① 白血球数（WBC）

白血球数の平均値および標準偏差は，男性は自立群（6,006.9 ± 1,948.2/μl）と寝たきり群（6,045.5 ± 834.7/μl）の間に有意差は認めなかった。女性でも，自立群（5,527.9 ± 1,368.2/μl），寝たきり群（5,821.7 ± 1,835.6/μl）に有意差は認められなかった。男女差は，自立群・寝たきり群ともに認められなかった。

② 赤血球数（RBC）

赤血球数の平均値および標準偏差は，男性で自立群（375.7 ± 48.9 万/μl），寝たきり群（375.6 ± 51.2 万/μl）に有意差は認められなかった。女性では，自立群（365.7 ± 62.2 万/μl），寝たきり群（367.4 ± 57.4 万/μl）と，こちらも有意差は認められなかった。男女差は，自立群・寝たきり群ともに認められなかった。次の Hb も同様であるが，本来基準値で男女差のある項目で有意差がなかったということは，それらが正常範囲であれ異常範囲であれ，女性で高く男性で低く出た結果であると思われる。

③ Hb（ヘモグロビン）

ヘモグロビンの平均値および標準偏差については，男性では自立群（11.4 ± 1.3 g/dl），寝たきり群（11.5 ± 1.9 g/dl）の間に有意差はなかった。女性でも，自立群（11.0 ± 1.8 g/dl），寝たきり群（11.0 ± 1.8 g/dl）には有意差は認められなかった。男女差は自立群・寝たきり群ともに認められなかった。

④ Ht（ヘマトクリット）

ヘマトクリットの平均値および標準偏差は，男性で自立群（35.1 ± 4.0%），寝たきり群（35.1 ± 5.2%）で有意差はなかった。女性も，自立群（34.2 ± 5.4%），寝たきり群（34.3 ± 5.3%）との間に有意差は認められなかった。男女差は自立群・寝たきり群とも認められなかった。

⑤ MCV（平均赤血球容積）

MCV の平均値および標準偏差は，男性の自立群（93.8 ± 4.2 fl），寝たきり群（93.4 ± 3.1 fl）の間に有意差は認められなかった。女性では，自立群（93.9 ± 7.4 fl），寝たきり群（93.6 ± 5.9 fl）で，こちらも有意差は認められなかった。男女差は，自立群・寝たきり群ともに認められなかった。

表 4-4-3　末梢血データの平均値

| 項目 | 自立度 | 男性 (N = 40) | 女性 (N = 135) | 有意差 |
|---|---|---|---|---|
| 白血球 (/μl) | 全体 | 6,073.2 ± 1,720.2 | 5,734.6 ± 1,696.5 | n.s. |
| | 自立群 | 6,006.9 ± 1,948.2 (29) | 5,527.9 ± 1,368.2 (43) | n.s. |
| | 寝たきり群 | 6,045.5 ± 834.7 (11) | 5,821.7 ± 1,835.6 (92) | n.s. |
| 赤血球 (万/μl) | 全体 | 377.2 ± 49.3 | 367.3 ± 58.8 | n.s. |
| | 自立群 | 375.7 ± 48.9 (29) | 365.7 ± 62.2 (43) | n.s. |
| | 寝たきり群 | 375.6 ± 51.2 (11) | 367.4 ± 57.4 (92) | n.s. |
| Hb (g/dl) | 全体 | 11.4 ± 1.4 | 11.0 ± 1.8 | n.s. |
| | 自立群 | 11.4 ± 1.3 (29) | 11.0 ± 1.8 (43) | n.s. |
| | 寝たきり群 | 11.5 ± 1.9 (11) | 11.0 ± 1.8 (92) | n.s. |
| Ht (%) | 全体 | 35.2 ± 4.2 | 34.3 ± 5.3 | n.s. |
| | 自立群 | 35.1 ± 4.0 (29) | 34.2 ± 5.4 (43) | n.s. |
| | 寝たきり群 | 35.1 ± 5.2 (11) | 34.3 ± 5.3 (92) | n.s. |
| MCV (fl) | 全体 | 93.6 ± 3.9 | 93.6 ± 6.4 | n.s. |
| | 自立群 | 93.8 ± 4.2 (29) | 93.9 ± 7.4 (43) | n.s. |
| | 寝たきり群 | 93.4 ± 3.1 (11) | 93.6 ± 5.9 (92) | n.s. |
| MCH (pg) | 全体 | 30.4 ± 1.6 | 30.1 ± 2.4 | n.s. |
| | 自立群 | 30.4 ± 1.5 (29) | 30.3 ± 2.9 (43) | n.s. |
| | 寝たきり群 | 30.5 ± 1.6 (11) | 30.1 ± 2.2 (92) | n.s. |
| MCHC (g/dl) | 全体 | 32.5 ± 0.7 | 32.2 ± 1.1 | n.s. |
| | 自立群 | 32.5 ± 0.5 (29) | 32.3 ± 0.9 (43) | n.s. |
| | 寝たきり群 | 32.7 ± 1.0 (11) | 32.1 ± 1.2 (92) | n.s. |
| 血小板 (万/μl) | 全体 | 19.0 ± 5.8 | 21.2 ± 6.3 | $p < 0.05$ |
| | 自立群 | 17.6 ± 5.4 (29)* | 21.9 ± 5.4 (43) | $p < 0.01$ |
| | 寝たきり群 | 22.3 ± 5.6 (11) | 20.8 ± 6.6 (92) | n.s. |
| 網状赤血球 (‰) | 全体 | 11.8 ± 9.9 | 13.1 ± 7.4 | n.s. |
| | 自立群 | 9.5 ± 5.9 (29)* | 13.1 ± 6.9 (43) | $p < 0.05$ |
| | 寝たきり群 | 17.5 ± 15.5 (11) | 13.2 ± 7.7 (92) | n.s. |

\* $p < 0.05$

⑥　MCH（平均赤血球ヘモグロビン量）

　MCHの平均値および標準偏差は，男性では自立群（30.4 ± 1.5 pg），寝たきり群（30.5 ± 1.6 pg）に有意差は認められなかった。女性では，自立群（30.3 ± 2.9 pg），寝たきり群（30.1 ± 2.2 pg）と，こちらも有意差は認められなかった。男女差は，自立群・寝たきり群ともに認められなかった。

⑦　MCHC（平均赤血球ヘモグロビン濃度）

　MCHCの平均値および標準偏差は，男性の自立群（32.5 ± 0.5 g/dl），寝たきり群（32.7 ± 1.0 g/dl）と

有意差はなかった。女性では自立群（32.3±0.9 g/dl），寝たきり群（32.1±1.2 g/dl）に有意差は認められなかった。男女差は自立群・寝たきり群ともに認められなかった。

⑧ 血小板

血小板を男女間で比較してみると，全体での平均値および標準偏差は男性（19.0±5.8万/μl），女性（21.2±6.3万/μl）で男性が有意に低かった（p<0.05）。さらに，自立群・寝たきり群別に比較してみると，自立群では男性（17.6±5.4万/μl），女性（21.9±5.4万/μl）とその傾向が強く（p<0.01），寝たきり群では男性（22.3±5.6万/μl），女性（20.8±6.6万/μl）と，逆に男性が高値を示したが有意差は認められなかった。

次に，自立・寝たきり群間の差を比較すると，女性では自立群と寝たきり群の間に有意差は認められないが，男性では自立群（17.6±5.4万/μl），寝たきり群（22.3±5.6万/μl）と寝たきり群が有意に高値であった（p<0.05）（図4-4-2）。

血小板数は加齢に伴い減少し，男性が女性よりも低値であるが，男性においてADL低下の百歳では，自立百歳よりも血小板は高値になる傾向があると報告されている。その点に関しては，今回の筆者らの結果と同じである。しかし，同時にADL低下群での赤血球数，ヘモグロビン値，ヘマトクリット値の有意な低下を認めるとの報告は，ADLの低下に伴う赤血球系の検査値に有意な低下は認められないという筆者らの結果とは若干異なる点もある。ADL評価方法の違いも多少関係する可能性はあるが，女性群でADL低下に伴う血小板数の変化が認められないという性差による違い等を含めて今後の検討課題であろう。

⑨ 網状赤血球

網状赤血球は，自立群において，男性（9.5±5.9‰），女性（13.1±6.9‰）と，女性が有意に高値であった（p<0.05）。また，男性では自立群（9.5±5.9‰），寝たきり群（17.5±15.5‰）と，寝たきり群が有意に高値であった（p<0.05）（図4-4-3）。

網状赤血球は幼若な赤血球であり，この増加は貧血あるいは貧血性機転の存在を示す。今回のデー

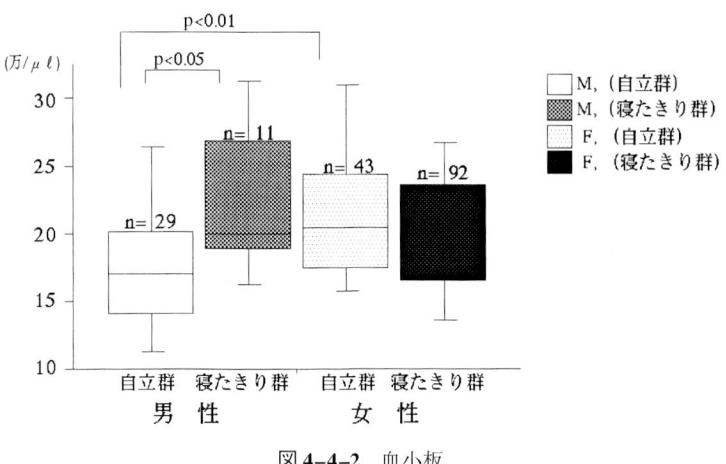

図4-4-2 血小板

図 4-4-3 網状赤血球

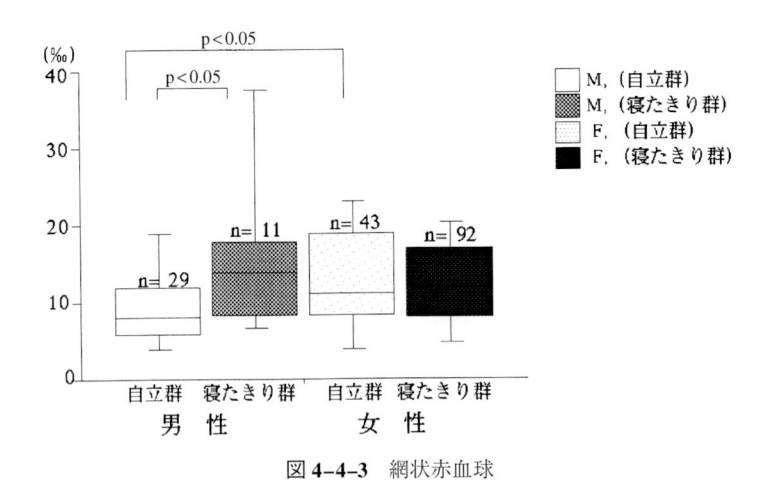

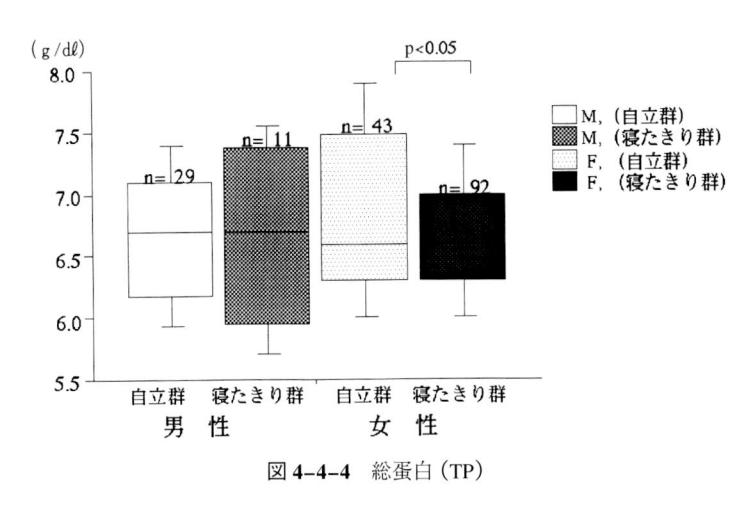

図 4-4-4 総蛋白（TP）

タは網状赤血球の基準範囲内（2〜27）であり，また赤血球およびヘモグロビン値でも，自立群と寝たきり群の間に有意差は認められなかった．

### 3） 生化学データ（栄養指標）

血清中の総蛋白，アルブミン，および蛋白分画の平均値および標準偏差を表 4-4-4 に示す．

#### ① 総蛋白

血清総蛋白は，脱水，網内系疾患，慢性感染症で増加し，血漿蛋白の漏出，栄養不良，肝機能障害などで減少する．高齢化すると低下傾向を示す．

今回，女性において，自立群（$6.9 \pm 0.9$ g/dl），寝たきり群（$6.6 \pm 0.6$ g/dl）と，寝たきり群が有意に低値であった（$p<0.05$）．男性群では，ADL 間に有意差は認められなかった．自立群，寝たきり群および全体群で，男女間に差は見られなかった（図 4-4-4）．

#### ② アルブミン（BCG 法）

血清アルブミンは，血清総蛋白の 50〜70％ を占める．血清アルブミンは，血漿膠質浸透圧の維持

表 4-4-4 生化学データの平均値（栄養指標）

| | | 男性 (N = 40) | 女性 (N = 135) | 有意差 |
|---|---|---|---|---|
| 総蛋白 (g/dl) | 全　　体 | 6.7 ± 0.6 | 6.7 ± 0.7 | n.s. |
| | 自 立 群 | 6.7 ± 0.6 (29) | 6.9 ± 0.9 (43) | n.s. |
| | 寝たきり群 | 6.7 ± 0.7 (11) | 6.6 ± 0.6 (92) | n.s. |
| | | n.s. | p < 0.05 | |
| アルブミン (BCG法) (g/dl) | 全　　体 | 3.6 ± 0.5 | 3.6 ± 0.4 | n.s. |
| | 自 立 群 | 3.7 ± 0.4 (29) | 3.9 ± 0.4 (43) | n.s. |
| | 寝たきり群 | 3.2 ± 0.5 (11) | 3.4 ± 0.4 (92) | n.s. |
| | | p < 0.01 | p < 0.0001 | |
| 蛋白分画 | ALB (%) 全　　体 | 57.4 ± 5.3 | 56.3 ± 5.8 | n.s. |
| | 自 立 群 | 59.6 ± 4.1 (29) | 59.1 ± 6.7 (43) | n.s. |
| | 寝たきり群 | 52.2 ± 4.4 (11) | 55.1 ± 4.8 (92) | n.s. |
| | | p < 0.0001 | p = 0.0001 | |
| | α1-G (%) 全　　体 | 3.1 ± 0.5 | 3.2 ± 0.4 | p < 0.0001 |
| | 自 立 群 | 2.9 ± 0.3 (29) | 3.0 ± 0.4 (43) | n.s. |
| | 寝たきり群 | 3.6 ± 0.5 (11) | 3.2 ± 0.4 (92) | p < 0.01 |
| | | p < 0.0001 | p < 0.01 | |
| | α2-G (%) 全　　体 | 9.3 ± 1.4 | 9.4 ± 1.4 | p < 0.01 |
| | 自 立 群 | 8.8 ± 0.9 (29) | 8.9 ± 1.4 (43) | n.s. |
| | 寝たきり群 | 10.6 ± 1.6 (11) | 9.6 ± 1.3 (92) | p < 0.05 |
| | | p = 0.0001 | p < 0.05 | |
| | β-G (%) 全　　体 | 9.5 ± 1.4 | 10.1 ± 5.2 | n.s. |
| | 自 立 群 | 9.5 ± 1.3 (29) | 11.6 ± 9.0 (43) | n.s. |
| | 寝たきり群 | 9.5 ± 1.6 (11) | 9.4 ± 1.3 (92) | n.s. |
| | | n.s. | p < 0.05 | |
| | γ-G (%) 全　　体 | 20.7 ± 4.7 | 21.0 ± 5.7 | p < 0.01 |
| | 自 立 群 | 19.3 ± 3.9 (29) | 17.4 ± 5.3 (43) | n.s. |
| | 寝たきり群 | 24.1 ± 4.9 (11) | 22.7 ± 5.1 (92) | n.s. |
| | | p < 0.01 | p < 0.0001 | |
| A/G 比 | 全　　体 | 1.4 ± 0.3 | 1.3 ± 0.3 | n.s. |
| | 自 立 群 | 1.5 ± 0.2 (29) | 1.5 ± 0.4 (43) | n.s. |
| | 寝たきり群 | 1.1 ± 0.2 (11) | 1.3 ± 0.2 (29) | p < 0.05 |
| | | p < 0.0001 | p < 0.0001 | |

図 4–4–5　アルブミン（BCG 法）

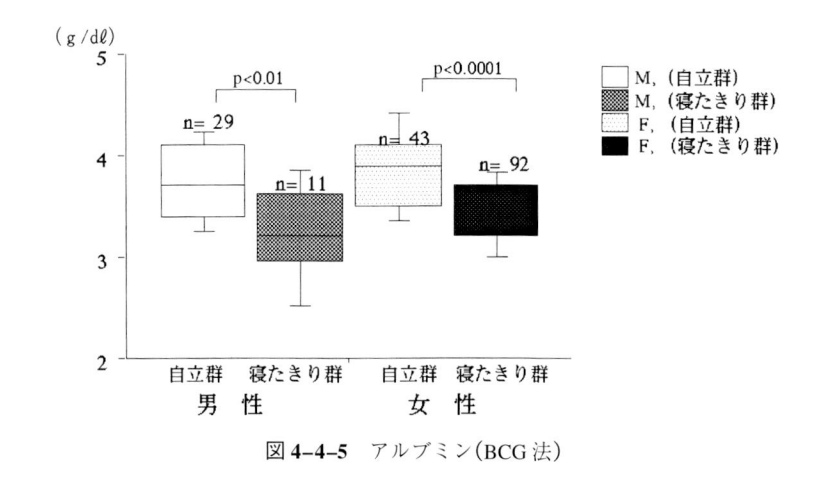

や各種物質の運搬に重要な機能を営んでいて，体内蛋白質代謝異常のよい指標となる。

　今回の筆者らの結果では，男性が自立群（3.7±0.4 g/dl），寝たきり群（3.2±0.5 g/dl）で，寝たきり群が有意に低値であった（p＜0.01）。これは女性も同様で，自立群（3.9±0.4 g/dl），寝たきり群（3.4±0.4 g/dl）で寝たきり群が有意に低値であった（p＜0.0001）。なお，男女間においては自立群，寝たきり群ともに差は認められなかった(図4–4–5)。

　一般に栄養水準や自立度は総蛋白濃度と相関すると言われているが，上記の結果から百歳の寝たきり度に関しては血清アルブミンが血清総蛋白より指標として良いと思われる。

### 4) 生化学データ（脂質系及び含水炭素系）

　脂質系ならびに含水炭素系の，各項目ごとの平均値および標準偏差を表 4–4–5 に示す。

① 総コレステロール

　コレステロールはステロイドホルモンや胆汁酸の前駆物質である。コレステロールの代謝は主として肝にて行われる。血中のコレステロール濃度は，肝および腸管におけるコレステロールの生成・吸収・異化や血中リポ蛋白代謝と密接に関係し，その測定は体内脂質代謝異常の重要な指標となる。

　今回の結果では，男性は自立群（170.2±28.3 mg/dl），寝たきり群（159.9±37.7 mg/dl）と寝たきり群が低めだったが，有意差は認められなかった。女性では自立群（186.9±36.8 mg/dl），寝たきり群（171.2±33.1 mg/dl）で，自立群に比して寝たきり群が有意に低値であった（p＜0.05）。男女差についてみると，自立群で男性が，女性よりも有意に低値であった（p＜0.05）（図4–4–6）。

② コレステロール分画

　a．HDL コレステロール

　男性は，自立群（28.1±7.1%），寝たきり群（26.6±7.3%）で有意差は認められなかった。女性も，自立群（27.2±7.8%），寝たきり群（29.4±7.9%）と有意差は認められなかった。また，自立群・寝たきり群ともに，男女間の差は認められなかった。

b. LDL コレステロール

男性は，自立群（64.3±5.5%），寝たきり群（62.9±4.9%）で有意差は認められなかった。女性では，自立群（66.0±6.0%），寝たきり群（62.0±9.3%）で，寝たきり群が有意に低値であった（p<0.05）。男女差は自立群・寝たきり群ともに認められなかった（図4–4–7）。

③ 中性脂肪

男性は，自立群（111.4±64.1 mg/dl），寝たきり群（100.7±43.6 mg/dl）で有意差は認められなかった。女性では，自立群（132.9±97.6 mg/dl），寝たきり群（95.7±39.9 mg/dl）となり，寝たきり群が有意に低値であった（p<0.01）。なお男女差は，自立群・寝たきり群ともに認められなかった（図4–4–8）。

表 4–4–5　生化学データの平均値（脂質系及び含水炭素系）

| | | | 男性（N=40） | 女性（N=135） | 有意差 |
|---|---|---|---|---|---|
| | 総コレステロール (mg/dl) | 全体 | 16.9±30.8 | 176.1±34.8 | n.s. |
| | | 自立群 | 170.2±28.3 (29) | 186.9±36.8 (43) | p<0.05 |
| | | 寝たきり群 | 159.9±37.7 (11) | 171.2±33.1 (92) | n.s. |
| | | 有意差 | n.s. | p<0.05 | |
| コレステロール分画 | HDLコレステロール (%) | 全体 | 27.5±7.1 | 28.8±7.9 | n.s. |
| | | 自立群 | 28.1±7.1 (29) | 27.2±7.8 (43) | n.s. |
| | | 寝たきり群 | 26.6±7.3 (11) | 29.4±7.9 (92) | n.s. |
| | | 有意差 | n.s. | n.s. | |
| | LDLコレステロール (%) | 全体 | 64.2±5.5 | 63.3±8.5 | n.s. |
| | | 自立群 | 64.3±5.5 (29) | 66.0±6.0 (43) | n.s. |
| | | 寝たきり群 | 62.9±4.9 (11) | 62.0±9.3 (92) | n.s. |
| | | 有意差 | n.s. | p<0.05 | |
| | VLDLコレステロール (%) | 全体 | 8.3±6.3 | 7.9±8.6 | p<0.0001 |
| | | 自立群 | 7.7±5.3 (29) | 6.8±4.6 (43) | n.s. |
| | | 寝たきり群 | 10.5±8.4 (11) | 8.6±9.9 (92) | n.s. |
| | | 有意差 | n.s. | n.s. | |
| | 中性脂肪 (mg/dl) | 全体 | 107.1±58.2 (36) | 108.8±68.2 (116) | n.s. |
| | | 自立群 | 111.4±64.1 (25) | 132.9±97.6 (41) | n.s. |
| | | 寝たきり群 | 100.7±43.6 (10) | 95.7±39.9 (75) | n.s. |
| | | 有意差 | n.s. | p<0.01 | |
| | 血糖 (mg/dl) | 全体 | 114.6±35.0 | 105.4±41.2 | n.s. |
| | | 自立群 | 119.7±34.5 (29) | 109.6±28.3 (43) | n.s. |
| | | 寝たきり群 | 100.0±35.1 (11) | 102.9±45.7 (92) | n.s. |
| | | 有意差 | n.s. | n.s. | |

図 4-4-6 総コレステロール

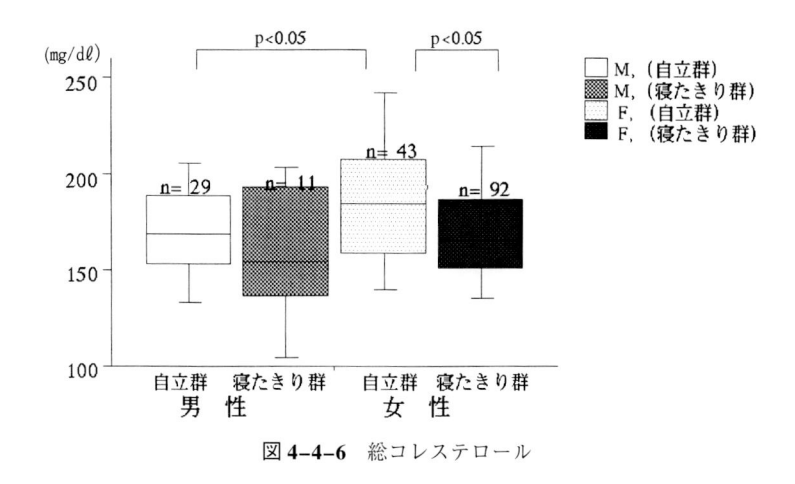

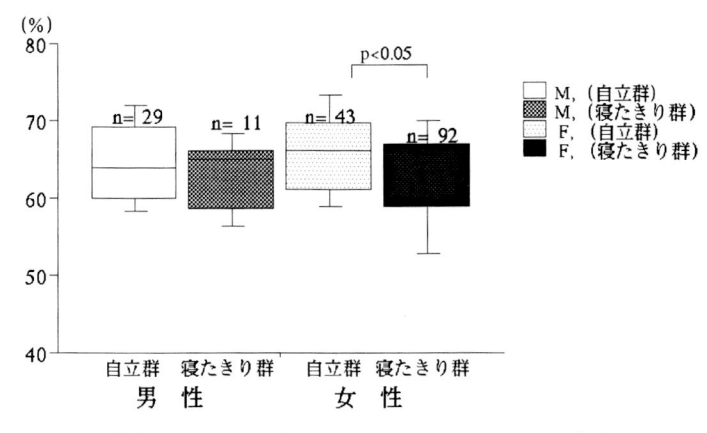

図 4-4-7 LDL コレステロール：コレステロール分画

④ 血糖

血糖は生体内のエネルギー源として最も重要な物質であり，その濃度は腸管からの糖の吸収，肝における糖新生とグリコーゲンの合成・分解，末梢組織の糖利用，腎からの排泄など諸因子によって左右される．その調節には自律神経と各種のホルモンが密接に関係している．

今回得られた結果では，男性は自立群（119.7±34.5 mg/dl），寝たきり群（100.0±35.1 mg/dl）で有意差は認められなかった．女性も自立群（109.6±28.3 mg/dl），寝たきり群（102.9±45.7 mg/dl）と有意差は認められなかった．また，自立群・寝たきり群ともに，男女間の差は認められなかった．

5) 免疫グロブリン

免疫グロブリン（IgG, IgA, IgM）の平均値および標準偏差を表 4-4-6 に示す．

① IgG

男性は，自立群（1494.2±368.8 mg/dl），寝たきり群（1744.5±385.7 mg/dl）で有意差は認められなかった．女性も，自立群（1592.7±975.6 mg/dl），寝たきり群（1743.9±431.9 mg/dl）と有意差は認め

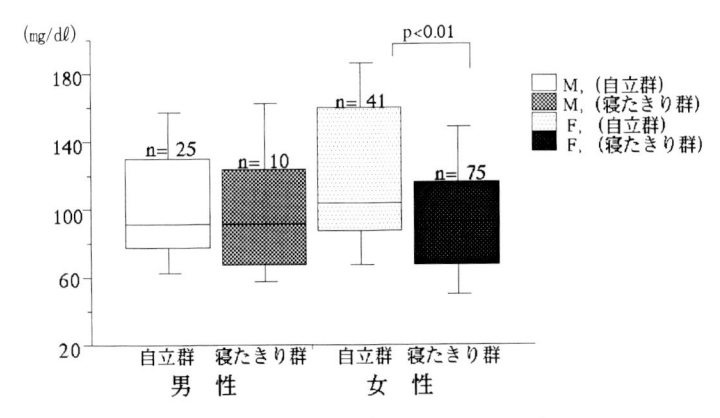

図 4-4-8 中性脂肪(トリグリセライド)

表 4-4-6 免疫グロブリンの平均値

| | | 男性 (N = 40) | 女性 (N = 135) | 有意差 |
|---|---|---|---|---|
| IgG (mg/dl) | 全 体 | 1582.3 ± 400.0 | 1697.6 ± 653.7 | n.s. |
| | 自 立 群 | 1494.2 ± 368.8 (29) | 1592.7 ± 975.6 (43) | n.s. |
| | 寝たきり群 | 1744.5 ± 385.7 (11) | 1743.9 ± 431.9 (92) | n.s. |
| | 有 意 差 | n.s. | n.s. | |
| IgA (mg/dl) | 全 体 | 388.6 ± 170.1 | 370.4 ± 166.5 | n.s. |
| | 自 立 群 | 381.4 ± 174.3 (29) | 350.1 ± 207.7 (43) | n.s. |
| | 寝たきり群 | 401.9 ± 173.0 (11) | 376.1 ± 140.2 (92) | n.s. |
| | 有 意 差 | n.s. | n.s. | |
| IgM (mg/dl) | 全 体 | 141.7 ± 165.7 | 141.8 ± 89.3 | n.s. |
| | 自 立 群 | 108.4 ± 64.5 (29) | 124.7 ± 77.6 (43) | n.s. |
| | 寝たきり群 | 233.0 ± 292.7 (11) | 149.4 ± 94.0 (92) | $p < 0.05$ |
| | 有 意 差 | $p < 0.05$ | n.s. | |

られなかった。また自立群・寝たきり群ともに，男女間の差は認められなかった。

② IgA

男性の自立群 (381.4 ± 174.3 mg/dl)，寝たきり群 (401.9 ± 173.0 mg/dl) で有意差は認められなかった。女性も，自立群 (350.1 ± 207.7 mg/dl)，寝たきり群 (376.1 ± 140.2 mg/dl) と有意差は認められなかった。また自立群・寝たきり群ともに，男女間の差は認められなかった。

③ IgM

男性は，自立群 (108.4 ± 64.5 mg/dl)，寝たきり群 (233.0 ± 292.7 mg/dl) で，寝たきり群が有意に低値であった ($p < 0.05$)。女性は，自立群 (124.7 ± 77.6 mg/dl)，寝たきり群 (149.4 ± 94.0 mg/dl) で，有意差は認められなかった。また寝たきり群で，男性が女性より有意に高値であった ($p < 0.05$)（図 4-

図 4-4-9　IgM

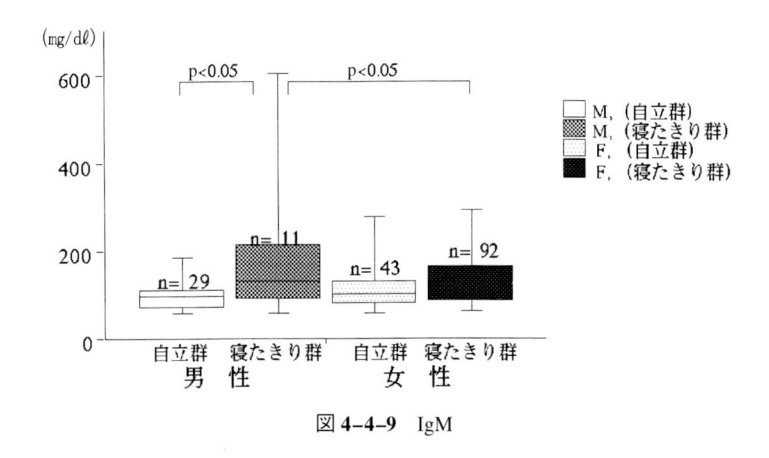

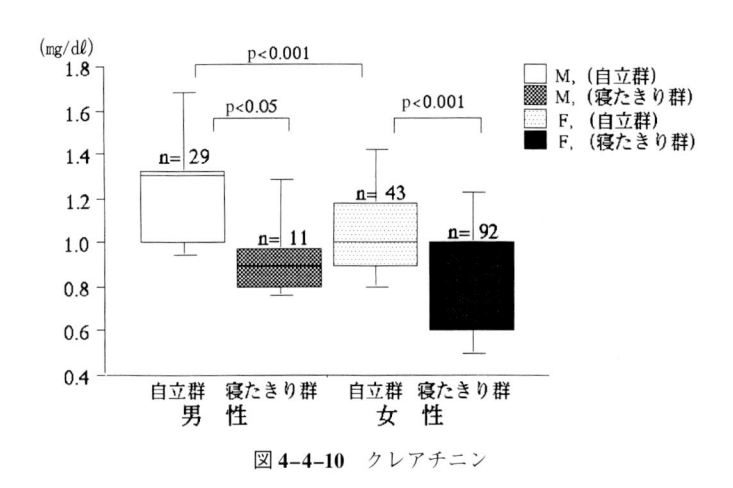

図 4-4-10　クレアチニン

4-9)。

## 6) 生化学検査(臓器機能)
### ① 腎機能
#### a. クレアチニン

男性は，自立群 (1.3±0.6 mg/dl)，寝たきり群 (0.9±0.3 mg/dl) で，寝たきり群が有意に低値であった ($p<0.05$)。女性では，自立群 (1.1±0.3 mg/dl)，寝たきり群 (0.9±0.3 mg/dl) で，同じく寝たきり群が有意に低値であった ($p<0.001$)。男女間で比較してみると，自立群で男性が有意に高値であった ($p<0.01$)。寝たきり群において，男女間に差は認められなかった(図 4-4-10)。

#### b. 尿酸

男性の平均値および標準偏差は，自立群 (6.0±1.1 mg/dl)，寝たきり群 (5.5±1.6 mg/dl) で有意差は認められなかった。女性でも，自立群 (8.7±0.4 mg/dl)，寝たきり群 (5.0±1.6 mg/dl) で有意差はなかった。しかし，男性差においては，尿酸は赤血球やヘモグロビンなどと同様に基準値において

性差が強くみられる項目であり，百歳でもその傾向は顕著に出ていたといえる(表4-4-7)。

② 肝機能

a. GOT

男性は，自立群(21.7±5.8 IU/l)，寝たきり群(19.9±4.6 IU/l)で有意差は認められなかった。女性も，自立群(19.5±5.3 IU/l)，寝たきり群(21.6±6.7 IU/l)で有意差は認められなかった。また，自立群・寝たきり群ともに男女差は認められなかった。

表 4-4-7　生化学データの平均値(臓器機能)

| | | 男性 (N = 40) | 女性 (N = 135) | 有意差 |
|---|---|---|---|---|
| クレアチニン (mg/dl) | 全　　体 | 1.2 ± 0.5 | 0.9 ± 0.3 | $p < 0.0001$ |
| | 自　立　群 | 1.3 ± 0.6 (29) | 1.1 ± 0.3 (43) | $p < 0.01$ |
| | 寝たきり群 | 0.9 ± 0.3 (11) | 0.9 ± 0.3 (92) | n.s. |
| | 有　意　差 | $p < 0.05$ | $p < 0.001$ | |
| 尿酸 (mg/dl) | 全　　体 | 5.8 ± 1.2 | 5.1 ± 1.6 | $p < 0.01$ |
| | 自　立　群 | 6.0 ± 1.1 (29) | 5.4 ± 1.6 (43) | n.s. |
| | 寝たきり群 | 5.5 ± 1.6 (11) | 5.0 ± 1.6 (92) | n.s. |
| | 有　意　差 | n.s. | n.s. | |
| カルシウム (mg/dl) | 全　　体 | 8.6 ± 0.4 | 8.5 ± 0.5 | n.s. |
| | 自　立　群 | 8.6 ± 0.4 (29) | 8.7 ± 0.4 (43) | n.s. |
| | 寝たきり群 | 8.5 ± 0.5 (11) | 8.5 ± 0.5 (92) | n.s. |
| | 有　意　差 | n.s. | $p < 0.01$ | |
| 無機リン (mg/dl) | 全　　体 | 3.2 ± 0.4 | 3.5 ± 0.4 | $p < 0.01$ |
| | 自　立　群 | 3.2 ± 0.4 (29) | 3.6 ± 0.4 (43) | $p < 0.01$ |
| | 寝たきり群 | 3.3 ± 0.5 (11) | 3.4 ± 0.4 (92) | n.s. |
| | 有　意　差 | n.s. | $p < 0.01$ | |
| GOT (IU/l) | 全　　体 | 21.1 ± 5.5 | 21.0 ± 6.4 | n.s. |
| | 自　立　群 | 21.7 ± 5.8 (29) | 19.5 ± 5.3 (43) | n.s. |
| | 寝たきり群 | 19.9 ± 4.6 (11) | 21.6 ± 6.7 (92) | n.s. |
| | 有　意　差 | n.s. | n.s. | |
| GPT (IU/l) | 全　　体 | 11.8 ± 4.9 | 10.2 ± 5.3 | n.s. |
| | 自　立　群 | 11.6 ± 5.1 (29) | 9.3 ± 3.5 (43) | $p < 0.05$ |
| | 寝たきり群 | 12.4 ± 5.0 (11) | 10.6 ± 5.9 (92) | n.s. |
| | 有　意　差 | n.s. | n.s. | |
| ALP (IU/l) | 全　　体 | 194.3 ± 82.7 | 189.9 ± 60.7 | n.s. |
| | 自　立　群 | 167.6 ± 45.3 (29) | 189.4 ± 69.3 (43) | n.s. |
| | 寝たきり群 | 256.2 ± 120.2 (11) | 187.2 ± 49.6 (92) | $p < 0.0001$ |
| | 有　意　差 | $p < 0.01$ | n.s. | |

図 4-4-11　GPT

図 4-4-12　ALP

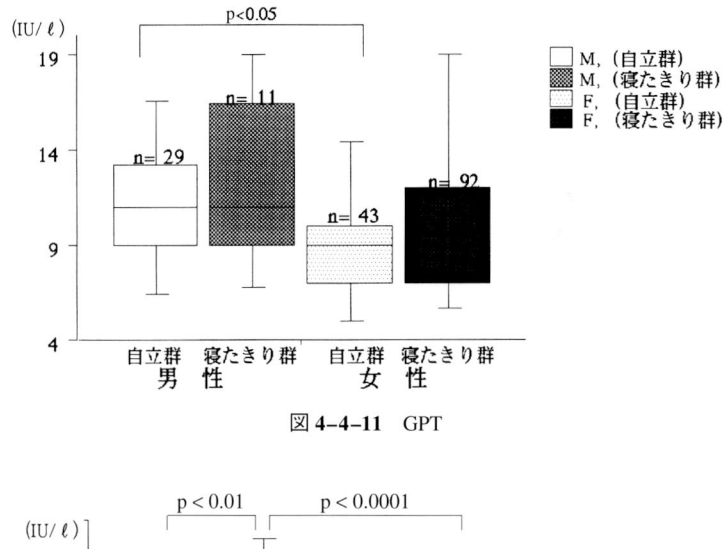

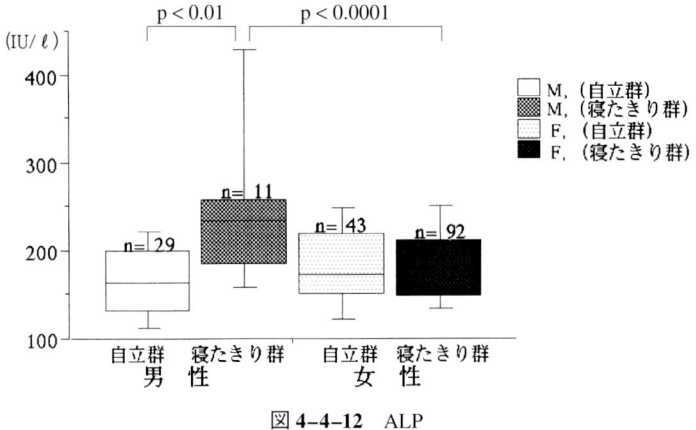

b. GPT

男性の平均値および標準偏差は，自立群（11.6±5.1 IU/l），寝たきり群（12.4±5.0 IU/l）で有意差は認められなかった。女性も，自立群（9.3±3.5 IU/l），寝たきり群（10.6±5.9 IU/l）で有意差は認められなかった。なお自立群において，女性が男性よりも有意に低値であった。寝たきり群では男女差は認められなかった(図 4-4-11)。

c. ALP

男性の平均値および標準偏差は，自立群（167.6±45.3 IU/l），寝たきり群（256.2±120.2 IU/l）と，寝たきり群が有意に高かった（$p<0.01$）。女性では，自立群（189.4±69.3 IU/l），寝たきり群（187.2±49.6 IU/l）で差は認められなかった。なお男女間における比較では，自立群で差は認められなかったものの，寝たきり群では男性が有意に高値であった（$p<0.0001$）(図 4-4-12)。

## 2. 異常値の出現率（ADL による比較）

各項目毎に基準範囲を外れたものを異常値とみなし，その出現率を ADL 別に算出した。

### 表 4-4-8 白血球数（WBC）

基準範囲：3,500〜9,800 /μl

| | | 正　常 | 異　常 | | | 総　数 |
| --- | --- | --- | --- | --- | --- | --- |
| | | | 異常(計) | 低　値 | 高　値 | |
| | | 人数（％） | 人数（％） | 人数（％） | 人数（％） | 人数（％） |
| 男性 | 自立群 | 28 （96.6） | 1 （3.4） | 0 （0.0） | 1 （3.4） | 29 （100.0） |
| | 寝たきり群 | 11 （100.0） | 0 （0.0） | 0 （0.0） | 0 （0.0） | 11 （100.0） |
| | 計 | 39 （97.5） | 1 （2.5） | 0 （0.0） | 1 （2.5） | 40 （100.0） |
| 女性 | 自立群 | 40 （93.0） | 3 （7.0） | 3 （7.0） | 0 （0.0） | 43 （100.0） |
| | 寝たきり群 | 84 （91.3） | 8 （8.7） | 5 （5.4） | 3 （3.3） | 92 （100.0） |
| | 計 | 124 （91.9） | 11 （8.1） | 8 （5.9） | 3 （2.2） | 135 （100.0） |
| 合　計 | | 163 （93.1） | 12 （6.9） | 8 （4.6） | 4 （2.3） | 175 （100.0） |

### 表 4-4-9 ヘモグロビン（Hb）

基準範囲　M：9.8〜15.0 g/dl
F：9.2〜14.0 g/dl

| | | 正　常 | 異　常 | | | 総　数 |
| --- | --- | --- | --- | --- | --- | --- |
| | | | 異常(計) | 低　値 | 高　値 | |
| | | 人数（％） | 人数（％） | 人数（％） | 人数（％） | 人数（％） |
| 男性 | 自立群 | 26 （89.7） | 3 （10.3） | 3 （10.3） | 0 （0.0） | 29 （100.0） |
| | 寝たきり群 | 9 （81.8） | 2 （18.2） | 2 （18.2） | 0 （0.0） | 11 （100.0） |
| | 計 | 35 （87.5） | 5 （12.5） | 5 （12.5） | 0 （0.0） | 40 （100.0） |
| 女性 | 自立群 | 38 （88.4） | 5 （11.6） | 5 （11.6） | 0 （0.0） | 43 （100.0） |
| | 寝たきり群 | 81 （88.0） | 11 （12.0） | 8 （8.7） | 3 （3.3） | 92 （100.0） |
| | 計 | 119 （88.1） | 16 （11.9） | 13 （9.6） | 3 （2.2） | 135 （100.0） |
| 合　計 | | 154 （88.0） | 21 （12.0） | 18 （10.3） | 3 （1.7） | 175 （100.0） |

**1）　末梢血検査**

① 白血球系

白血球数（WBC）は，正常値を 3,500〜9,800 /μl とした。175 人中女性のみ 8 人が 3,500 以下であったが，軽度の低下であり 3,000 をきる人は一人もいなかった。白血球数が増加した人は，男性 1 人，女性 3 人の計 4 人おり，それぞれ 10,800, 10,200, 10,200, 12,000 であった（表 4-4-8）。

② 赤血球系

末梢血の赤血球系の検討に関しては，ヘモグロビン（Hb）で代表される。ヘモグロビンの正常値は，自立百歳の標準値（平均値±2SD）の男性：9.8〜15.0 g/dl，女性：9.2〜14.0 g/dl を用いて分析した。低値は男性 5 人，女性 13 人に，高値は女性 3 人に認められた。低値の 18 人の値は 4.4 g/dl〜9.3 g/dl

表 4–4–10　血小板

基準範囲：10万〜40万 /μl

| | | 正　常 | 異　常 | | | 総　数 |
|---|---|---|---|---|---|---|
| | | | 異常(計) | 低　値 | 高　値 | |
| | | 人数（％） | 人数（％） | 人数（％） | 人数（％） | 人数（％） |
| 男性 | 自立群 | 27（93.1） | 2（6.9） | 2（6.9） | 0（0.0） | 29（100.0） |
| | 寝たきり群 | 11（100.0） | 0（0.0） | 0（0.0） | 0（0.0） | 11（100.0） |
| | 計 | 38（95.0） | 2（5.0） | 2（5.0） | 0（0.0） | 40（100.0） |
| 女性 | 自立群 | 43（100.0） | 0（0.0） | 0（0.0） | 0（0.0） | 43（100.0） |
| | 寝たきり群 | 88（95.7） | 4（4.3） | 3（3.3） | 1（1.1） | 92（100.0） |
| | 計 | 131（97.0） | 4（3.0） | 3（2.2） | 1（0.7） | 135（100.0） |
| 合　計 | | 169（96.6） | 6（3.4） | 5（2.9） | 1（0.6） | 175（100.0） |

表 4–4–11　総コレステロール

基準範囲：150〜250 mg/dl

| | | 正　常 | 異　常 | | | 総　数 |
|---|---|---|---|---|---|---|
| | | | 異常(計) | 低　値 | 高　値 | |
| | | 人数（％） | 人数（％） | 人数（％） | 人数（％） | 人数（％） |
| 男性 | 自立群 | 23（79.3） | 6（20.7） | 6（20.7） | 0（0.0） | 29（100.0） |
| | 寝たきり群 | 6（54.5） | 5（45.5） | 5（45.5） | 0（0.0） | 11（100.0） |
| | 計 | 29（72.5） | 11（27.5） | 11（27.5） | 0（0.0） | 40（100.0） |
| 女性 | 自立群 | 34（79.1） | 9（20.9） | 7（16.3） | 2（4.7） | 43（100.0） |
| | 寝たきり群 | 68（73.9） | 24（26.1） | 22（23.9） | 2（2.2） | 92（100.0） |
| | 計 | 102（75.6） | 33（24.4） | 29（21.5） | 4（3.0） | 135（100.0） |
| 合　計 | | 131（74.9） | 44（25.1） | 40（22.9） | 4（2.3） | 175（100.0） |

であった。ヘモグロビンの低下は，自立群・寝たきり群ともに認められる（表4–4–9）。

③　血小板

血小板数が 10万 /μl 未満を血小板減少といい，40万 /μl 以上を血小板増加というが，175人中血小板数の減少は5名，増加が1名に認められた（表4–4–10）。

**2）　生化学検査（脂質系）**

①　血清コレステロール

総コレステロールは，150〜250 mg/dl を正常範囲とした。高値は4人，低値は40人であった。高値だったのは全員女性であり，また LDL コレステロールも高値であった（表4–4–11）。

表 4-4-12　HDL コレステロール

基準範囲　M：35.0 mg/dl 以上
F：39.0 mg/dl 以上

| | | 正　常 | 異　常 | 総　数 |
|---|---|---|---|---|
| | | 人数（%） | 人数（%） | 人数（%） |
| 男性 | 自　立　群 | 26（89.7） | 3（10.3） | 29（100.0） |
| | 寝たきり群 | 9（81.8） | 2（18.2） | 11（100.0） |
| | 計 | 35（87.5） | 5（12.5） | 40（100.0） |
| 女性 | 自　立　群 | 34（79.1） | 9（20.9） | 43（100.0） |
| | 寝たきり群 | 76（82.6） | 16（17.4） | 92（100.0） |
| | 計 | 110（81.5） | 25（18.5） | 135（100.0） |
| 合　　計 | | 145（82.9） | 30（17.1） | 175（100.0） |

表 4-4-13　LDL コレステロール

基準範囲：160 mg/dl 以下

| | | 正　常 | 異　常 | 総　数 |
|---|---|---|---|---|
| | | 人数（%） | 人数（%） | 人数（%） |
| 男性 | 自　立　群 | 29（100.0） | 0（0.0） | 29（100.0） |
| | 寝たきり群 | 11（100.0） | 0（0.0） | 11（100.0） |
| | 計 | 40（100.0） | 0（0.0） | 40（100.0） |
| 女性 | 自　立　群 | 38（88.4） | 5（11.6） | 43（100.0） |
| | 寝たきり群 | 89（96.7） | 3（3.3） | 92（100.0） |
| | 計 | 127（94.1） | 8（5.9） | 135（100.0） |
| 合　　計 | | 167（95.4） | 8（4.6） | 175（100.0） |

② コレステロール分画

a. HDL コレステロール

HDL コレステロールは，男性 35.0 mg/dl 以上，女性 39.0 mg/dl 以上を正常値とし，それ未満を異常値とした。低値は男性 5 人，女性 25 人の計 31 人（17.5%）に認められた（表 4-4-12）。

b. LDL コレステロール

LDL コレステロールは 160 mg/dl 以下を正常とした。

高値は女性のみ 8 人に認められた（表 4-4-13）。

③ 中性脂肪（TG）

中性脂肪（TG）の正常範囲を 36〜130 mg/dl とする。すると，36 mg/dl 未満の低中性脂肪の人は一人もいなかった。131 mg/dl 以上は 34 人に認められた。中性脂肪は本来，食事の影響が強く出るので食後 10 時間以上経過したものを「空腹時」として判定すると，異常がみられた 16 人は全員食後

表 4-4-14 中性脂肪（TG）

基準範囲：36～130 mg/dl

| | | 正常 | 異常 | | | 総数 |
| --- | --- | --- | --- | --- | --- | --- |
| | | | 異常(計) | 低値 | 高値 | |
| | | 人数（%） | 人数（%） | 人数（%） | 人数（%） | 人数（%） |
| 男性 | 自立群 | 19（76.0） | 6（24.0） | 0（0.0） | 6（24.0） | 25（100.0） |
| | 寝たきり群 | 9（90.0） | 1（10.0） | 0（0.0） | 1（10.0） | 10（100.0） |
| | 計 | 28（80.0） | 7（20.0） | 0（0.0） | 7（20.0） | 35（100.0） |
| 女性 | 自立群 | 28（68.3） | 13（31.7） | 0（0.0） | 13（31.7） | 41（100.0） |
| | 寝たきり群 | 61（81.3） | 14（18.7） | 0（0.0） | 14（18.7） | 75（100.0） |
| | 計 | 89（76.7） | 27（23.3） | 0（0.0） | 27（23.3） | 116（100.0） |
| 合計 | | 117（77.5） | 34（22.5） | 0（0.0） | 34（22.5） | 151（100.0） |

表 4-4-15 血糖

基準範囲：200 mg/dl 未満(随時血糖)

| | | 正常 | 異常 | 総数 |
| --- | --- | --- | --- | --- |
| | | 人数（%） | 人数（%） | 人数（%） |
| 男性 | 自立群 | 28（96.6） | 1（3.4） | 29（100.0） |
| | 寝たきり群 | 11（100.0） | 0（0.0） | 11（100.0） |
| | 計 | 39（97.5） | 1（2.5） | 40（100.0） |
| 女性 | 自立群 | 43（100.0） | 0（0.0） | 43（100.0） |
| | 寝たきり群 | 91（98.9） | 1（1.1） | 92（100.0） |
| | 計 | 134（99.3） | 1（0.7） | 135（100.0） |
| 合計 | | 173（98.9） | 2（1.1） | 175（100.0） |

採血であり，必ずしも高中性脂肪すなわち高脂血症とはいえないと思われる（表4-4-14）。

### 3）生化学検査（含水炭素系）

① 血糖（Glu）

血糖に関しては，食事の影響を考慮して，随時血糖200 mg/dl 以上を糖尿病と診断した。明らかに糖尿病であると思われたのは，随時血糖が446 mg/dl の寝たきりの女性1名と，202 mg/dl の自立男性の計2名であった（表4-4-15）。

### 4）生化学検査（栄養指標ならびに免疫学検査含む）

① 血清総蛋白（TP）

血清総蛋白は，蛋白質の合成能（肝臓の機能）や食事の蛋白質摂取量を反映する検査である。

表 4-4-16 血清総蛋白（TP）

基準範囲：6.3〜8.2 g/dl

| | | 正　常 | 異　常 | | | 総　数 |
|---|---|---|---|---|---|---|
| | | | 異常(計) | 低　値 | 高　値 | |
| | | 人数（％） | 人数（％） | 人数（％） | 人数（％） | 人数（％） |
| 男性 | 自立群 | 21（72.4） | 8（27.6） | 8（27.6） | 0（0.0） | 29（100.0） |
| | 寝たきり群 | 8（72.7） | 3（27.3） | 3（27.3） | 0（0.0） | 11（100.0） |
| | 計 | 29（72.5） | 11（27.5） | 11（27.5） | 0（0.0） | 40（100.0） |
| 女性 | 自立群 | 31（72.1） | 12（27.9） | 10（23.3） | 2（4.7） | 43（100.0） |
| | 寝たきり群 | 69（75.0） | 23（25.0） | 22（23.9） | 1（1.1） | 92（100.0） |
| | 計 | 100（74.1） | 35（25.9） | 32（23.7） | 3（2.2） | 135（100.0） |
| 合　計 | | 129（73.7） | 46（26.3） | 43（24.6） | 3（1.7） | 175（100.0） |

表 4-4-17 血清アルブミン（BCG 法）

基準範囲：3.8〜5.0 g/dl

| | | 正　常 | 異　常 | | | 総　数 |
|---|---|---|---|---|---|---|
| | | | 異常(計) | 低　値 | 高　値 | |
| | | 人数（％） | 人数（％） | 人数（％） | 人数（％） | 人数（％） |
| 男性 | 自立群 | 14（48.3） | 15（51.7） | 15（51.7） | 0（0.0） | 29（100.0） |
| | 寝たきり群 | 1（9.1） | 10（90.9） | 10（90.9） | 0（0.0） | 11（100.0） |
| | 計 | 15（37.5） | 25（62.5） | 25（62.5） | 0（0.0） | 40（100.0） |
| 女性 | 自立群 | 26（60.5） | 17（39.5） | 17（39.5） | 0（0.0） | 43（100.0） |
| | 寝たきり群 | 15（16.3） | 77（83.7） | 77（83.7） | 0（0.0） | 92（100.0） |
| | 計 | 41（30.4） | 94（69.6） | 94（69.6） | 0（0.0） | 135（100.0） |
| 合　計 | | 56（32.0） | 119（68.0） | 119（68.0） | 0（0.0） | 175（100.0） |

　正常値を 6.3〜8.2 g/dl とすると，低値を示したのは男性 11 人（27.5％），女性 32 人（23.7％）で合計 43 人（24.6％）であった．高値は，女性のみの 3 人（1.7％）であった（表 4-4-16）．

　② 血清アルブミン（Alb）

　血清アルブミンは，栄養指標として最も利用されている．3.8〜5.0 g/dl を正常値とすると，3.8 g/dl 未満の者は，男性 25 人（62.5％），女性 94 人（69.6％）で，全体で 119 人（68.0％）であった（表 4-4-17）．

　このことから，百歳の約 7 割近くが栄養状態が良いとは言えない．なお，血清総蛋白低値者（24.3％）と比較すると，有意に低い値を示している．

　③ 血清蛋白分画・免疫グロブリン

　血清蛋白分画に関しては，免疫グロブリンである γ-グロブリンの値について検討した．γ-グロブリンの正常値を 22％ までとすると，γ-グロブリンが高値の者は，男性 13 人（32.5％），女性 48 人

表 4-4-18　γ-G 分画(蛋白電気泳動)

基準範囲：22% 以下

|  |  | 正常 人数 (%) | 異常 人数 (%) | 総数 人数 (%) |
|---|---|---|---|---|
| 男性 | 自立群 | 24 (82.8) | 5 (17.2) | 29 (100.0) |
|  | 寝たきり群 | 3 (27.3) | 8 (72.7) | 11 (100.0) |
|  | 計 | 27 (67.5) | 13 (32.5) | 40 (100.0) |
| 女性 | 自立群 | 37 (86.0) | 6 (14.0) | 43 (100.0) |
|  | 寝たきり群 | 50 (54.3) | 42 (45.7) | 92 (100.0) |
|  | 計 | 87 (64.4) | 48 (35.6) | 135 (100.0) |
| 合計 |  | 114 (65.1) | 61 (34.9) | 175 (100.0) |

表 4-4-19　GOT

基準範囲：10～40 IU/l

|  |  | 正常 | 異常 | | | 総数 |
|---|---|---|---|---|---|---|
|  |  |  | 異常(計) | 低値 | 高値 |  |
|  |  | 人数 (%) | 人数 (%) | 人数 (%) | 人数 (%) | 人数 (%) |
| 男性 | 自立群 | 29 (100.0) | 0 (0.0) | 0 (0.0) | 0 (0.0) | 29 (100.0) |
|  | 寝たきり群 | 11 (100.0) | 0 (0.0) | 0 (0.0) | 0 (0.0) | 1 (100.0) |
|  | 計 | 40 (100.0) | 0 (0.0) | 0 (0.0) | 0 (0.0) | 40 (100.0) |
| 女性 | 自立群 | 43 (100.0) | 0 (0.0) | 0 (0.0) | 0 (0.0) | 43 (100.0) |
|  | 寝たきり群 | 90 (97.8) | 2 (2.2) | 0 (0.0) | 2 (2.2) | 92 (100.0) |
|  | 計 | 133 (98.5) | 2 (1.5) | 0 (0.0) | 2 (1.5) | 135 (100.0) |
| 合計 |  | 173 (98.9) | 2 (1.1) | 0 (0.0) | 2 (1.1) | 175 (100.0) |

(35.6%)で，全体で 61 人 (34.9%) に異常者が認められた(表 4-4-18)。

**5）　生化学検査(臓器機能)**

① 肝機能 (GOT, GPT)

肝機能は GOT, GPT で調べた。正常範囲は，GOT が 10～40 IU/l，GPT は 5～40 IU/l である。GOT で 41 IU/l 以上は女性のみ 2 人いたが，ともに 48 IU/l と軽度の上昇であった。GPT で 41 IU/l 以上は男女とも認められなかった(表 4-4-19，表 4-4-20)。肝機能については，百歳では男女ともに異常者は少なかった。

② 腎機能(クレアチニン)

クレアチニンの正常値は 0.6～1.3 mg/dl である。1.4 mg/dl 以上は，男性 8 人 (20.0%)，女性 14 人 (10.4%) の合計 22 人 (12.6%) にみられた。2.0 mg/dl 以上は 3 人だけで，それぞれ 3.7, 2.7, 2.3 mg/dl

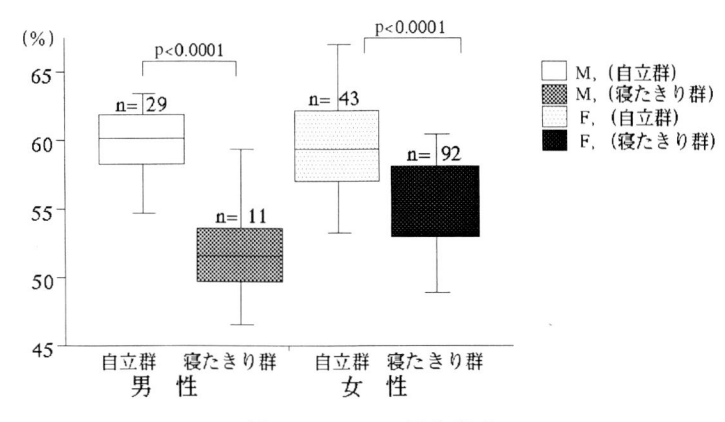

図 4-4-13　Alb: 蛋白分画

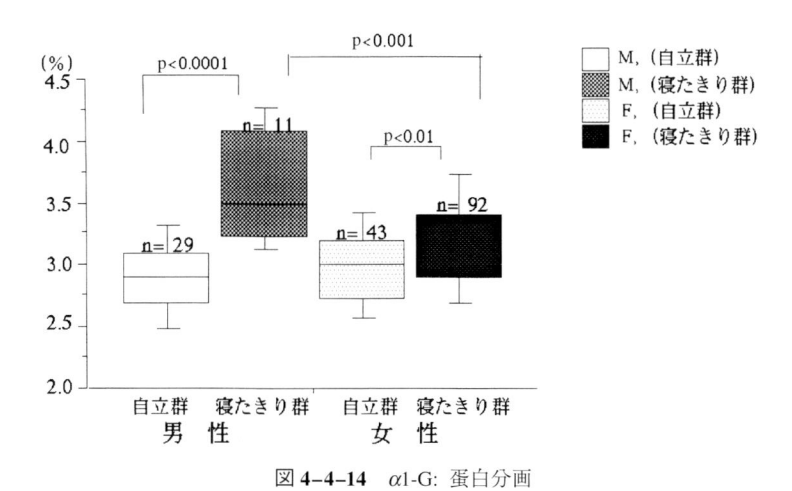

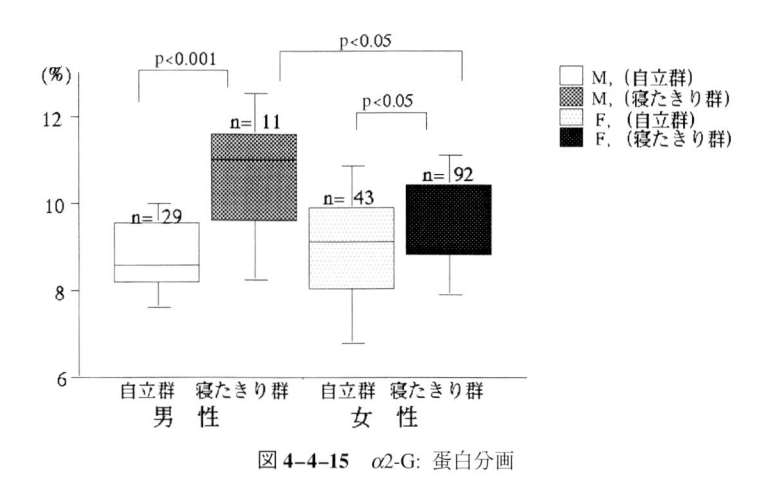

図 4-4-14　α1-G: 蛋白分画

図 4-4-15　α2-G: 蛋白分画

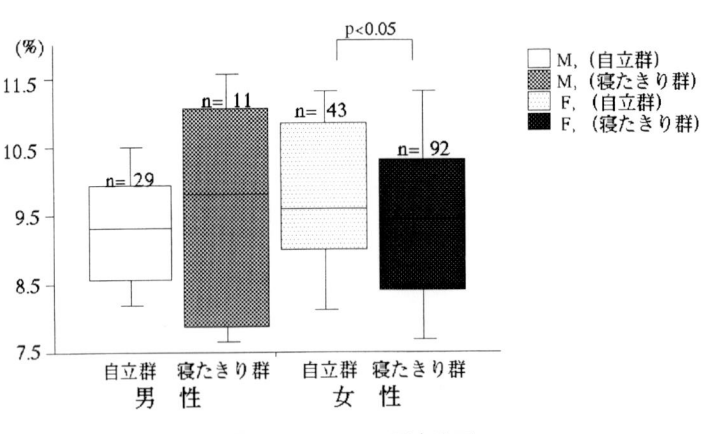

図 4-4-16　β-G: 蛋白分画

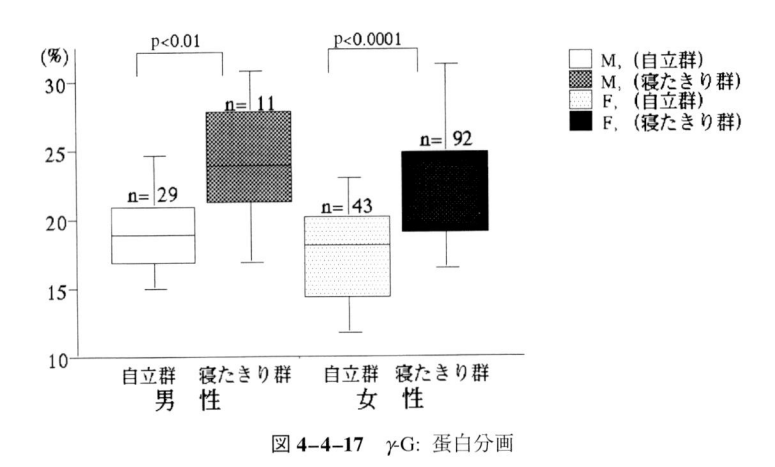

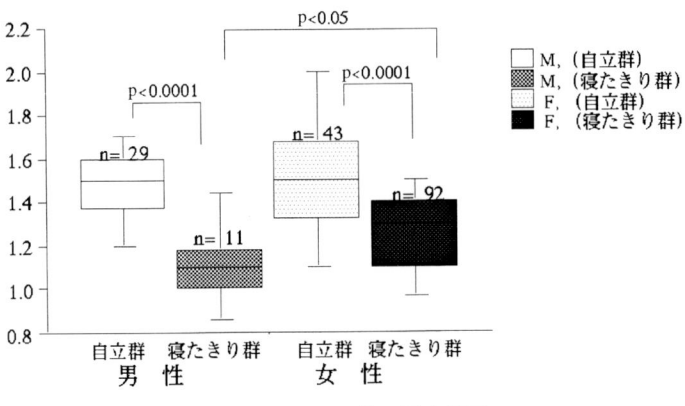

図 4-4-17　γ-G: 蛋白分画

図 4-4-18　A/G 比：蛋白分画

表 4-4-20 GPT

基準範囲：5〜40 IU/l

|  |  | 正常 | 異常 | | | 総数 |
|---|---|---|---|---|---|---|
|  |  |  | 異常(計) | 低値 | 高値 |  |
|  |  | 人数（%） | 人数（%） | 人数（%） | 人数（%） | 人数（%） |
| 男性 | 自立群 | 28 (96.6) | 1 (3.4) | 1 (3.4) | 0 (0.0) | 29 (100.0) |
|  | 寝たきり群 | 11 (100.0) | 0 (0.0) | 0 (0.0) | 0 (0.0) | 11 (100.0) |
|  | 計 | 39 (97.5) | 1 (2.5) | 1 (2.5) | 0 (0.0) | 40 (100.0) |
| 女性 | 自立群 | 43 (100.0) | 0 (0.0) | 0 (0.0) | 0 (0.0) | 43 (100.0) |
|  | 寝たきり群 | 89 (96.7) | 3 (3.3) | 3 (3.3) | 0 (0.0) | 92 (100.0) |
|  | 計 | 132 (97.8) | 3 (1.1) | 3 (1.1) | 0 (0.0) | 135 (100.0) |
| 合計 |  | 171 (97.7) | 4 (2.3) | 4 (2.3) | 0 (0.0) | 175 (100.0) |

表 4-4-21 クレアチニン

基準範囲：0.6〜1.3 mg/dl

|  |  | 正常 | 異常 | | | 総数 |
|---|---|---|---|---|---|---|
|  |  |  | 異常(計) | 低値 | 高値 |  |
|  |  | 人数（%） | 人数（%） | 人数（%） | 人数（%） | 人数（%） |
| 男性 | 自立群 | 22 (75.9) | 7 (24.1) | 0 (0.0) | 7 (24.1) | 29 (100.0) |
|  | 寝たきり群 | 10 (90.9) | 1 (9.1) | 0 (0.0) | 1 (9.1) | 11 (100.0) |
|  | 計 | 32 (80.0) | 8 (20.0) | 0 (0.0) | 8 (20.0) | 40 (100.0) |
| 女性 | 自立群 | 37 (86.0) | 6 (14.0) | 0 (0.0) | 6 (14.0) | 43 (100.0) |
|  | 寝たきり群 | 73 (79.3) | 19 (20.7) | 11 (12.0) | 8 (8.7) | 92 (100.0) |
|  | 計 | 110 (81.5) | 25 (18.5) | 11 (8.1) | 14 (10.4) | 135 (100.0) |
| 合計 |  | 142 (81.1) | 33 (19.9) | 11 (6.3) | 22 (12.6) | 175 (100.0) |

表 4-4-22 尿酸

基準範囲　M：3.7〜7.6 mg/dl
F：2.5〜5.4 mg/dl

|  |  | 正常 | 異常 | | | 総数 |
|---|---|---|---|---|---|---|
|  |  |  | 異常(計) | 低値 | 高値 |  |
|  |  | 人数（%） | 人数（%） | 人数（%） | 人数（%） | 人数（%） |
| 男性 | 自立群 | 27 (93.1) | 2 (6.9) | 0 (0.0) | 2 (6.9) | 29 (100.0) |
|  | 寝たきり群 | 9 (81.8) | 2 (18.2) | 1 (9.1) | 1 (9.1) | 11 (100.0) |
|  | 計 | 36 (90.0) | 4 (10.0) | 1 (2.5) | 3 (7.5) | 40 (100.0) |
| 女性 | 自立群 | 21 (48.4) | 22 (51.2) | 1 (2.3) | 21 (48.8) | 43 (100.0) |
|  | 寝たきり群 | 56 (60.9) | 36 (39.1) | 3 (3.3) | 33 (35.9) | 92 (100.0) |
|  | 計 | 77 (57.0) | 58 (43.0) | 4 (3.0) | 54 (40.0) | 135 (100.0) |
| 合計 |  | 113 (64.6) | 62 (35.4) | 5 (2.9) | 57 (32.6) | 175 (100.0) |

であった(表4–4–21)。低値を示したのは女性のみ11人(8.1%)であった。

　腎機能異常が疑われる者は，肝機能のそれよりもずっと多く，男女とも約2割を占めていた。

③　尿酸(UA)

　尿酸(UA)の正常値は，男性3.7〜7.6 mg/dl，女性2.5〜5.4 mg/dlである。男性7.7 mg/dl以上，女性5.5 mg/dl以上の高尿酸血症は，男性3人(7.5%)，女性54人(40.0%)の計57人(32.6%)に認められた。9 mg/dl以上の高度増加者は，寝たきり群の女性2名にのみ認められた(表4–4–22)。百歳では，高尿酸血症が女性の方が男性よりも5倍以上多かったという結果は意外であった。女性の方が基準値が低いことに加えて，近年の動物蛋白の多い食生活や腎機能異常者の増加などが背景にあると考えられる。

（秋坂真史，瑞慶覧涼子）

# 第5節　結婚と社会

　沖縄県は，社会的には家族一世帯あたりの平均人数が全国よりも多いと言われながら，一方では核家族世帯率も約67%と全国平均の60%を大きく離している。また高齢者世帯や大家族が多い反面，母子世帯は約3%もあり，その元凶と考えられる離婚率も人口千人あたり平成3年度の統計では1.96人となっている。これも全国平均1.37人を上回り，平成3年度の時点で全国トップの数字となっている。また独居老人も急増し，少子化傾向も加速するなど，長寿社会に残された課題は大きい。

　このように沖縄という地域は，家族の例に限らず，様々な社会現象において一見矛盾するようなデータや本土と異なる現象も多く，逆にそれが沖縄らしい社会文化特性を形成しているようにも思われるのである。

　沖縄県内に在住の百歳は，平成11年9月末日現在で381名（男性42名，女性339名）に達した。

　しかし男性の割合は，わずか11%ほどであった。その少ない男性百歳の生活実態を，結婚と社会を中心に調べた。

## 1.　男性百歳の所在

　家庭や社会的状況を，男性百歳について検討するために，1990年から1998年までの百歳データから男性102名についてまとめてみた。ただし，各項目によって調べ得た対象数は若干異なっており，少しでも不明な点のある者は含めなかった。

　男性百歳の多くは，自分の家に住んでいる。しかし近年は，長期療養型病院や老人施設の急増に伴って，そこに入所する者が多くなった。不明な者も含めると，おそらく実際は半数前後になると予想される。その他，種々の事情から，子供や孫宅に身を寄せている者もいる(表4-5-1)。

　「家」の建物形態は，一戸建てが最も多かった。団地やマンション等の集合住宅に暮らす男性百歳は，それほど多くはなかった(表4-5-2)。

　同居家族数は，2人から4人までが多い。2人とは，夫婦共に生活する場合と息子の嫁と同居している場合があるが，後者の方が多い。この場合，息子は戦死か，成人病あるいは生活習慣病で，父親よりも早く逝ってしまった例である(表4-5-3)。

表 4-5-1　居住形態

| 居住形態 | 実数 | 比率（%） |
|---|---|---|
| 自　　家 | 54 | 73.0 |
| 子 供 宅 | 5 | 6.76 |
| 孫　　宅 | 1 | 1.35 |
| 老人施設 | 14 | 18.9 |

表 4-5-2 建物形態

| 建物形態 | 実数 | 比率 (%) |
|---|---|---|
| 一戸建て | 57 | 77.0 |
| アパート | 1 | 1.35 |
| 団地 | 1 | 1.35 |
| マンション | 1 | 1.35 |
| 施設等 | 14 | 18.9 |

表 4-5-3 同居家族

| 同居家族数 | 実数 | 比率 (%) |
|---|---|---|
| 1人(独居) | 2 | 3.64 |
| 2人 | 15 | 27.3 |
| 3人 | 8 | 14.5 |
| 4人 | 12 | 21.8 |
| 5人 | 6 | 10.9 |
| 6人 | 6 | 10.9 |
| 7人 | 3 | 5.45 |
| 8人 | 2 | 3.64 |
| 9人 | 0 | 0 |
| 10人 | 1 | 1.82 |

表 4-5-4 孫との同居

| 孫との同居数 | 実数 | 比率 (%) |
|---|---|---|
| 0人 | 25 | 47.2 |
| 1人 | 16 | 30.2 |
| 2人 | 6 | 11.3 |
| 3人 | 4 | 7.55 |
| 4人 | 2 | 3.77 |

　孫との同居は，表4-5-4のように，「同居無し」が数としては最も多いが，有無で分けると「同居している」と答えた者の方が多いのである。曾孫との同居は，表4-5-5のように，孫との同居よりも同居数は減っているが，「同居している」と答えた者も9名もいたということにむしろ注目したい。
　なお，このほかにも玄孫(やしゃご)との同居も1名いたことを付記しておく。しかもこの例では，玄孫は3人と同居していたのである。
　百歳に達した今日までに，これまで何回くらい住居を移動してきたのであろうか，その回数を調べたところ，一度も変えたことが無い者は4名で，多くの男性百歳は1〜3回までの回数で住居を移

表 4-5-5 曾孫との同居

| 曾孫との同居数 | 実数 | 比率 (%) |
|---|---|---|
| 0 人 | 44 | 83.0 |
| 1 人 | 2 | 3.77 |
| 2 人 | 4 | 7.55 |
| 3 人 | 3 | 5.66 |
| 4 人 | 0 | 0 |

表 4-5-6 住居の移動

| 住居移動回数 | 実数 | 比率 (%) |
|---|---|---|
| 0 回 | 4 | 6.06 |
| 1 回 | 29 | 43.9 |
| 2 回 | 18 | 27.3 |
| 3 回 | 13 | 19.7 |
| 4 回 | 1 | 1.52 |
| 5 回以上 | 1 | 1.52 |

表 4-5-7 学歴

| 学歴 | 実数 | 比率 (%) |
|---|---|---|
| 無 | 13 | 19.7 |
| 尋常小学校卒 | 38 | 57.6 |
| 尋常高等小学校卒 | 12 | 18.2 |
| 中学・専門学校卒 | 1 | 1.52 |
| 大学・師範学校卒 | 2 | 3.03 |

動していた(表 4-5-6)。

　男性百歳の学歴では，尋常小学校卒までという者が多いが，無学歴の者や小学校を中途でやめた者も比較的多い(表 4-5-7)。なお女性百歳も含めると，この「無学歴」の比率はもっと多くなる。しかし，「無学歴」も家庭の事情によるものがほとんどで，多くの百歳は学ぶことに興味を示していた。自分で読み書きや算術を，商売などの職業を通じて自学してきた者も少なくない。

　職業では，第 6 節で述べるように，農業畜産が非常に多く，その他の職業にわたって数名ずつ分散していた。

　これらの職業での労働に従事していた期間は，最終現役年齢で 90 歳くらいまでという者が最も多かった。今日サラリーマンとしては一般には 60 歳頃までであるが，沖縄の長寿者たちも定年退職後は顧問などで引き続き勤めているケースがほとんどである。このような場合は，概ね 75 歳頃まで現

役として仕事を続けていた(表4-5-8)。

　なお，90歳くらいまでという者が最多であったが，なかには95歳や100歳までという者もいる。実際は100歳現在になっても，牛や山羊に与える草を取りに行く者もいる。いずれにせよ，このように長寿期まで現役で働いている者は，農業者に多く，身体が覚えている昔ながらの生活習慣である可能性もあろう。

　結婚年齢は各年代に分散している。10歳代での結婚も4名にみられたが，20歳代がやはり最も多い。なお，30歳以上の結婚も7名いた(表4-5-9)。

　兄弟姉妹の数も，分散して様々である。3〜6名が多く，34名にみられた。1人っ子は3名であり，本人を除く10名以上の兄弟数も5名いた(表4-5-10)。

表 4-5-8　最終現役年齢

| 最終現役年齢 | 実数 | 比率 (%) |
| --- | --- | --- |
| 60歳頃まで | 1 | 2.56 |
| 75歳頃まで | 7 | 17.9 |
| 80歳頃まで | 2 | 5.13 |
| 85歳頃まで | 5 | 12.8 |
| 90歳頃まで | 15 | 38.5 |
| 95歳頃まで | 5 | 12.8 |
| 100歳まで | 4 | 10.3 |

表 4-5-9　結婚年齢

| 結婚年齢 | 実数 | 比率 (%) |
| --- | --- | --- |
| 18歳 | 1 | 2.38 |
| 19歳 | 3 | 7.14 |
| 20歳 | 2 | 4.76 |
| 21歳 | 5 | 11.9 |
| 22歳 | 4 | 9.52 |
| 23歳 | 8 | 19.0 |
| 24歳 | 3 | 7.14 |
| 25歳 | 3 | 7.14 |
| 26歳 | 1 | 2.38 |
| 27歳 | 1 | 2.38 |
| 28歳 | 3 | 7.14 |
| 29歳 | 1 | 2.38 |
| 30歳以上39歳 | 6 | 14.3 |
| 40歳以上 | 1 | 2.38 |

出生順位では，長男長女が最多で，次に次男次女，その他は4番目，6番目の順に多かった(表4-5-11)。

実子数は，分散して多様である。4～9名が多く，36名が含まれた。実子1人は6名であり，10名以上は3名であった。子供がいない，あるいはできなかった者も5名いた(表4-5-12)。

結婚回数は1～2回が多く，52名中48名であった。正式な結婚でない内縁関係も含めると，3回という者が4名いた。その他の者は結婚については不明である(表4-5-13)。

妻の死亡年齢は，60歳以降の死であった者が多く，90歳から99歳までが最多であった(表4-5-14)。すなわち，亡くなったのは最近数年もしくはここ10年の間である。それほど長い間，独居を強いら

表4-5-10　兄弟姉妹

| 兄弟姉妹 | 実数 | 比率(%) |
|---|---|---|
| 0人 | 3 | 5.26 |
| 1人 | 1 | 1.75 |
| 2人 | 2 | 3.51 |
| 3人 | 13 | 22.8 |
| 4人 | 4 | 7.02 |
| 5人 | 10 | 17.5 |
| 6人 | 7 | 12.3 |
| 7人 | 2 | 3.51 |
| 8人 | 6 | 10.5 |
| 9人 | 4 | 7.02 |
| 10人 | 3 | 5.26 |
| 11人以上 | 2 | 3.51 |

表4-5-11　出生順位

| 出生順位(続柄) | 実数 | 比率(%) |
|---|---|---|
| 1番目(長男長女) | 14 | 26.9 |
| 2番目 | 12 | 23.1 |
| 3番目 | 3 | 5.77 |
| 4番目 | 7 | 13.5 |
| 5番目 | 5 | 9.62 |
| 6番目 | 6 | 11.5 |
| 7番目 | 3 | 5.77 |
| 8番目 | 1 | 1.92 |
| 9番目 | 0 | 0 |
| 10番目以降 | 1 | 1.92 |

表 4-5-12 実子

| 実子数 | 実数 | 比率 (%) |
| --- | --- | --- |
| 0人 | 5 | 9.43 |
| 1人 | 6 | 11.3 |
| 2人 | 1 | 1.89 |
| 3人 | 2 | 3.77 |
| 4人 | 6 | 11.3 |
| 5人 | 9 | 17.0 |
| 6人 | 4 | 7.55 |
| 7人 | 8 | 15.1 |
| 8人 | 5 | 9.43 |
| 9人 | 4 | 7.55 |
| 10人 | 2 | 3.77 |
| 11人以上 | 1 | 1.89 |

表 4-5-13 結婚

| 結婚回数* | 実数 | 比率 (%) |
| --- | --- | --- |
| 0回 | 0 | 0 |
| 1回 | 33 | 63.5 |
| 2回 | 15 | 28.8 |
| 3回 | 4 | 7.69 |

＊内縁関係等も含む

れていない男性百歳が多いようである。しかし，60歳以前というのも10名ほどおり，これらのケースでは死後に単身で過ごした時間が長かったということができる。しかし，それがすなわち孤独であったとは言えない。男性の場合，介護者との同居が多いからである。また，妻も100歳以上になるまで連れ添うことができた幸せな例も，本調査で7名もいたのは特筆すべきであろう。

妻死亡時の本人年齢も，妻の死亡年齢を反映して60歳以上であった者が多かった(表4-5-15)。しかし最も多いのは，80歳から99歳までで24名いる。100歳以降に妻の死に遭遇した者は9名であった。孤独な期間の長かった者は多くないと言えよう。

では，男性百歳とその家族は，どのようにしてその長い年月を同じ一つの家庭の中でうまくやってこれたのであろうか。

百歳のパーソナリティがよいのか，それとも家族，ことに主たる介護者のそれがよいのか。その双方，あるいは両者の関係がよいのであろうか。

表 4-5-14　妻の死亡年齢

| 妻の死亡年齢 | 実数 | 比率（%） |
|---|---|---|
| 39 歳以前 | 3 | 5.34 |
| 40 歳から 49 歳まで | 2 | 3.57 |
| 50 歳から 59 歳まで | 5 | 8.93 |
| 60 歳から 69 歳まで | 8 | 14.3 |
| 70 歳から 79 歳まで | 8 | 14.3 |
| 80 歳から 89 歳まで | 9 | 16.1 |
| 90 歳から 99 歳まで | 14 | 25.0 |
| 100 歳から 109 歳まで | 7 | 12.5 |

表 4-5-15　妻死亡時の本人年齢

| 妻死亡時の本人年齢 | 実数 | 比率（%） |
|---|---|---|
| 39 歳以前 | 1 | 2.0 |
| 40 歳から 49 歳まで | 2 | 4.0 |
| 50 歳から 59 歳まで | 3 | 6.0 |
| 60 歳から 69 歳まで | 7 | 14.0 |
| 70 歳から 79 歳まで | 4 | 8.0 |
| 80 歳から 89 歳まで | 10 | 20.0 |
| 90 歳から 99 歳まで | 14 | 28.0 |
| 100 歳から 109 歳まで | 9 | 18.0 |

　例えば封建主義・権力意識がほとんどなかったのであろうか。もちろん家長，家父としての誇りはあっても，封建的意識が少なかったのである。それは筆者らが，多くの男性百歳を観て得た印象である。それらの一部を幾つかの調査を基に検討した。なお，パーソナリティにおける両者の関係については，第 4 章第 10 節「性格・心理と精神機能」のエゴグラムの箇所で述べているので参照されたい。

　ここでは，実存的観点から百歳の存在というものを考えてみたい。

　一般的には，百歳の多くは年をとってからも一家の主，大黒柱として「君臨」しようという意識はないが，たとえあっても精神的支え以上のことは期待しない。ガージューという言葉があるが，これは性格的な気の強さをいうもので，必ずしも家庭や家族の調和を乱すものではない。

　すなわち，家系の流れの中にある己れの存在というものを，本人が意識しようとしまいと，かなり正しく認識していたのではないかと思われるほどである。すなわちこれらのことは，次に述べるように，百歳を含めた沖縄高齢者のアイデンティティと無関係ではないように思われる。

## 2. 百歳長寿の社会的意義

　生を受けてから数十年間にわたって現世を生き，その過程の中で着実に迫り来るわが身の老いと死を意識して，我々は少しでも長く生き，できるだけ現世の幸福を享受していたいと考える。それは多くの人間にとって，むしろ自然な願いであろう。

　しかし近年は，さらにこれに「健康で元気であるならば」という条件をつける人が多くなっているように見受けられる。それは非常にわかりやすい発想であって，納得しやすいものである。

　ただ，筆者には，これにもう一つ重要な視点があるような気がしてならない。それは，己れのアイデンティティを重視する立場であり，これを考慮し確立して，初めて「健康長寿」の意義も全うされるものと考えるのである。長寿の意義には，個人レベルから社会レベルまで，少なくとも3つの段階があるが，いずれにしても長寿期のアイデンティティを考慮しないでは，己れのアイデンティティも生まれ得ないと思われる。

　しかしながら長寿科学の分野で，長寿者の存在をこのような実存的視点からまとめた論説は未だみない。そこで本項では，長寿とアイデンティティの問題とその在り方について，これまでの百歳研究から得たデータや若干の知見を基に検討することを試みたものである。

### 問題の所在

　西暦2014年には65歳以上の高齢者人口が，全人口の25%を占めると予想され，もうその21世紀になろうとしている。近未来における「超高齢社会」の到来ほど確実性のあることはないと考えられる。

　一方でそのような社会で暮らす人々，とくに長寿者の「存在」，あるいはもう少し厳密に言うと，超高齢社会における長寿者の「実存」ほど不確かで，また不安の要素の多い現象も他にはないであろう。経済的な問題もさることながら，ここでは哲学的な立場で社会性あるいは精神性を問題としたい。

　近未来における超高齢社会到来の確実性と，長寿者の実存の不確実性が同居するのが21世紀であると思われるからである。厚生省の発表によると，わが国の平均寿命は，男性76.0歳，女性83.0歳以上に年々着実に延びて，世界における最高水準を維持している。また，それに伴って百歳以上の長寿者の数も急増し，平成11年現在で10,000人を突破している。先に述べたように，沖縄県内に在住の百歳も，平成11年9月30日現在で既に380名以上に達している。

　ここで重要と思われる点は，第一に後期老年者人口の急増とくに百歳以上の者の人口急増であり，第二に中年期(40〜49歳)，熟年期(50〜64歳)および老年期(65歳以上)の後方シフト化の未来像である。この年齢層は筆者による仮の設定であるが，もし現在このような年齢区分で概ねよいとしても，近い将来は，例えば中年期(40〜54歳)，熟年期(55〜74歳)および老年期(75歳以上)というような設定変更の社会的必要性が高まってくることも十分予想される。

　さらにここで，後期高齢者の存在に重きを置き長寿期をもじった「超熟期」という言葉を使わせ

ていただくなら，85歳あるいは90歳以上の長寿者人口が増える将来は，このような「超熟期」の設定も考慮に入れて，その時期の過ごし方も考えねばならなくなってくるかも知れない。しかも，この時期は百歳を含めた超高齢者(90歳以上の者)の年代とほぼ重なってくるのである。

このような後期高齢者の急増をみる，いわゆる超高齢社会にあっては，長寿者の「生き甲斐」や「幸福感」等のQOL，さらには一歩進んで，長寿者における実存やアイデンティティといった観点で，今後の長寿者個人や社会の在り方を考えていくことも重要な課題となってこよう。

### 実存とアイデンティティの諸相

そもそも実存とは，一般的には「現実に存在すること」であり，ハイデッガー，ヤスパースあるいはキルケゴールらの「実存」と基本的には同義である。そして，広辞苑(第4版)によれば，「本質が実現されたもの」と考えられ，また，とくに人間的実存を意味し，自己の存在に関心をもって存在する主体的な存在，換言すれば「自覚的存在」であるとも言える。

一方でアイデンティティとは，それによって「ある人間の一貫性が成り立ち，またそれが時間的空間的に，他者や共同体にも認められていること」であり，「自己同一性すなわち人格が自己として一貫することである」。したがって，逆に一貫性のない人格と，これまで他者やある共同体に全くみられない性質の人格はアイデンティティがあるとは言えないのである。

しかし一般的にも，現実にこの「時間的空間的」共有性を証明することはきわめて難しいと思われる。したがって，学問的にも精神科あるいは心身医療の分野で患者のアイデンティティがしばしば問題となってくるのである。

その他，本邦では，産婦人科で発生学的に細胞レベルのテーマになることもあるが，海外では性差の観点から社会心理学的あるいは老化(エイジング)と健康の中で，とくに死亡率等との関連の中においてアイデンティティが問題となることが多い。しかし，一般的な長寿との直接的な関連の中で，アイデンティティのテーマが取り上げられ，長寿者の実存的意義にまで触れられたことはなかった。

しかし本来，実存とアイデンティティは異なるものであることはもちろんであるが，混同ではなく融合という観点では十分考慮することはできると思われる。今これを，仮に「実存的アイデンティティ」という言葉で表すと，人間の一貫性が成り立ち，結果として際立つ個性が見出せれば，一般的にはその人間には十分なアイデンティティがあると言うこともできよう。しかも，それが十分に一般の社会倫理に矛盾せず，一般庶民の生活や生き甲斐，あるいは社会に貢献できる性質のものであるならば，長寿の社会的意義も問題はないのである。以下，アイデンティティという言葉は，とくに断りのない限り，この意味で使うことにする。

さてアイデンティティは，エイジングの過程の中で，すなわち個々のライフステージの中で，どのように変化していくのであろうか。一般人のアイデンティティは，普通は成人に達し，結婚すると同時に加速度を増して急増し，50歳から65歳の間の定年時期にピークを迎えると考えられる。以後は，本人の意識とは裏腹に，少なくも他からみられる実体は急速に落ち込んでいく事実は，古今

東西，否定しようもないと思われる。つまり，やや右に傾いた山型である(図4-5-1)。

また，天才型は，生まれてまもなく成長とともに才能を発揮し，10歳代において早くも開花させ，20歳あるいは遅くとも30歳代においてピークを迎えるというのがほとんどであろう。このパターンはアイデンティティ・レベルが下がるのも早いと考えられるが，真の天才は死後の後世にまでアイデンティティを残し，なかには死後，時間の経過とともにアイデンティティ・レベルを増加させる者もいる。

これらに対し，沖縄の百歳のごとき長寿者のアイデンティティはどうかと言うと，一般には段階的に増加していき，百歳長寿を迎えた時点で最高点に達し，そのままピークのない階段様漸増が，典型的パターンと言えよう。

男性も女性も，子孫が増えるにつれて，家族および社会型アイデンティティが増加し，これを裏付けるようにライフステージの各段階において，生年祭や米寿あるいは白寿やカジマヤー等の長寿を祝う行事が，沖縄社会では幾つも準備されているのである。

こうして，個人のアイデンティティのパターンはそのものについては，表4-5-16のように分類できるかも知れない。

沖縄の場合，これまでの種々の調査結果の一部から考えると，タイプIには女性のほとんどと一部の男性が含まれ，タイプIIとタイプIIIには一部の女性と多くの男性が含まれていると考えられる。男性でも地位や名誉名声に無縁，無関係な百歳も多いから，タイプIIは一部といってもごく稀であろう。日本全体を問題にすると，今後は男女ともにタイプIIIが増えると思われるが，後述するように，それがけっして長寿社会における理想型とは言えないと考える。また，タイプIIとタイプIIIを追求した人生の結果，とくに男性の場合はいずれのパターンにも入れないノン・アイデンティティ・タイプも生まれ出る可能性もある。

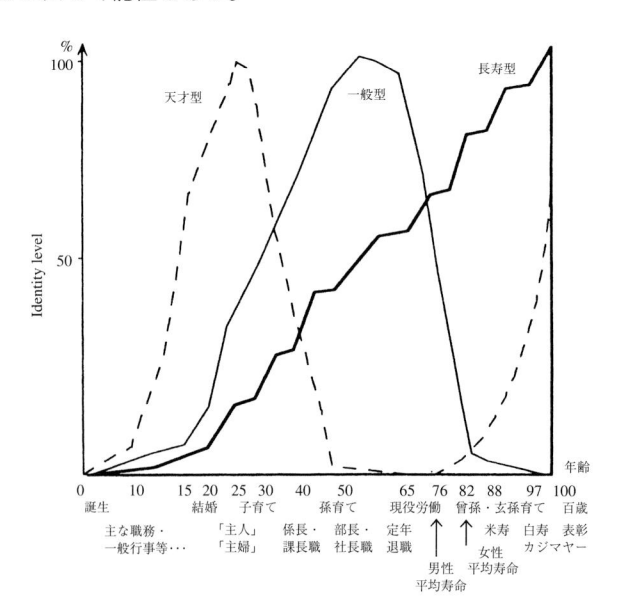

図 4-5-1　人生とアイデンティティ

表 4–5–16

| タイプ I | 家庭的(家族内)アイデンティティ |
|---|---|
| タイプ II | 社会的(地位・名誉)アイデンティティ |
| タイプ III | 個人的(非社会・非家庭)アイデンティティ |

表 4–5–17　長寿期におけるアイデンティティの意義と効用

1. 完結した人生の仕上げに向けての計画性確保。(有意義な生, 残された人生の時間への思慮)
2. 生きる意味, 長生きの意義についての自問自答。(長生きの価値の理論的根拠)
3. 共同社会の中での孤立感・孤独の解消。(社会的生, 社会的長寿であることの確認)
4. 新しい老後の共栄・共存を築き上げる条件。(新しい時代のパラダイム「生産的長寿」)
5. 自己完成に向けた努力の喜びと, さらなる長寿への希望。(個人的満足感, 家族の喜び)
6. 自己愛の琢磨と生きる意欲の増大。(さらなる健康長寿を期待しうる鍵)

**長寿社会におけるアイデンティティ**

ではなぜ, 長寿期におけるアイデンティティを問題とするのか。

それは, 長寿期において獲得し得るアイデンティティをできるだけ若い時期, 遅くとも中高年期に一人ひとりが熟慮することによって受ける個人的および社会的恩恵がきわめて大きいと考えられるからである。自己のアイデンティティを, 高齢期もしくはそれ以前のライフステージで再発見し, それを死ぬまで保ち続けることの予想し得る効用をまとめた(表4–5–17)。もっと多くあるかも知れないが, とりあえず六点についてここで述べる。

まず重要なのは, 完結した人生の成立に向けての計画性であり, 有意義な後半生と残された自分の人生の時間について考えることである。

第二に, 晩年期を生きる意味, したがって長生きの意義についての回答を自分なりに見出すことである。これは, 自分にとっての長生きの価値の理論的根拠になる。

第三に, 共同社会の中での孤立感や孤独の解消である。これは, 社会的生, 社会的長寿であることの確認につながる重要な点であると思われる。

第四に, 自己のアイデンティティを見出すことは, 新しい老後の共栄・共存を築き上げる必要条件になる。そして, なお重要なことは, これが新しい時代のパラダイムの一つと筆者が考える「創造的健康長寿」の概念の基盤ともなる要件であるからである。

第五は, 自己完成に向けた努力の喜びになり, さらなる長寿への希望が湧く原動力になるということである。これは, 単に個人的満足に終わらず, 家族にとっての安心と喜びにも発展することは間違いない。

最後に, 自己愛の琢磨と生きる意味の増大につながる, という点である。自己を愛するというと, 何か利己的ととられるかも知れないが, 誰にしたってまず自分が大事なのであり, 客観的にみて価値ある自己を発見しそれを愛することは大切なことである。また, それに向けた切磋琢磨の努力と,

生きる意欲の増大はさらなる健康長寿を期待し得る鍵であるとも言えよう。

こうした考案を進めてくると，若い時の自分のみでなく，中高年に至った時点での自分を正しく見つめることにもつながり，長寿社会における自分にとってのアイデンティティのあるべき姿が見えてくるはずである。

### 三位一体型アイデンティティ・パターン

現在の一般的な長寿者のアイデンティティは，とくにないというのが一般的であるかも知れず，強いて言えば子供など家族あるいは親族間にわずかに残っているとも言える。すなわち，一般的な長寿者のアイデンティティ・パターンは，試みに図示すれば，すべてにおいて全体的に小さな円の結合体である（図4-5-2）。しかし，なかには個人的アイデンティティの比較的大きな方も存在するであろう。

沖縄長寿者のアイデンティティ・パターンは，家庭・家族的および社会的アイデンティティの大きさが目立つ組み合わせパターンであり，一般に個人的アイデンティティは小さいと言うべきである。

このことは職業・労働歴の調査結果にみる職種的背景からも，ある程度は理解される。現在の沖縄百歳のキャリアとは，主に肉体労働者としてのキャリアである。また，性格特性や行動パターンの上からも，家庭・家族的および社会的アイデンティティの増大が容易な状況にあると考えられる。しかし，もしそのパターンに個人的アイデンティティが加われば，近未来の社会における最高の実存形態となると思われるのである。そして，それは今の多彩な職業形態から将来的にはけっして実現不可能ではないと考えられる。現にそのようなタイプに近い実例も生まれつつあると考えられる（第5章）。しかし，その逆，すなわち肥大化した個人的アイデンティティのみのパターンに他の2者

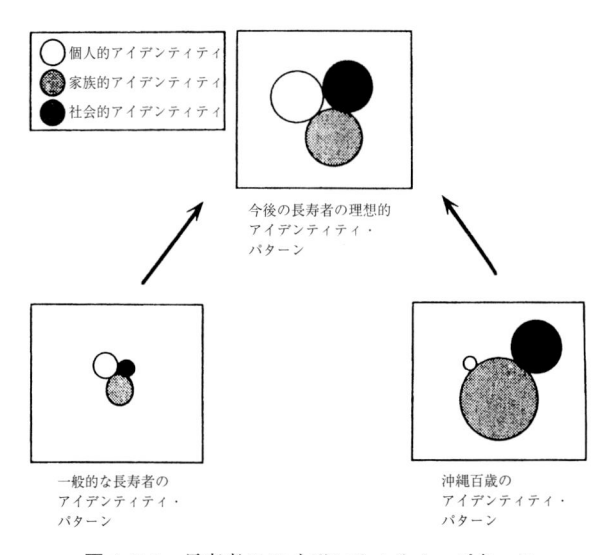

図 4-5-2 長寿者のアイデンティティ・パターン

を加えたバランスのとれたパターンに形成していくのは，不可能ではないにしても非常に難しいと考えられる。

　現在の沖縄長寿者のアイデンティティというものは，じつは先述の三位一体型のアイデンティティ・パターンの根幹を為すものであり，その理想型への発展性が期待できるものなのである。厳しい見方をすれば，今の百歳には一般的な意味合いでの，社会的あるいは個人的にはアイデンティティはほとんどないと考えられるが，ある意味においては彼らの存在は象徴的なのであり，敬老の日や誕生日などには自治体の長が表敬訪問することも稀でなく，テレビの報道や各紙の紙面を大きく飾り，きわめて社会的でもある。さらに家庭にあっては，とくに女性の場合は，孫育て（曾孫や玄孫の子守）や農業など実質的存在性を示す長寿者もいる。しかし多くは，やはり象徴的実存とも言うべき存在であり，ときに「家の天皇」にも似た存在感のある方もいるのも事実である。

　これに対し，今後の長寿者の理想的アイデンティティ・パターンは，次のようになるであろう。すなわち，全体的にバランスのとれた3つの大きな円の結合体であり，家庭および社会に加えて，個人的アイデンティティも十分に大きく発達した組み合わせのアイデンティティ・パターンである。

　我々が目指すべきものは，まさにその三位一体型のバランス感覚のあるアイデンティティ・パターンを有した人間形成なのである。そして，それこそが長寿社会における理想のアイデンティティ・パターンである，と考えられる。

**いつまでもプロダクティブであるために**

　先に長寿期におけるアイデンティティを論じた中で，自己のアイデンティティを見出すことは，新しい老後の共栄・共存を築き上げる必要条件になると述べた。そして，なお重要なことには，これが新しい時代の「生産的健康長寿」の概念の基盤ともなる要件であるからであると触れた。ここでは一歩進めて，この概念について，少し詳しく述べる。

　基本的立場として，すべての高齢者は彼らが生きる長寿社会において存在価値がある，ということである。また，すべての構成員の意識がそうあるべきである。この際に，すべての構成員をして，高齢者に対する意識が長寿社会において存在価値がある，との強固なものにするためには，高齢者あるいは長寿者と言われる人々もそれなりの意識的努力は必要であろう。その是非は別として，世間の考え方にはギブ・アンド・テイクが多い。ならば，高齢者とはいえ，社会の「お荷物」を甘んじるのではなく，積極的に自分たちが社会を支えていくという気概が必要であろう。その際に，高齢あるいは長寿期といわれる年代になってから己れのアイデンティティを考えるよりも，できるだけ若い時期より意識し，築き上げる努力をしていた方がよいことは言うまでもないだろう。多くの者に了解される明確な社会的意義を造り上げることはそう容易なことではないだろう。時間と，継続的努力が必要である。別に学問とか，芸術とか，難しいことばかりが対象ではない。前半生の生き方の中から，「己れにできること」，できれば「己れにしかできないこと」を考えればよいのではないか。ただしキーワードは，ロバート・バトラー博士も言うようにプロダクティブであるということであろうか。何にしても，生産的であることには，普遍的な価値を認める人間も多いと思われ

る。ただ，高齢者が生産的であることはなお難しいことであろう。しかし医学的には，身体的には老化による衰弱が不可避でも，精神的な機能はかなり最後まで保たれることは明らかである。したがって，精神的あるいは知的にプロダクティブであるということは可能かと思う。

　老後の共栄・共存の基礎におかれる自己のアイデンティティは，その過程で確固たるものが形成されるものと思われる。

　このように，後期高齢者の急激な増加を見る，いわゆる超高齢社会にあっては，後期高齢者の「生きがい」や「幸福感」すなわち QOL あるいはサクセスフル・エイジング（Successful Aging）といった観点で，今後の長寿者個人や社会の在り方を考えていくことも必要となってくるであろう。

〔秋坂真史〕

## 第6節　労働と体力

　体力という言葉は，単に身体のもっている力の他に，労働・運動能力あるいは疾病に対する抵抗力という意味も含んでいると考えられている。また保健や健康科学の分野では，physical fitness という英語が当てられることもある。これには体力が良好な状態，すなわち動作が最適となるような健康良好な状態というように訳されることが多い。つまり，我々が普段何気なく使っている体力という言葉には，運動能力や免疫学的な意味あいを含めて，自己の健康を維持する身体的な能力という総合的な意味がある。

　他方で，長寿を考える際，日常生活動作能（ADL）の観点をけっして忘れないことが大切である。我々が，未来の視点に立って長寿について語るとき，自立者の多い真に長命を喜べる長寿社会を考慮することは有意義であると思われるからである。本節ではこの視点を強調し，沖縄の百歳が過去から現在にかけて行ってきた個々の職業を通じての労働や，現在の体力，あるいは日常的な身体活動について考える。

　戦後50年にして日本は世界有数の経済大国となったが，その陰で主に過重労働と歪んだライフスタイルが起因と考えられる様々な成人病と中高年の急死が問題となっている。しかるに，過重労働とはどの程度までが「過重」と言えるのであろうか。とりわけ，健康保持の意味で「働き過ぎ」は良くないと言われるが，沖縄で毎年多くの超高齢者とくに百歳を訪問して，現在の百歳のほとんどは，むしろ中高年時において過重労働の日々であった印象を強く受けるのである。こうしてみると，「適度な運動が長寿につながる」と言っても，漠然とした同感を得るに過ぎない。しかし，長寿者の中高年時における「運動」を可及的具体的に求めようとする研究は，本来レトロスペクティブであるがゆえに対象取得上，および方法論的にも困難な問題が多く，これまで全くなされていない。かといって，これを縦断的に行うには，人も金も，また時間もかかり，実施可能な恵まれた研究機関は自ずと限定されてくる。

　しかし，この種の研究も，現代の中高年が将来にわたって健康で長生きをし，実りのある超高齢化社会を形成するための健康科学に，幾ばくかの示唆を与えるものと思われる。

### 1.　百歳の職業労働歴調査

　沖縄県在住の百歳宅を訪問し，健康診査及び直接面接による労働歴の聞き取り調査を実施した。また，昭和61年度より平成4年度までを含めた8年間に調査できた百歳（369名；男性69名，女性300名）の職業もしくは労働歴をまとめた。

　百歳の中高年時の職業・労働歴を図4–6–1に示す。問診によると，中高年であった当時，趣味として，特別にスポーツを仕事以外の余暇に行ったとする者は皆無であった。労働歴は，男性では農業・畜産・基地雇用員・商売・行商の順に多く，女性では農業・畜産・商売・行商・機織り・洋裁

男性百歳

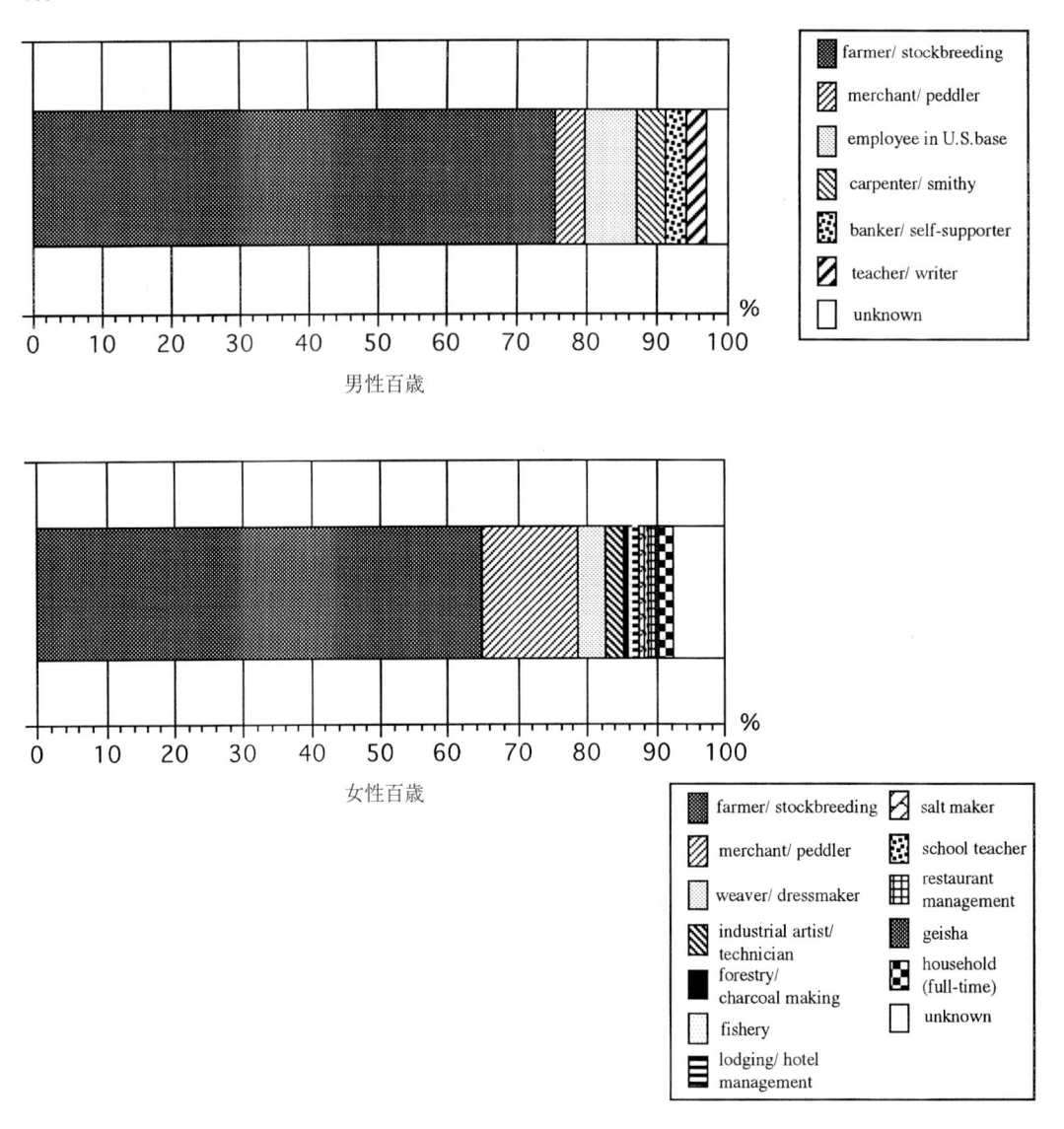

女性百歳

図 4–6–1　百歳の過去の職業・労働歴

の順であった．対象の年齢は，50歳代から100歳代までの各年代にわたった．対象数と労働内訳は，農業者が6名(専業4名，兼業2名)，商業従事者が2名，家事および趣味的に農業を営む引退者がそれぞれ1名，無職(隠居生活)としての百歳が男女2名の計12名であった．

つぎに，職業として男女とも最も頻度の高かった農業従事者の平均的労働スケジュールを，年間および一日のタイムテーブルとして図4–6–2に示した．また女性については，別に商業従事者の労働スケジュールも調べたが，双方とも旧盆・正月・清明祭(祖先供養祭)等のごく数日を除き，年内を通じて毎日，各労働に従事していた．ただし農業者は季節によって作業様態に若干の違いがあり，商業者は基本的労働様態が年間を通じて同一であった．

表 4-6-1 収穫期におけるキビ作農業者の一日の推定消費エネルギー

| Exercise intensity: cane harvest by 70s | Median Heart Rate (beat/min) | Ratio of time (%) | Continuing time (min) | Consumed energy per minute (kcal/min) | Total consumed energy (kcal) |
|---|---|---|---|---|---|
| more than 90% | 138 | 1.3 | 7.3 | 8.4 | 61.3 |
| 80–89% | 123 | 1.6 | 8.8 | 7 | 61.9 |
| 70–79% | 109 | 41.8 | 238.4 | 6.2 | 1478.2 |
| 60–69% | 94 | 24.6 | 140.1 | 4.6 | 644.3 |
| less than 59% | 73 | 30.8 | 175.4 | 2.5 | 438.5 |
| resting time | 66 | | | 1.5…⑥ | |
| Time of measurement (min) | | | 570…① | | |
| Amount time of labor (half a day) (min) | | | 720…② | | |
| Resting time during a night | | | 720…⑤ | | 1,080…⑦** |
| Total consumed energy for measurement (kcal) | | | | | 2,684…③ |
| Estimate consumed energy for active half a day (kcal) | | | | | 3,059…④* |
| Estimate consumed energy for a day (24hours) (kcal) | | | | | 4,139*** |

Formula: * ②/①×③
　　　　 ** ⑤×⑥
　　　　 *** ④+⑦

　運動歴の問診で，現百歳が中高年であった当時，趣味として特別にスポーツを余暇に行ったとする者は皆無であったことから，体力学的側面から運動歴を労働歴と理解してもよいものと思われる。また中高年時の労働歴で，男性は農業畜産が多く，女性は商業が多かった。戦前より沖縄での基幹産業は農業では砂糖キビ，商業形態としては市場商売であることから，男性ではキビを中心とした農業を，女性では市場商売と，家事を中心に農作業手伝いといった労働を考えれば，長寿者の労働歴の代表と成し得ると考えられる。

　百歳の労働歴といっても，基地雇用員を除けば特別な職種はない。基地雇用員は戦後の日本の敗戦に伴う沖縄の特殊労働事情であり，内容は米軍基地内での施設関係の保守管理担当技術員から通訳まで種々雑多な作業の総称である。しかし，百歳がかつて実際に従事した職務内容としては，庭師 (gardener) や大工 (carpenter) などの「肉体労働」がほとんどである。この他に農業や商業も，体力学的に身体全般を使う職種であることを考慮すると興味深い。

## 2. 長寿地域の中高年から老年者の心拍数の測定

　長寿で知られる沖縄県の農村地帯に暮らす百歳および彼らが行ってきたのと同様の労働形態にお

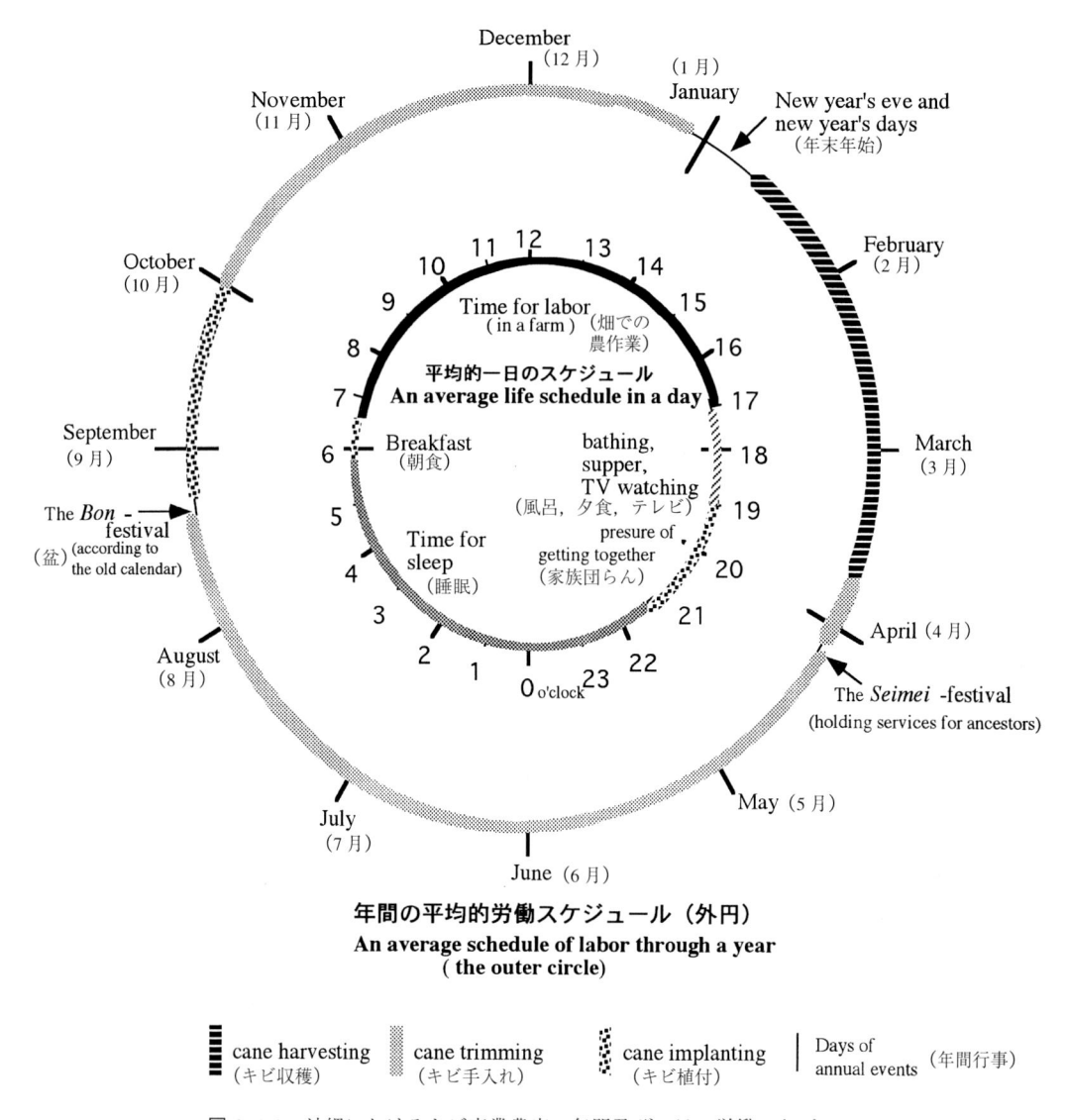

図4-6-2 沖縄におけるキビ専業農家の年間及び一日の労働スケジュール

ける日常的心拍数変化の概要を知るため，沖縄本島内で長寿者が比較的多く存在する中部地域で，祖父母以上の代から主に沖縄の代表的地場産業である砂糖キビ専業に農業を行っている者の協力を得て，心拍数モニターによって各労働毎に数日間の日中時間帯の心拍数を連続的に測定し，平均的一日の心拍数測定値を求めた。なおこの中に，現在百歳の長男とその嫁も対象に加えた。また当時，現在の百歳がかつて従事した労働の中で，農業と並び，家事以外に女性の専業として一般的であった市場での商売や行商に，10年以上従事している女性の心拍数の測定も同様に行った。なお，百歳の長男と嫁については，砂糖キビ農家ではあっても既に現役は引退し，その後も趣味で砂糖キビ生産を行っている程度であった。

なお本調査では，原則として早朝の仕事開始直前の安静時から，夕方仕事終了後の帰宅後安静時までの10〜12時間程度まで測定した。また心拍数測定時には，戸外労働の者については原則として当日の気象条件のほか，体重・血圧・体温の測定結果も記録した。以上の百歳を含む対象はすべて，既往歴にも現病歴にも，循環器疾患等を有せず，血液検査を含めた検診結果でも特に異常所見を認めず健常体と考えられた。

図4-6-3から図4-6-5までに，各労働別にみた実際の日常の心拍数変化のうち一部を図示した。

図4-6-3は，70歳代のキビ農業専従者の冬場(1月中旬から3月下旬)のキビ刈り作業中とその前後における心拍数推移である。測定は，起床後1時間から農作業を終えて帰宅後の間の約10時間であった。この労働活動時間帯の平均心拍数は91.9拍/分(以下bpm)であった。

図4-6-4は，同じ対象者の春から夏場(4月上旬から8月下旬)のキビ手入れ作業における心拍数推移である。測定は，起床後2時間から農作業を終えて帰宅後の間の約6時間30分であった。このうち労働活動時間帯は約3時間30分で，一日の平均心拍数は87.5 bpmであった。

図4-6-5は，70歳代女性の那覇市場(4月)における心拍数推移である。測定は，起床後3時間から商売終了時の間の約9時間の実労働時間帯で，平均心拍数は79.1 bpmであった。

キビ刈り作業中の心拍数推移では，日中の活動時間帯の平均心拍数は91.9 bpmであったが，これは%HRmaxの65%に相当する。キビ刈り作業時の心拍数はほぼ105前後で，これは%HRmaxの70%強に相当し，25 kg前後もあるキビ束を一定の場所に運ぶ際の心拍数は100%近くに達していた。

本研究では，一日の消費カロリーを概算するため主労働前後の休息時も含めてほぼ日中半日間にわたって測定し平均値を出したが，収穫作業時間帯だけをとってみれば，鎌を使っての稲作中の稲刈りや麦刈りの強度にほぼ匹敵する。単位分あたりの消費エネルギー量に換算すると4〜5 kcal/分に相当するが，これは本研究の推定結果(表4-6-2)と近似している。また個々の作業内容をみると，キビ作には束の運搬という作業も加わり，また太く堅い茎をナタで切るということから，中壮年の心拍数は150 bpm近くという95%水準で推移していることがわかった。Borgらによると，年齢別の主観的運動強度（Rating of Perceived Exertion: RPE）と心拍水準（%HRmax）は非常によい相関をもっている。例えば50歳代でみると $y = 0.26x - 6.73$（RPE 17 = 91.3）であり，上の例では95%水準ではRPEは17.97にもなり，「かなりきつい（Very hard）」強度であった。同様に70歳代では，$y = 0.30x - 12.21$（RPE 17 = 97.4）であり，先の例でみると平均の75%水準ではRPEは10.29になり，「かなり楽（Very light）」になる。しかし，キビ束を運ぶ際の心拍数は100%に達していたことを考えると「非常にきつい（Very very hard）」の強度の労働も含まれている。以上から，沖縄のキビ作農業は日本の農作業のうちでも最も運動強度の大きな部類に属し，しかも持久的要素を多分にもつ労働であるため労働時間全体で平均すると，主観的強度も厳しくなく長時間作業に耐えられないものではない。

女性の市場労働では，細かいブレがあるものの平均心拍数は79.1 bpmでほぼ一定であった。これは%HRmaxの53%に相当した。客相手の商売中の心拍数は85 bpmになり，%HRmaxの57%となる。これらはいずれも，70歳代のRPEでは「非常に楽（Very very light）」の部類であり，労働としては全く厳しいものではない。しかし，今回は戦前に比較的多く見られたという行商について調査

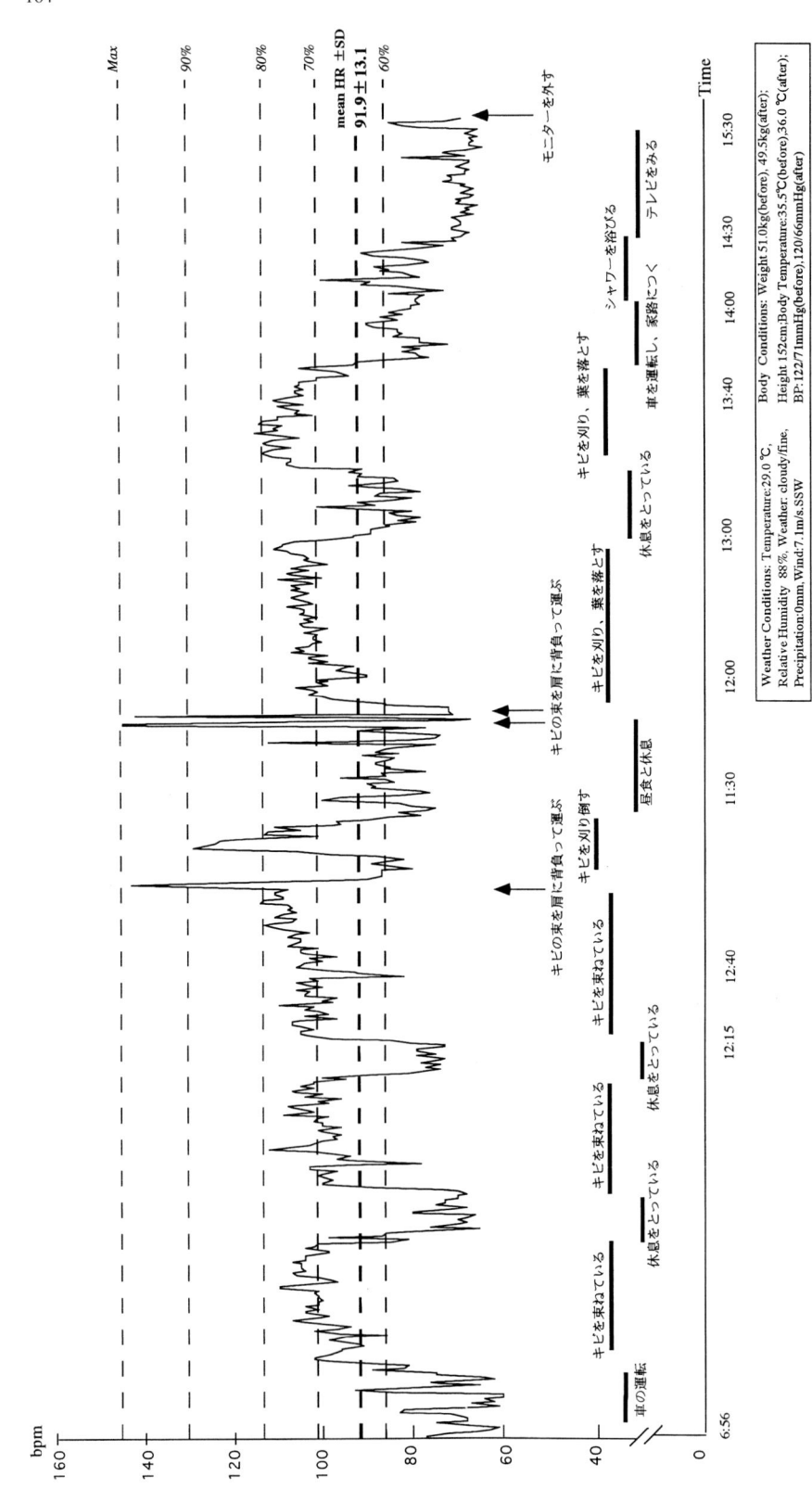

図 4-6-3 農家の老年男性におけるキビ刈り作業中の心拍数変化

第4章　男性百歳の研究

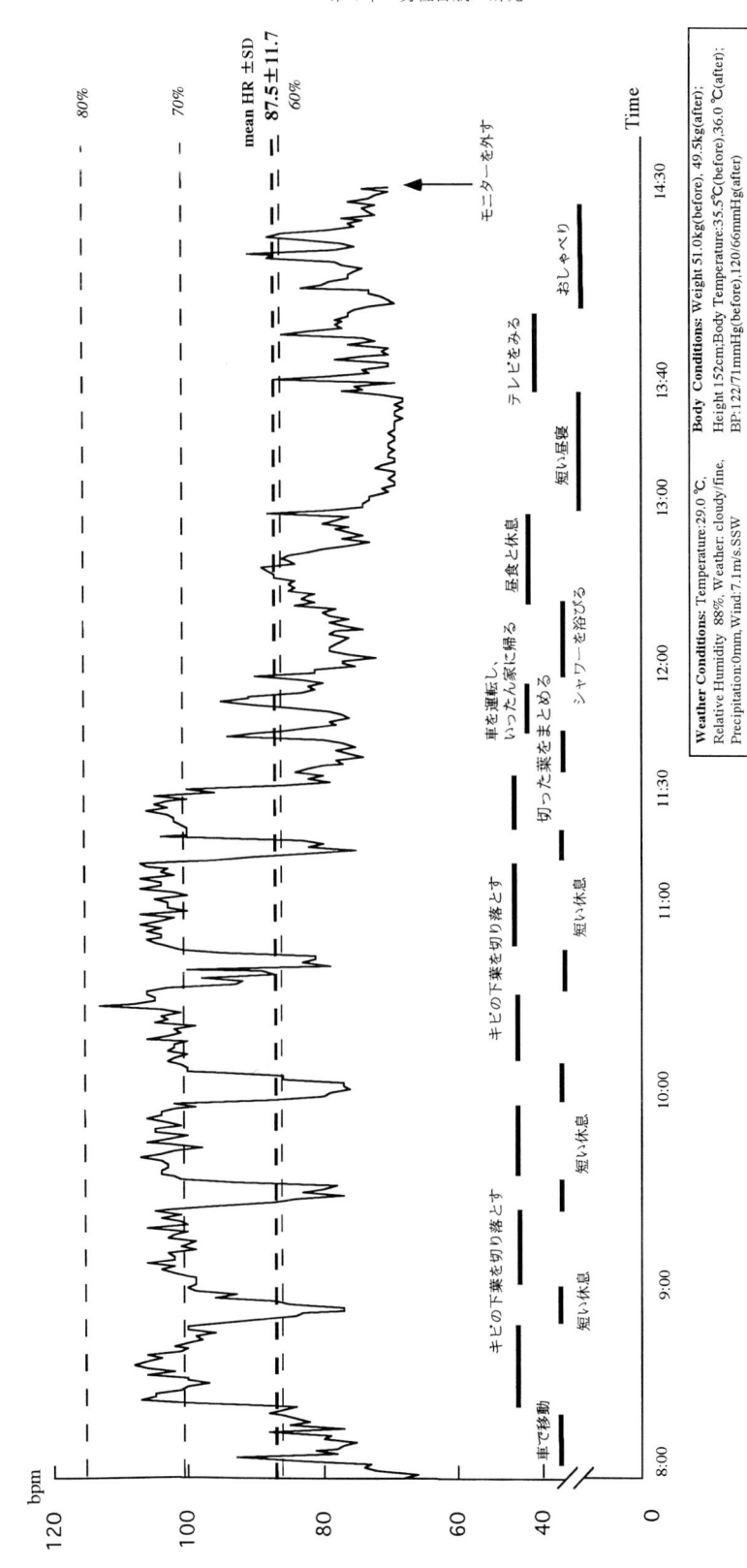

bpm

mean HR ±SD
**87.5±11.7**

車で移動　キビの下葉を切り落とす　キビの下葉を切り落とす　車を運転し、いったん家に帰る　昼食と休息　短い昼寝　テレビをみる　モニターを外す
短い休息　短い休息　短い休息　切った葉をまとめる　シャワーを浴びる　おしゃべり

Time

**Weather Conditions**: Temperature:29.0 ℃,
Relative Humidity 88%, Weather: cloudy/fine,
Precipitation:0mm, Wind:7.1m/s.SSW

**Body Conditions**: Weight 51.0kg(before), 49.5kg(after);
Height 152cm;Body Temperature:35.5℃(before),36.0 ℃(after);
BP:122/71mmHg(before),120/66mmHg(after)

図 4-6-4　農家の老年男性におけるキビ手入れ作業中の心拍数変化

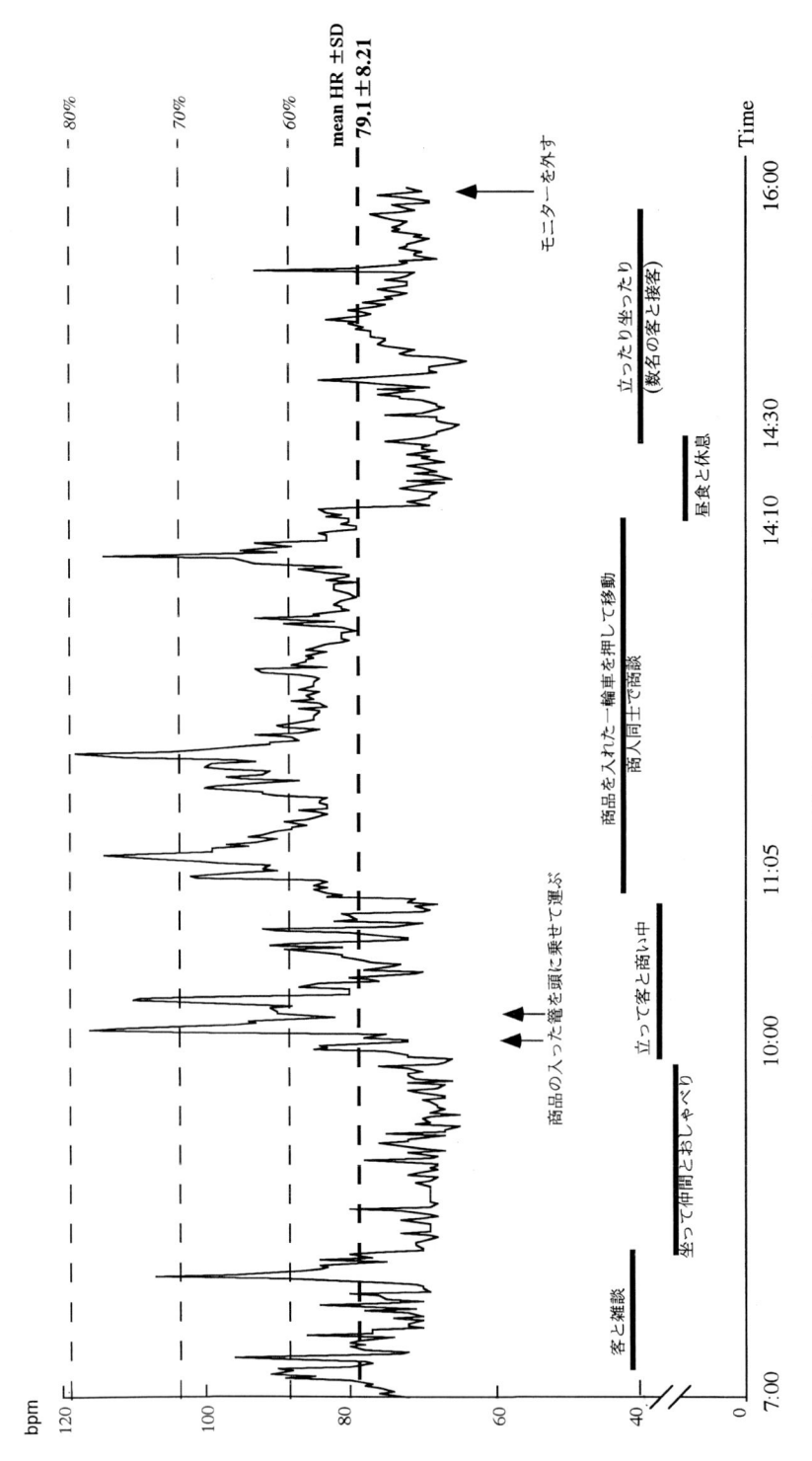

図 4-6-5 市場における商売中の心拍数変化

表 4-6-2 収穫期(重労働期)における専業農家70歳代男性の実際の一日栄養摂取量

| | Menu | group 1 | group 2 | group 3 | group 4 | Intake Energy (kcal) |
|---|---|---|---|---|---|---|
| Breakfast | boiled rice | | | | 4 | 320 |
| | fried vegetable | | 0.5 | 1.1 | | 128 |
| | fried bacon and egg | 1 | 1.5 | | | 200 |
| | boiled hard fish | | 1 | 0.7 | | 136 |
| | sponge cake | | | | 2 | 160 |
| | vegetable oil | | | | 1 | 80 |
| | salt | | | | | 0 |
| Lunch | boiled rice | | | | 2 | 160 |
| | fried egg | 2 | | | | 160 |
| | slicing ham | | 1 | | | 80 |
| | fried vegetable | | 0.5 | 1.1 | | 128 |
| | pickled plum | | | 0.2 | | 16 |
| | Beer | | | | 1.8 | 144 |
| | vegetable oil | | | | 1 | 80 |
| | salt | | | | | 0 |
| Supper | noodle | | | | 4 | 320 |
| | tuna | | 1 | | 1 | 160 |
| | slices of raw fish | | 2 | | | 160 |
| | spinach | | | 0.4 | | 32 |
| | spirits (Awamori) | | | | 3 | 240 |
| | soy sauce with dried bonito | | | | 0.2 | 16 |
| between meals | raw sugar | | | | 3 | 240 |
| | Japanese cakes | | | | 4 | 320 |
| | green tea | | | | | 0 |
| Scores | | 3 | 7.5 | 3.5 | 27 | |
| Total intake energy (kcal) | | 240 | 600 | 280 | 2,160 | 3,280 |

できなかったが,この場合は運動量も強度もかなり大きいと思われる。

## 3. 百歳の現在の心拍数の測定

対象となった百歳以上の者の中から,日常生活動作能に優れ,かつ心拍数測定の協力の得られた男女1名ずつの2名について,現在の日常生活における身体活動量を調べるため,日中の時間帯に心拍数の測定を行った。

図4-6-6は男性百歳の現在の日常生活における心拍数推移である。測定は起床後1時間から就寝前の間の12時間であった。この覚醒活動時間帯（半日）の平均心拍数は72.0 bpmであった。

図4-6-7は80歳代の百歳の長男の一般的な日常生活における心拍数推移である。測定は起床後2時間から就寝前の間の12時間であった。この覚醒活動時間帯（半日）の平均心拍数は80.5 bpmであった。また百歳と直接の血縁関係はないが，家族として約50年間同居している80歳代の長男嫁の農家の家事中心の心拍数推移を図4-6-8に示した。覚醒活動時間帯の平均心拍数は84.0 bpmであった。

ここで調査対象として80歳代の百歳長男および長男嫁を加えた理由については，沖縄では80歳代から90歳代にかけて生計を支える労働から現役引退するケースがほとんどであるため，百歳と現役との橋渡しになるこの時期の体力保持が健康長寿を達成するためのもう一つの重要な要素として考えられるからである。結果は百歳とほぼ同様の運動強度比率を呈したが，これは農業という一次産業においても，専業としての現役中高年者との労働較差の大きさを示している。しかし百歳の例からみても，そのことが一概に長寿にマイナス要因となるとは断定できない。むしろ強度としては低くても，これらの例には身体的運動の持続性という特徴がみられる。

この点については比較的高齢になってからでも習慣的身体運動が多くの機能面で有効であるとの指摘がなされている種々の報告もみられ，健康および長寿の観点からも利するところが多いと考えられる。

### 百歳の現在の体力

男性百歳については，現在の日常生活における心拍数を調べた。本例は体調の良い日は今でも畑で鍬を手に耕すというが，この日は草取り程度まででほとんどは家の中で過ごし，むしろ一般的な一日であった。覚醒活動時間帯の平均心拍数72.0 bpmは%HRmaxの61%に相当した。諸家のデータがないため比較はできないが，主観的に無理のない気ままな生活と聞いているので，体力的なきつさは見られないと考えられる。その他，庭の散歩や草取りで80%程度，食事時間帯で約70%の%HRmaxであり，70歳代のRPEで考慮しても「楽」な部類に属している。これは80歳代の長男や嫁の引退後の農家の趣味的労働や家事中心の日常生活とも類似していた。ただ嫁の家事労働については，細かな心拍数変動は見られるものの，家事内容にかかわらず90前後（%HRmaxの65%）と日常的労働としては比較的高い水準で維持していることがわかった。そしてこれは30歳代の若い女性でも同様であり，男性労働に比して瞬時的な高い強度はないものの比較的高水準で推移し，標準偏差も小さく休みなく身体活動をおこなっていることを示している。

### 4. 推定消費カロリーと実際の栄養摂取カロリー

各年代の対象の，各労働における一日の心拍数の分布から，各心拍数レベルが占める時間配分に単位時間あたりの消費カロリーを乗じ，一日の消費エネルギー量を推定した。これを実際の摂取エネルギー量と比較した。さらに別に，年間を通じての各労働スケジュールを調査し，その比率から

第4章 男性百歳の研究                                                                  169

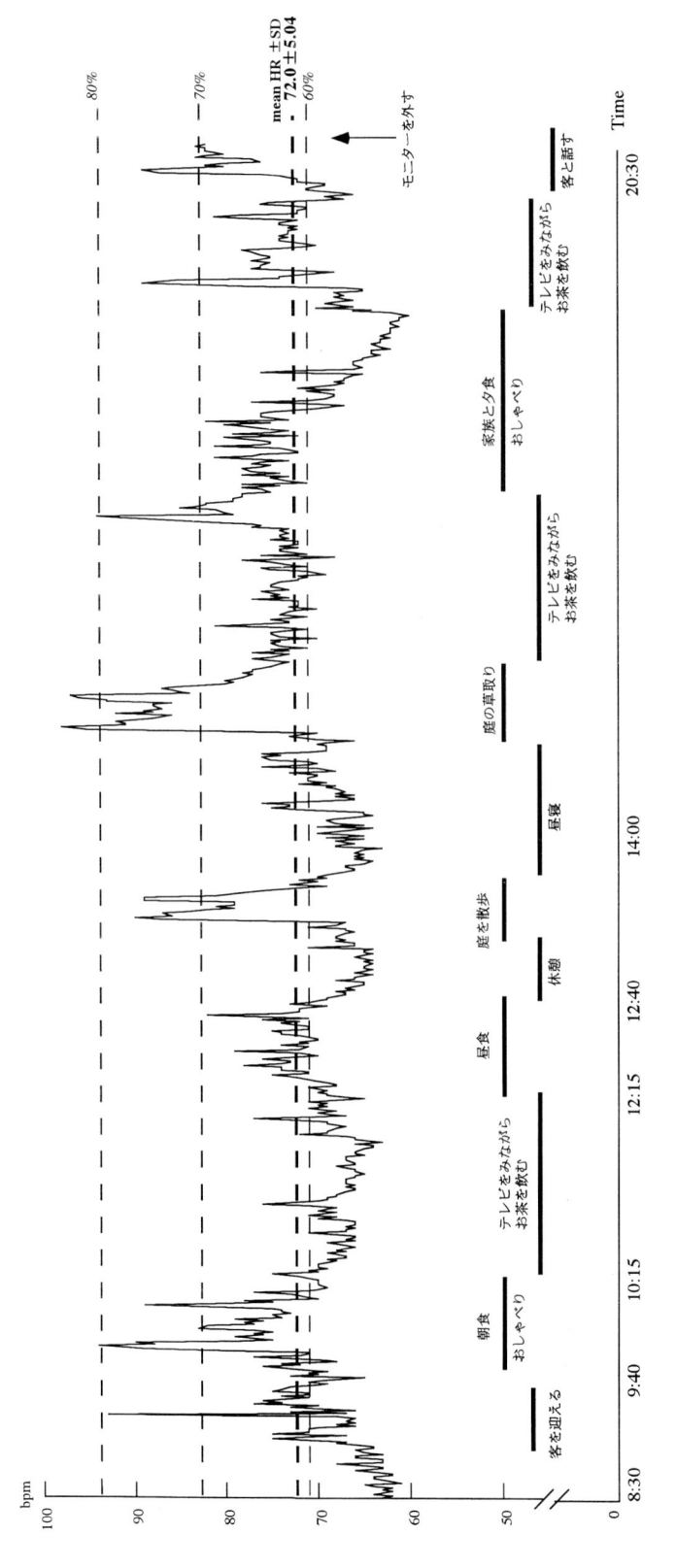

図 4-6-6 男性百歳の日常生活における心拍数変化

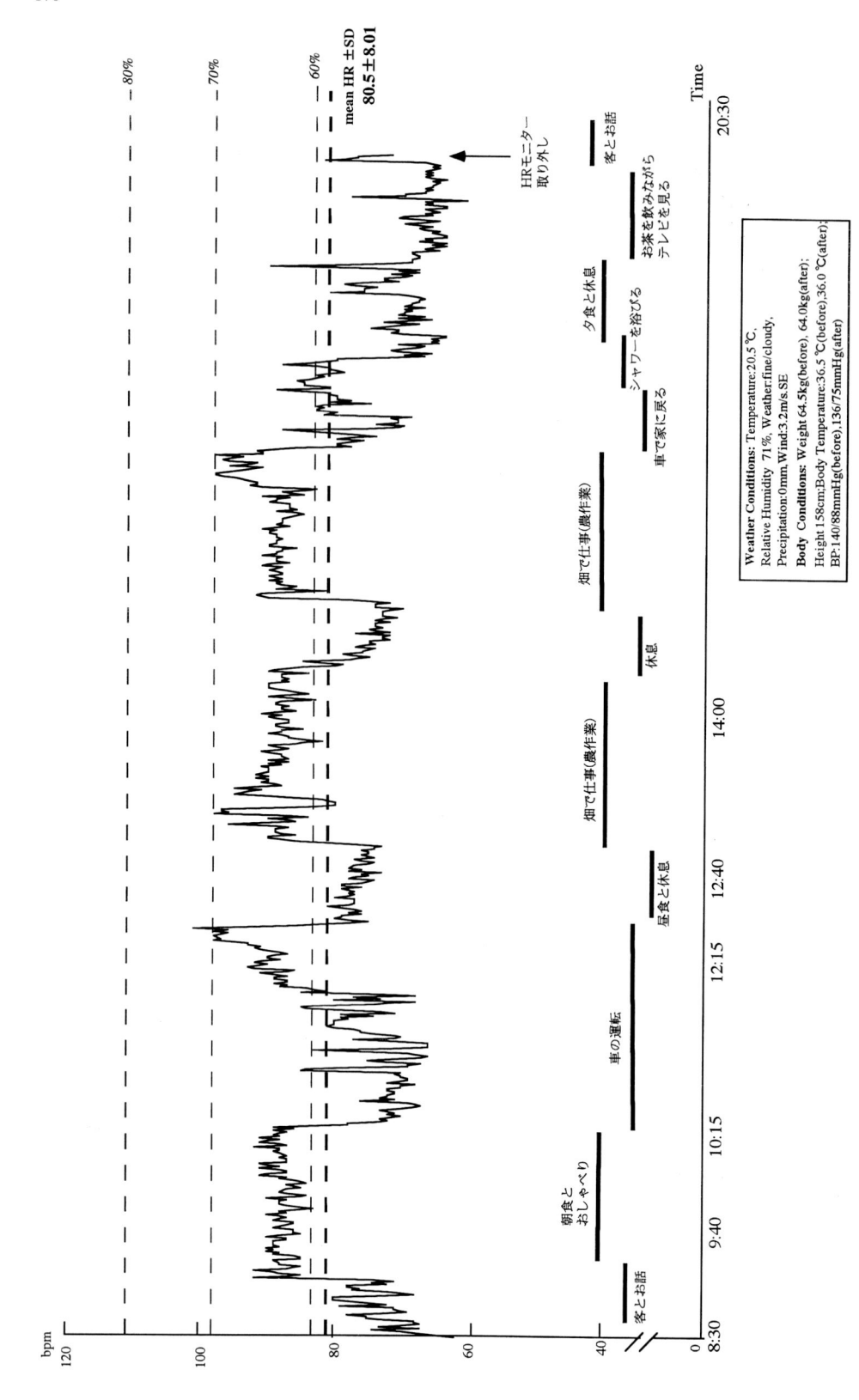

図 4-6-7　百歳の長男の日常生活における心拍数変化

mean HR ±SD
80.5±8.01

Weather Conditions: Temperature:20.5℃,
Relative Humidity 71%, Weather:fine/cloudy,
Precipitation:0mm,Wind:3.2m/s,SE
Body Conditions: Weight 64.5kg(before), 64.0kg(after);
Height 158cm;Body Temperature:36.5 ℃(before),36.0 ℃(after);
BP:140/88mmHg(before),136/75mmHg(after)

客とお話　朝食とおしゃべり　車の運転　昼食と休息　畑で仕事(農作業)　休息　畑で仕事(農作業)　車で家に戻る　シャワーを浴びる　夕食と休息　お茶を飲みながらテレビを見る　HRモニター取り外し　客とお話

第4章　男性百歳の研究

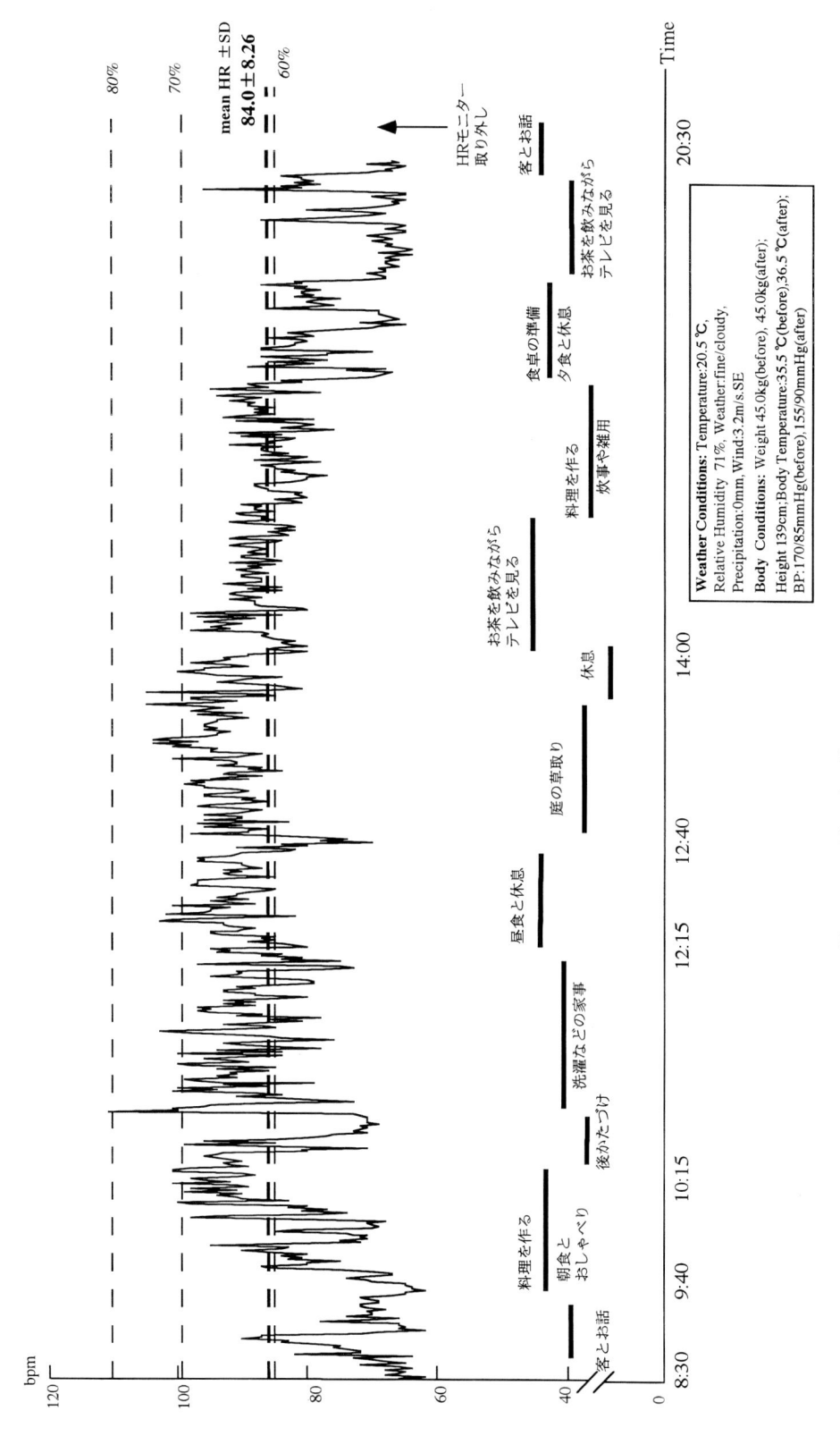

図 **4-6-8**　百歳の息子嫁の日常生活における心拍数変化

Weather Conditions: Temperature:20.5℃,
Relative Humidity 71%, Weather:fine/cloudy,
Precipitation:0mm, Wind:3.2m/s.SE
Body Conditions: Weight 45.0kg(before), 45.0kg(after);
Height 139cm;Body Temperature:35.5℃(before),36.5℃(after);
BP:170/85mmHg(before),155/90mmHg(after)

mean HR ± SD
**84.0 ± 8.26**

年間を通じての一日平均の消費エネルギー量を推計した。ここで HRmax の計算式は American Heart Association (1972) HRmax = 220 − Age を，さらに HR (bpm) から最大酸素摂取量 (l/min) を経て消費カロリー (kcal/min) を概算した。

各労働・各年代の運動強度の比率を図 4–6–9 に示した。農業従事者のキビ刈り期の運動量が最も多く，とくに 50 歳代の中高年では 90% を超える強度も 2 割以上も見られた。女性の商業者は 59% 以下の強度が 8 割を占め，引退後の百歳とその家族では 60% 台と 59% 以下が多かった。参考までに若年職業例では 2 例を調べてここに表示したが，いずれも 40% 台が大半を占め，50% 台と 39% 以下がほぼ同数見られた。

これら労働比率から，従来より沖縄の代表的基幹産業であるキビ農家の例をとって，一日の推定消費カロリーを概算し (表 4–6–1)，他方で実際の栄養摂取カロリーを算定した (表 4–6–2)。

24 時間推定消費カロリーでは，70 歳代の収穫期キビ農家の場合 4,139 kcal を必要とし，他方で 70 歳代の市場での商業労働についても同様に推定すると 3,095 kcal を要する結果となった。実際の栄養摂取カロリーは，食品群別に 1 群が 240 kcal，2 群が 600 kcal，3 群が 280 kcal，4 群が 2,160 kcal となり，一日合計で 3,280 kcal であった。同様にして，キビ農家の他の作業内容の場合の 24 時間推定消費カロリーは，キビ手入れ作業が 3,512 kcal，植え付け作業が 3,654 kcal，また休息日は農家で 3,090 kcal，市場商売で 2,585 kcal となった。

最後に，これらの結果から年間を通じて平均された一日消費エネルギー量を求めた (表 4–6–3)。キビ農家の場合は 3,324 kcal となり，他方市場労働では 3,073 kcal と算定された。この値は，実際の摂取量 (キビ農家は 3 月，市場労働は 4 月の一日摂取量) よりも若干高値となった。

### 日常的運動量と長寿

ある大学の職員，教官の日常生活中における身体活動量を測定し，平均心拍数が 100 bpm 以下の測定時間が全体の 92.4% も占め，他方で HRmax の約 60% 以上に相当すると思われる 120 bpm 以上の時間がわずか 1.3% 程度であるという報告がある。この辺は今日の第 3 次産業に従事する多くの日本人でも事情は類似すると考えられ，精神的緊張度に比して身体的運動の少なさが問題であろう。

各労働・各年代の運動強度の比率については，農業従事者の労働の激しさが顕著であった。事務職例では 40% 台が大半を占め，50% 台と 39% 以下がほぼ同数見られ，全体としてはきわめて低い身体活動量であったと考えられる。

これらの労働比率からキビ農家の 24 時間推定消費カロリーは，70 歳代の収穫期キビ農家の場合 4,139 kcal，70 歳代の市場での商業労働は 3,095 kcal とかなり高い値となった。一方で，実際の栄養摂取カロリーは収穫期キビ農家で一日 3,280 kcal であったが，この差は単純に計算すると 859 kcal になる。ただし，年間を通じて平均された一日消費エネルギー量を求めると 3,324 kcal となり，差は 44 kcal とほとんど変わらない値となった。本対象者は，収穫期直後の体重が収穫期前のそれと比べ 8 kg 程度減少したと述べていたが，それもこの結果からほぼ理解できる。ただし，一般的に沖縄住民は月 2〜3 回の地域行事や交流の会合をもち，この際超過した摂取熱量で収穫期の慢性的な不足分

第4章 男性百歳の研究

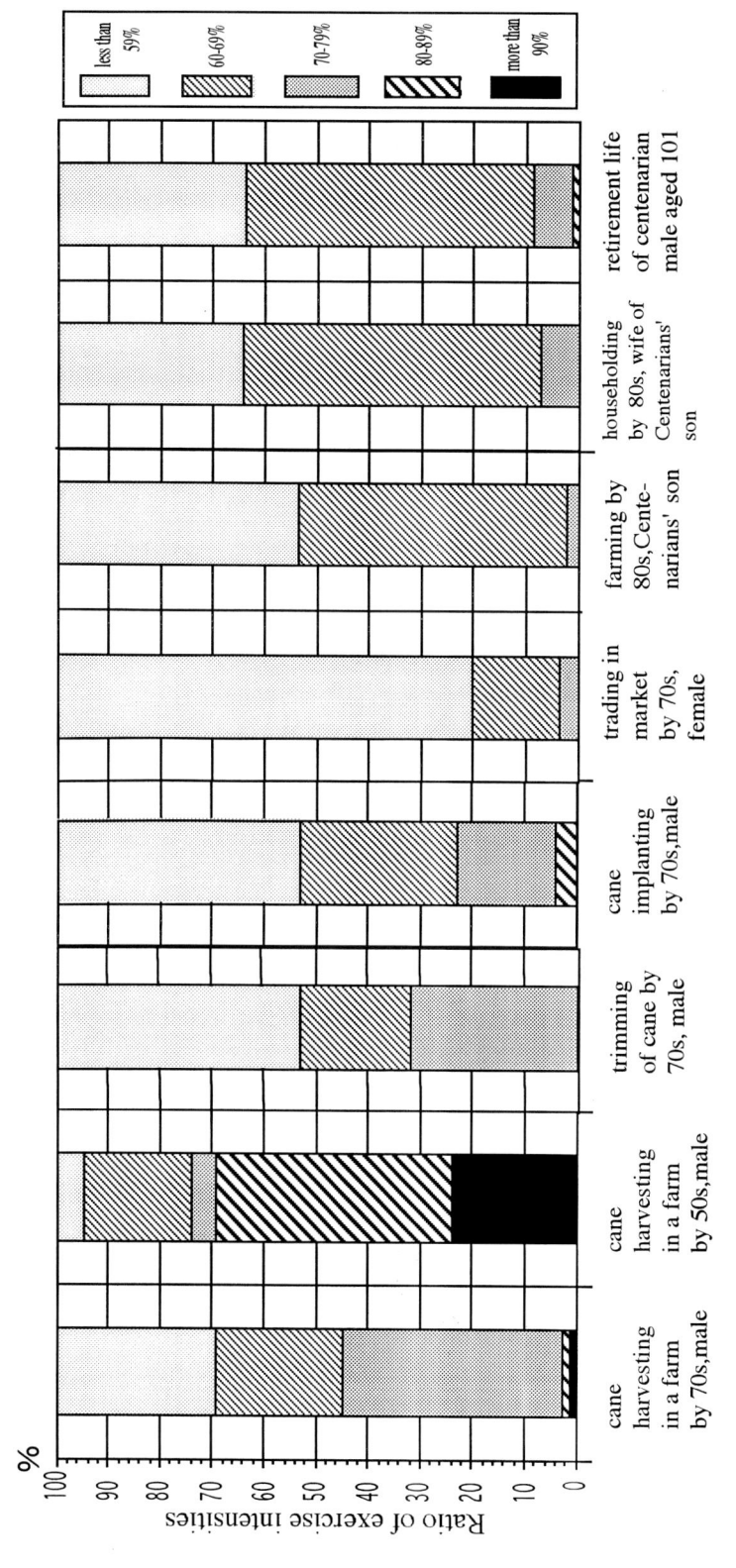

図 4-6-9 各労働・各年代の職業労働における運動強度比率

表 4–6–3　年間を通じての推定一日平均消費エネルギー量と実際摂取量

|  | Labor schedule in a year | Ratio of labor | Estimate consumed energy for a day (kcal) | Mean consumed energy for a day (kcal) |
|---|---|---|---|---|
| *Specialized farmer aged 70s male* |  |  |  |  |
|  | implanting cane | 0.125 | 3,653 | 456.7 |
|  | trimming cane | 0.583 | 3,511 | 2,048 |
|  | harvesting cane | 0.166 | 4,139 | 689.8 |
|  | days for rest | 0.041 | 3,090 | 128.7 |
| Estimate mean consumed energy for a day through a year (kcal) |  |  | 3,324 |  |
| RDA* for a male hard worker (life intensity IV) for each age and heights (height: 155cm) |  |  | 2,600 |  |
| Actual intake energy for a day (kcal) |  |  | 3,280 |  |
| *Female merchant aged 70s in a marcket* |  |  |  |  |
|  | Labor in marcket and house | 0.958 | 2,966 | 2,966.2 |
|  | house keeping | 0.041 | 107.7 | 107.7 |
| Estimate mean consumed energy for a day through a year (kcal) |  |  | 3,073 | 3,073 |

RDA*: Japanese Recommended Dietary Allowance (1989)

を補って余りあるものと考えられる。

　職業と体力に関して中高年の就業において注意すべき作業項目のうち，重筋労働者と広義での高温環境下作業に百歳の過去の労働は相当するものである，と言われる。また，労働による永年の身体酷使は労働寿命を短縮し，早老や偏奇した身体をつくるとも指摘されている。たしかに，わが国の戦後の高度経済成長期に顕著に見られたような肉体労務の過酷な労働では，偏った作業内容で労働寿命の短縮や早老の危険もあろう。

　他方で，沖縄のごとき温暖な地域での農業や市場商売のような自然，もしくは近隣社会の中での全身的かつ持久的身体運動は労働寿命の短縮に結びつかず，かつ早老の危険があるとも言えないであろう。本研究における農業従事者の年間の推定運動量は，単純に消費カロリーから見れば「重労働」に匹敵するものと考えられる。しかし，「重労働」の定義も問題であるが，年間スケジュールでも見たように，日常的全身的かつ年間を通じての持久的身体運動の性格を強くもっていることがわかる。

　食品群別の検討では，年齢別・性別・生活強度別にみた食品エネルギー構成をみると，65歳代と比較しても，いずれの食品群でも所要熱量は充足していた。とりわけ，体力に直接利用されるエネルギー源になるとされる4群の点数が27点と，基準点の20.5点より30％以上も高いことは，特殊な食品を摂取していないことを考慮しても身体的要求に基づく自然な結果であると考えられた。

健康状態を維持することは長寿の必要条件の一つであるが，それには少なくとも消費熱量と摂取熱量との間の過不足をなくすことがよく言われている．そして，運動強度の一つの指標としてのエネルギー代謝率に身体活動時間を乗じた運動量と現代人の摂食状況との間に必ずしも正の相関関係が見られないことも指摘されている．本研究の結果もこれに矛盾せず，このような年間を通じた労働量と栄養摂取量で試算すると，長寿地域の農業者はエネルギーの摂取と消費，ならびに栄養摂取の観点からも，無意識的にせよ肥満や成人病を回避するきわめてバランスのとれた運動と食生活をおくっているものと考えられた．

### 長寿者の心拍数に影響を与える要因

心拍数に影響を与える要因として，① 季節変動，② 呼吸法，③ 貧血，④ アルコール（酔状態），⑤ 喫煙，⑥ 水分摂取，⑦ 呼吸気（濃度・特性），⑧ 気温，⑨ 疾病罹患，⑩ 薬物，⑪ 長期臥床，⑫ 潜水，⑬ 長時間作業，⑭ 精神的興奮・緊張等が考えられるが，① については最大酸素消費量が夏期にやや低く，冬期に高いとの報告もあるが，最高心拍数については季節的変動がないとされる．

本研究では最高心拍数を基本にして消費カロリーを導いており，また沖縄は四季を通じて季節変化がほとんどないことから，重要な変動要因にはなり得ないものと考えられる．また，②～⑤，⑦ および ⑨～⑫ については，本研究の環境・対象特性に合致しない．したがって問題となるのは，⑥ 水分摂取，⑧ 気温，⑬ 長時間作業，および ⑭ 精神的興奮・緊張であるが，水分摂取については体温上昇と循環血液量の調節を通して心拍数に影響を及ぼすと考えられる．しかし，労働休止時に測定した体温はほとんど一定で，労働内容や気温に左右されることは少ないと考えられる．また，水分の出納については，例えば最も一日消費エネルギーの多かったキビ刈り作業において，一日あたり 200 ml カップで平均 8 回飲水し，平均 3 回（1 回約 400 ml）の放尿を行った．体重変化が平均するとほとんど見られなかったことに加え，その他皮膚からの自然蒸散量も考慮すると，水分出納のバランスはきわめて優れていたと言える．

気温と長時間作業については，とくに高温下環境における長時間労働が，潜熱発散のための皮膚血管の拡張と発汗量の増大の 2 つの観点から問題となる．沖縄の場合，年平均気温が約 23 °C もあり，真夏のキビ畑の中は 40 °C 以上にもなる．しかし前述のとおり，当然のことながら沖縄の農業従事者はこのことを経験上熟知し，休息と水分摂取を十分に取ることによって，長時間の高温下作業による体力の消耗を最小限に抑えていると考えられる．精神的興奮・緊張については，人間社会の人工環境下で，初対面の第 3 者との接触を中心に成り立っている精神的緊張や興奮を伴いやすい職種と状況であれば，長時間であっても心拍数に影響を与えるものと推察する．しかし，本研究の対象のように，大自然の中で親しい者との共同農作業や，ほとんど常連の客で談笑の中に商売する市場労働では，ともに身体労働による心拍数変化に比し，その影響は小さいものと考えられる．

この点は現代人の座業を主とする精神労働と大きな対照をなすもので，今日の事務系職員やサラリーマン，あるいは主婦の生活活動等は，身体労働による心拍数変化よりも精神的負荷による心拍数の瞬時的増減が目立っているように思われる．

また、「長寿症候群」のように高 HDL 血症、低 LDL 血症があって、これらが合併すると平均寿命はさらに上がるとも言われ、日常運動を忘れない生活が、動脈硬化防止に役立つと考えられる。高 HDL 血症、低 LDL 血症については、沖縄百歳でもその多くは「長寿症候群」に属している。また動脈硬化防止に関連して、動脈硬化指数（Atherosclerogenic Index）は、全国に比して成人病罹患率の低い沖縄の同一地域の中でも、百歳は他の高齢者より有意に低い結果を認めた。

さらに、筆者の訪問による聞き取り健康調査の印象では、百歳は概して 80 歳から 85 歳の生年祝い頃までは戸外労働をしている例が多く、中には 90 歳を超えても軽労働に精を出すものも見られる。したがって、沖縄に多く見られる年間を通じての、日常的に全身を使った持久的身体労働は、疾病予防の観点からも特筆すべきであろう。

### 5. 最長寿男性の日常生活動作能の推移

以上みてきたような労働を日常的に行っていた沖縄の男性が、長寿と言われる年代に達してから、日常的生活の動作能力がどのように変化していくかを見てみよう。ここで事例として示すのは、かつて日本最長寿男性であった沖縄の T 翁である。T 翁は 100 歳から 108 歳までは自宅で暮らし、自立心に富んで、きわめてお元気な方であった。しかし、108 歳で老人病院に入院し、以後急速に自立心がしぼみ、日常生活動作能が減弱していったものである。生活動作あるいは生活体力以外の生活歴の大要については、第 5 章に詳述されている。

T 翁の日常生活動作能（ADL）の年次推移を図に示した（図 4-6-10）。

ここで、最も早期に低下をみたのは視聴覚機能である。もっとも T 翁は、100 歳になった当初か

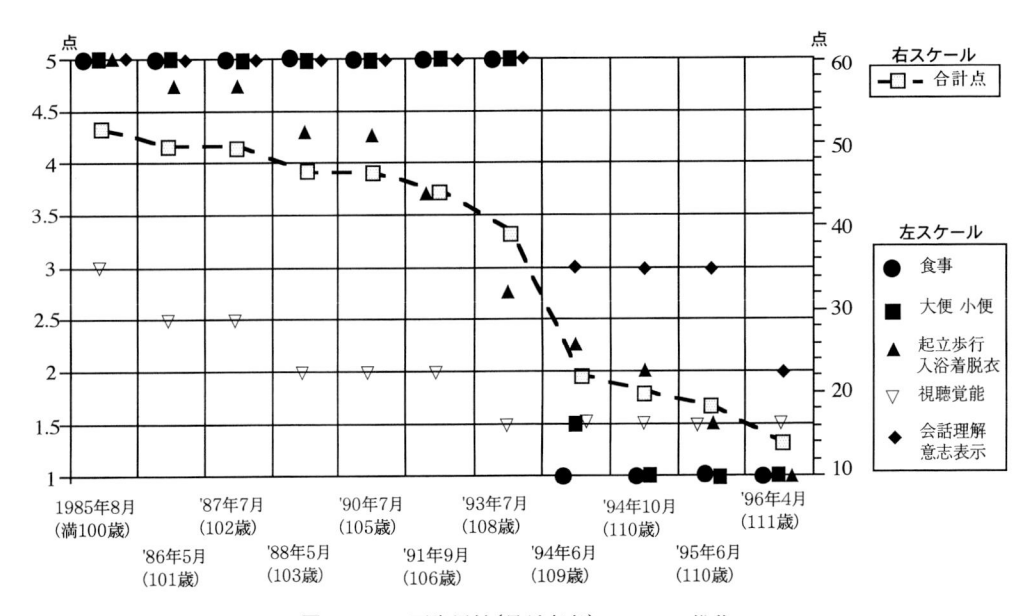

図 4-6-10　百歳男性（最長寿者）の ADL の推移

ら大きな活字がやっと見え，耳元で大きい声で話さないと聞こえない状況であったが，聴力はそのままで推移し，視力は段階を追って低下し8年後には全く無くなった。

　次に低下し始めたのは，起立歩行ならびに入浴・着脱衣能であり，106歳から108歳にかけて大きく低下している。入院後はこの傾向が加速された。在宅時にはほとんど正常であったが，入院を境に急激な低下をみたものは食事および排泄能であった。また，会話理解や意思表示能も入院時は辛うじて可能であったが，入院後はさらに低下していった。

　ADL総合得点の推移をみると，段階的な減少曲線から入院を境にいったん急激に低下し，以後さらに漸減しているカーブが特徴的である。自立した生活をおくれる老人は加齢とともに減少し，65歳以上90歳代までの5歳毎年齢階層別の平均ADL減少率は16.6%となるとも言われる。とくに85歳年齢層から90歳代年齢層のADL減少率は27.0%にもなっており，超高齢であるほどADLが加速度的に低下することが示唆されている。また，健康保持に関する啓発教育を行った2年後に再び調査すると，この減少率とりわけ85歳以上の長寿者における減少率は小さくなっていたとされる。T翁は，満100歳時点でADL得点が92.7%と非常に高く，105歳（83.6%）に至る5年間でわずかに9.1%の減少率であった。

　T翁は特別な健康教育を受けてきたわけではなかった。しかも先述の調査結果から推測すると，100歳以上では5年間で少なくとも30%以上の減少率が見込まれるのである。にもかかわらず，T翁のADL減少率がその3分の1以下であったということは，彼の保健意識と実行力の強さを示唆するものであろう。あるいは，もしかすると，自分は他の年寄りと異なり元気で生活自立もしているのだという，一種のプライドにも似た意識があったかも知れない。

　百歳に達して以後，個人としてのADLの年次推移を調べた報告は，本調査以外にはこれまでのところほとんどないが，沖縄の百歳全体について沖縄百歳の1970年代とそれ以後のADL変遷に関して報告されている。以前はADLの高い百歳が多かったが，現在はADLが低下しても十分なケアで百歳達成を実現している可能性がある。他方で，男性および女性百歳のADLの横断的な差については，男性が女性に比べ高得点を示していた。これは，一見奇異に感じるかも知れないが，一般に超高齢者と呼ばれるほどの長寿者にもなると，女性より男性の方が全体的に身体活動レベルの高い者が多いのである。そしてこのようなADL状況は，とくに女性で痴呆レベルと相関が高いと報告されている。

　ところで最長寿男性の，個人としてのADLの年次推移の各項目の中で，最も早期に低下をみたのは視聴覚能であった。だが一般の長寿者でも，視聴覚能などの感覚機能が完全な例がむしろ稀であることを考えれば，必ずしもT翁のみが例外ではない。次に大きな低下を認めたものは，起立・歩行ならびに入浴・着脱衣能であり，さらに食事および排泄能が続いた。総合得点の推移でみても，これらに特徴的な共通点は，加齢に基づく段階的な減少曲線が入院を機に急激に低下し，以後さらに漸減していることである。その入院後急落の最も大きな要因となったと思われる項目は，食事・排泄，そして起立・歩行の3項目である(図4-6-10)。しかし，これもある面では，いずれも必要以上ともとれるほどの丁寧な介助・介護と寝かせ切りによって，これまでの自立性保持が損なわれた可能

性も否定できないと思われるのである。その必要限度の見極めは難しいが，個人にとっての最低限必要な介助・介護レベルの把握は，現場の医療者すべてにとって必要である。マニュアルに従った一律化は容易であり，また病院にとっては効率的であることが多いが，真に患者のためにはならない。身体が弱ってくると，誰でも自分でものをすることが億劫になり，そこでひとたび他人の世話になってやってもらうことを覚えてしまうと，二度と再び元の自立した状態には戻れないことが多いものである。したがって，患者にとって自立しやすい入院環境の保持とADL維持のためのリハビリのシステム，さらには病院スタッフの患者に対する接し方等についても，今後は十分に検討していく必要があろう。

　こうしてみると，自分で食事がとれ，また排泄ができることは，何歳になっても人間としての尊厳保持にとって，かなり重要である可能性がある。さらに会話理解や意思表示能は，人と人とのつながり，したがって人格や精神機能の保持に不可欠であることが推察されるのである。

　以上から，自分のもって生まれた遺伝性や体質を正しく認識し，青壮年から老年期にかけての不適切な生活習慣を改善し，正しい保健知識を実行し，自立できる豊かなADLを維持するように，運動および食事習慣に留意することによって，百歳を超える健康長寿も期待できることが示唆される。現代社会は分業化また高度に専門化され，家庭や職場でもすべて誰かにわが身のことを任せてしまう癖のついている男性の「戦士」も多いと思われるが，できるだけ自分のことは自分でするという，いわゆる自立の能力は今後の長寿社会を考えていく上で，重要な「キーワード」の一つになってくると筆者には思われる。とくに男性は，中高年期からの生活自立度の改善如何が，広義の長寿・非長寿を決定づけるといっても過言ではないかも知れない。

　これからは，男性も金や名誉や権力のみを追っかける生き方より，上で述べてきたこと，あるいはこれから述べることを少しでも遵守して生きる努力をする方が，真にサクセスフルな晩年をおくれる時代がやって来るかも知れない。

（秋坂真史）

# 第7節　生活習慣・ライフスタイル

1980年，米国のブレスロー博士は，人間が元気で健康であるための条件として次のような7つの最低条件を提示した。
1. 7～8時間の睡眠をとる。
2. 毎日朝食をとる。
3. 間食はほとんどしない。
4. 標準体重のプラス20％以下であること。
5. 適度にスポーツや運動を行う。
6. 適度な飲酒。
7. タバコは吸わない。

米国と日本の4大死因(悪性腫瘍・脳血管疾患・心臓疾患・肺炎)は同じで，総死因の約70％を占めているのも同様であることから，健康である条件も上とほぼ同様と考えて間違いはないだろう。

このように，総死因の大半を占める疾患のほとんどは，現在は「生活習慣病」と呼ばれているが，かつては「成人病」と呼ばれ，多くの人から恐れられた病気である。現在は，「小児成人病」というような不思議な言葉まで生まれている。このような成人病あるいは「生活習慣病」は，若い時期からの生活習慣あるいはライフスタイルといったものに日々注意を払い，医学的に正しいものを身につけていれば，その罹患をほとんど回避できるものばかりである。若い時期に，生活習慣が多少悪く傾き始めても，それをうまく修正することで，生活習慣病は十分に防げることがわかっている。また，そのための「命名」でもあるのである。百歳のような長寿者も，これまで生きてきた100年間の生活習慣あるいはライフスタイルは，総体的にはけっして間違ったものではなかったはずである。とりわけ高齢期のそれは決定的に重要であったことであろう。もし，現在の医学に照らしても全体として間違っていたものであれば，「百歳」として今こうして君臨することは不可能であるからである。

## 1. 百歳のライフスタイル(老年期65歳から現在にかけての状況)

それでは今日，百歳という超高齢に達したごとき人々は，これまで生きてきた過去100年間の生活習慣もさることながら，現在あるいはここ数年間の生活習慣，生活行動パターンといった，いわゆるライフスタイルにも，何か共通あるいは特有のパターンがみられるであろうか，という疑問が起こってくる。実際，沖縄の百歳たちの生活をつぶさに観てきて，何かしら相共通する特徴のようなものを感じてきたのも事実である。

そこで本節では，日常生活の過ごし方，嗜好や運動，日常生活動作能(ADL)，そして趣味と娯楽

表 4-7-1　日常生活のリズム

| 時刻 | 起床 | 朝食* | 昼食 | 夕食 | 就寝** |
|---|---|---|---|---|---|
| 0〜4 | 0 | 0 | 0 | 0 | 0 |
| 4〜5 | 1 | 0 | 0 | 0 | 0 |
| 5〜6 | 3 | 0 | 0 | 0 | 0 |
| 6〜7 | 25 | 3 | 0 | 0 | 0 |
| 7〜8 | 10 | 25 | 0 | 0 | 0 |
| 8〜9 | 6 | 13 | 0 | 0 | 0 |
| 9〜10 | 4 | 5 | 0 | 0 | 0 |
| 10〜11 | 0 | 3 | 0 | 0 | 0 |
| 11〜12 | 2 | 0 | 2 | 0 | 0 |
| 12〜13 | 0 | 0 | 36 | 0 | 0 |
| 13〜14 | 0 | 0 | 10 | 0 | 0 |
| 14〜15 | 0 | 0 | 3 | 0 | 0 |
| 15〜16 | 0 | 0 | 0 | 0 | 0 |
| 16〜17 | 0 | 0 | 0 | 0 | 0 |
| 17〜18 | 0 | 0 | 0 | 4 | 0 |
| 18〜19 | 0 | 0 | 0 | 10 | 0 |
| 19〜20 | 0 | 0 | 0 | 24 | 3 |
| 20〜21 | 0 | 0 | 0 | 12 | 7 |
| 21〜22 | 0 | 0 | 0 | 1 | 30 |
| 22〜23 | 0 | 0 | 0 | 0 | 9 |
| 23〜24 | 0 | 0 | 0 | 0 | 1 |

*朝食をとらない(昼食と重複)：2名，**就眠が不定時：1名；n＝51

に至るまで，老年期といわれる65歳から現在にかけての百歳のライフスタイルについての状況を調査した結果を述べる。

　まず，日常生活のリズムを表4-7-1に示した。起床は，6時〜7時にかけてが最も多く，25人(49.0%)であった。また41人(80.3%)が6時から9時の間であった。かりに農家を例に考えれば，現在の多くの家庭の活動開始時間にほぼ等しいと思われる。つまり，6時台に家族とほぼ一緒に起きる者が約半数いることになる。それより1, 2時間ほど遅れて起きる，すなわち朝食時に「起こされる」と推察される者も16名，3割以上いた。

　朝食は，7時〜9時の2時間にかけて集中し，全体の4分の3を占めている。また昼食は，12時〜13時の1時間に集中し，7割を占めていた。朝食をとらない者，あるいは昼食と一緒にとる者も2名おり，ほぼ昼食時間帯に朝食をとる者と合わせると，4名が「ブランチ」であった。

　夕食は，夕方7時〜9時の2時間にかけてが多く，7割を占める。以前は，夕方6時台が多かった

とするデータもあるが，若い家族の生活パターンに合わせて少しずつ遅くなっているようである。

本調査でみた例は，意識的に朝食抜きであったわけではない。また食事の時刻は，家族の生活スタイルに伴った食事時刻と同一時間帯で，ややバラツキが見られる。

就寝時刻は，夜9時台の1時間に集中し，30名と6割近くを占めていた。後述するように，百歳の最大の娯楽の一つであるテレビの時代劇の結果と考え合わせると，ゴールデンアワーである8時台のこの番組が終了すると同時に，すごすごと寝室に退散していく様が見えてくる。なお就寝時刻は，46人（90.1％）が20時から23時の間に集中していた。

日常生活の過ごし方（表4–7–2）では，午前・午後ともに活動能力の良さを反映してか，畑や近所または庭へ，散歩や雑談あるいは草取りに出かけるといった例が多い。すなわち，午前中の過ごし方としては「近所へ散歩・雑談」，「昼寝」，「畑へ草取り・見回り」の三項目が多く，約63％の者がこのいずれかを行っている。「近所へ散歩・雑談」しに行くのは，外部の世界や地域社会に対する関心の表れともとれなくはなく，また「畑へ草取り・見回り」と合わせて軽い身体運動にもつながっており，超高齢期にあっても好ましい生活習慣と考えられよう。その他，「新聞・雑誌等の読書」のような知的行為が約1割に，「掃除洗濯等の家事」の自立的家庭行動が3名，6％に，「家畜の飼育・世話」などの畜産，換言すれば養育的な農家の仕事に現役として従事する者が4名，約8％に，「裁縫・三味線等」の趣味に近いことを行っている者も午前午後合わせて約1割にみられる。とくに男性に多い「家畜の飼育・世話」などの「養育的」仕事は，動物の世話をすることであるから餌の確保や健康の管理，動物舎の掃除など義務も多く，女性の「子育て」に相同とも考えられ，その中に自己の生のアイデンティティを見出している者もいた。

一方，午後の過ごし方としては，比較的バラツキが見られるが，3分の2以上の者が「昼寝」をし，4割以上が「お茶を飲みながらTVをみる」といった今様な娯楽を楽しんでいる。「庭や草花の手入れ」や「畑へ草取り・見回り」のように戸外で少し身体を動かす者も，午前中よりは幾分多くなっている。学校や保育園から自宅へ帰ってきた曾孫や玄孫の「子守・教育」に勤しむ者も，午前中も合わせると，5名すなわち約1割ほどに見られる。

昼寝をライフスタイルに組み入れている者も，とくに午後では過半数を占めて目立っていた。また，掃除洗濯や曾孫の子守・教育，あるいは家畜の飼育・世話等，家庭内の仕事に積極的に参加し，役割分担を担おうという意識を有する者も少数ながら見られる。

この，多少とも「曾孫，玄孫の子守や教育」の任務を背負っているような女性百歳は，実際にはもっと多く見られたが，おそらくその精神的意義は見かけ以上に大きいものがある。まだ研究報告はほとんど知られていないが，多分に沖縄女性の長寿にも関係しているはずである。

その一つを示唆するエピソードが幾つかあるので，ここでその一つを簡単に紹介する。

### 事例：マツさんの場合

マツさんは，4歳になる元気な曾孫の女の子と一緒にいる時が，一番うれしく楽しそうな顔をした女性百歳だった。身体はかなり痩せて，栄養不良にもとれた身体であったが，精神はしっかりして

いた。この百歳，毎日保育園から帰るとすぐに百歳のところに飛ぶように遊びに来てくれる，ちょっぴりおませでウーマク(おてんば)で，口も休めずよくしゃべる可愛い「訪問者」が大好きであった。この元気いっぱいのおチビちゃんも，完全な「おばあちゃんっ子」で，端で見ていても非常にいいコンビであった。とても100年，歳が離れているとは思えないほど，うらやましくなるような相思相愛の素敵なカップルだった。どちらも，相手がいなくてはならない共生動物，また精神的には生き甲斐のようなものにも感じられた。マツさんにとってみれば，この元気なおチビちゃんの言動は，すべて彼女の頭脳の新鮮な刺激となるに違いなかった。もちろん男性にとっても同様に違いないが，とくに女性にとっては，若き頃バタバタと子育てに追われて自分の本当の子供の成長の中には十分に感じきれなかった生命の流れ，曾孫にまで至っている自分の生命のつながり，等に対する本能的な喜びがあるのかも知れない。これは何も沖縄の女性百歳に限ったことではないが，沖縄女性にはかなり一般的に見られる通性である。このような沖縄の高齢女性の生きがいは，己れのことは一切なく，子孫の成長と繁栄を温かい目で見続けること，これなのである。自分の生に固執する現代人の生き方が，本当に真実人間らしい生き方なのか，反省させられる。

　さて話は戻るが，何もしていないようでいて，家族においては大きな意味があるのが，百歳の存在である(第5節参照)。「無用の用」という有名な言葉にあるように，百歳を含め多くの長寿者たちが「役に立っていない」と考えるのは大きな間違いである。それは所詮，既に心がかなり病んでしまっている人間の悲しい発想である。長寿科学にあっては，現代人の合理主義的発想のみが，必ずしも真実ではない。

表 4-7-2　日常生活の過ごし方

|  | 午前 | | 午後 | |
| --- | --- | --- | --- | --- |
|  | 例数 | 比率 (%) | 例数 | 比率 (%) |
| 畑へ草取り・見回り | 10 | 19.6 | 6 | 11.8 |
| 庭や草花の手入れ | 5 | 9.8 | 8 | 15.7 |
| 近所へ散歩・雑談 | 11 | 21.6 | 10 | 19.6 |
| お茶を飲みTVをみる | 5 | 9.8 | 21 | 41.2 |
| 昼寝をする | 11 | 21.6 | 35 | 68.6 |
| 裁縫・三味線等の趣味 | 2 | 3.92 | 3 | 5.88 |
| 新聞・雑誌等の読書 | 5 | 9.8 | 2 | 3.92 |
| 掃除・洗濯等の家事 | 3 | 5.88 | 1 | 1.96 |
| 孫の子守・教育 | 1 | 1.96 | 4 | 7.84 |
| 家畜の飼育・世話 | 4 | 7.84 | 1 | 1.96 |
| 何もせず横になっている | 4 | 7.84 | 0 | 0 |
| その他(風呂・体操・パチンコ等) | 5 | 9.8 | 1 | 1.96 |

複数回答; n = 51

表 4-7-3 日常生活における嗜好(アルコールとタバコ)

| 酒と煙草の嗜好 | 飲酒 | | 喫煙 | |
|---|---|---|---|---|
| | 全体 | 男性 | 全体 | 男性 |
| 現在ものんで(吸って)いる* | 12 (21.8%) | 9 (56.3%) | 3 (5.45%) | 2 (12.5%) |
| 過去にやめた | 2 (3.64%) | 2 (12.5%) | 13 (23.6%) | 2 (12.5%) |
| 全くやらない | 41 (74.5%) | 5 (31.3%) | 39 (70.9%) | 12 (75.0%) |

*すべて1～2合または付き合い程度で大酒家無し; n = 55

表 4-7-4 日常生活におけるスポーツ・運動

| | ゲートボール* | 特別に行っていない |
|---|---|---|
| スポーツ・運動 | 2 (4.35%) | 44 (95.6%) |

*すべて男性; n = 46

　沖縄の百歳も心得たもので，家族に対して多少とも遠慮の気持ちを持つ者，あるいは間接的にその気持ちを表す者もいるのである。じじつ調査結果の表4-7-2にあるように，日中とくに午後に「何もせず横になっている」という百歳は，筆者が調べた健常者の中には見られなかった。

　実際，沖縄の高齢者には，そのような者は寝たきり等の身体的なやむを得ない事情を除いてはほとんどいない。むしろ失職したり，体力，エネルギーとも有り余っていながら働く気のない若年者や中年男性にそのような者を見かけることがしばしばある，というのは何とも皮肉な話である。

　日常生活における嗜好，とくにアルコール(酒)とタバコ(煙草)についての結果を表4-7-3に記す。

　アルコールについては，現在でも飲んでいる者は男性で56.3%と多かった。しかし，女性では少なく男性の比率が大きいと言っても，現在の1回あたりの飲酒量はけっして多くない。全くやらない者も，31.3%を占めていた。

　タバコについては，現在も吸っている者は，男性では12.5%である。過去には吸っていたが止めた者も同率である。全くやらない者は4分の3を占める。

　特筆すべきは，過去にタバコを吸っていて止めた者が女性百歳で多く，11名(28.2%)もいたことである。しかし，よく聞くと，タバコの吸い方や動機が男性とは異なることが多い。詳しくは他著(『気がつけば百歳』，大修館書店など)を参考にされたい。

　散歩や庭の草取りなどを除き，日常生活におけるスポーツや運動を特別に行っている者は，百歳には少ない。むしろ行っている者は例外的で，異色でさえある。回答者のうち，ゲートボールを行っている者が，男性で2名いたのみである。沖縄の百歳には，今日的スポーツの習慣性はほとんどないといってよい。その理由の一つとして，彼らが90歳近くまでは，ゲートボールのような大衆的な高齢者スポーツでさえ今日ほどの普及はなかったし，80歳後半から新しいスポーツを始めるのは心身ともに大変なことであろうからである。

　むしろ，ときおりの庭や畑での草取りなどの身体活動あるいは労働を，健康のための運動と考え

## 2. 日常生活動作能

日常生活動作能，すなわちADL（activity of daily living）については，これまで筆者らは3種類のADL票を使ってきた。最初に使用して以来現在もなおしばしば利用しているのがCatzの改訂日本版とも言えるADL票（①）（表4–7–5）で，次に日本で広く使われている老研式のN-ADL（②），そしてもう一つは国際的にもよく知られているBarthel Index（③）である。それぞれに長短があると思われるが，本節では前2者の結果を中心に述べる。また本書全体を通しても，いずれかを使用した結果が挙げられている。

N-ADLは，「歩行・起座」，「生活圏」，「着脱衣・入浴」，「摂食」，「排泄」の各項目を含み，7段階評価を行おうとするものである（図4–7–1～5）。

本調査結果での，その内訳の詳細は，以下に述べる通りである。

表 **4–7–5**　百歳の日常生活機能

| | | | | | | |
|---|---|---|---|---|---|---|
| 食事 | | 1. 全介助 | 2. 一部介助 | 3. 辛うじて自分で食べる | 4. 自分で食べるが遅い | 5. 自分で普通に食べる |
| 排泄 | 大便 | 1. 失禁（おむつ使用） | 2. 一部介助（夜間おむつ使用） | 3. 辛うじて自分でする（便器使用） | 4. 便所へ行くが時にもらす | 5. 自分で普通にする |
| | 小便 | 1. 同上 | 2. 同上 | 3. 同上 | 4. 同上 | 5. 同上 |
| 起立 | | 1. 不能 | 2. かなりの介助でつかまり立ち | 3. 辛うじて可能 | 4. できるが遅い | 5. 自分で普通に立つ |
| 行動範囲 | | 1. 寝床の上に限られる | 2. 居室内に限られる | 3. 自宅の敷地内に限られる | 4. 隣近所への散歩程度 | 5. 全く普通に行動する |
| 入浴 | | 1. 不能（清拭） | 2. 全介助 | 3. 辛うじて入浴可能 | 4. できるが遅い | 5. 全く普通に入浴可能 |
| 着脱衣 | | 1. 不能 | 2. かなりの介助を要す | 3. 辛うじて可能 | 4. できるが遅い | 5. 全く普通に可能 |
| 聴力 | | 1. 全く不能 | 2. 耳元で大きな声を出せば聞こえる | 3. 耳元で話せば聞こえる | 4. 耳元でなくても大声で話せば聞こえる | 5. 正常 |
| 視力 | | 1. 全く不能 | 2. 辛うじて顔の輪郭がわかる | 3. 大きい活字がやっと見える | 4. 大体見えるが不完全 | 5. 正常 |
| 意思の表示 | | 1. 全く不能 | 2. 基本的な要求のみ可能 | 3. 辛うじてできる程度 | 4. だいたいできるが不完全 | 5. 正常 |
| 会話の理解 | | 1. 全く不能 | 2. まれに理解する | 3. 辛うじて理解 | 4. だいたいできるが不完全 | 5. 正常 |

第4章 男性百歳の研究

項目別のN-ADL

歩行・起座

|  |  | 寝たきり（坐位不能） | 寝たきり（坐位可能） | 寝たり，起きたり，手押し車等の支えがいる | つたい歩き・階段昇降不能 | 杖歩行・階段昇降困難 | 短時間の独歩可能 | 正常 |
|---|---|---|---|---|---|---|---|---|
| 男性 | (N) | 1 | 0 | 0 | 1 | 6 | 3 | 1 |
|  | (%) | 8.3 |  |  | 8.3 | 50.0 | 25.0 | 8.3 |
|  |  | └──── 8.3% ────┘ |  |  | └──────── 83.3% ────────┘ |  |  |  |
| 女性 | (N) | 2 | 2 | 2 | 5 | 2 | 8 | 0 |
|  | (%) | 9.5 | 9.5 | 9.5 | 23.8 | 9.5 | 38.1 |  |
|  |  | └──── 28.5% ────┘ |  |  | └──────── 47.6% ────────┘ |  |  |  |

図 4-7-1

項目別のN-ADL

生活圏

|  |  | 寝床（寝たきり） | 寝床周辺 | 室内 | 屋内 | 屋外 | 近隣 | 正常 |
|---|---|---|---|---|---|---|---|---|
| 男性 | (N) | 1 | 0 | 1 | 3 | 3 | 2 | 2 |
|  | (%) | 8.3 |  | 8.3 | 25.0 | 25.0 | 16.7 | 16.7 |
|  |  | └──── 16.6% ────┘ |  |  | └──────── 58.3% ────────┘ |  |  |  |
| 女性 | (N) | 3 | 1 | 2 | 4 | 5 | 5 | 1 |
|  | (%) | 14.3 | 4.8 | 9.5 | 19.0 | 23.8 | 23.8 | 4.8 |
|  |  | └──── 28.6% ────┘ |  |  | └──────── 52.4% ────────┘ |  |  |  |

図 4-7-2

項目別のN-ADL

着脱衣・入浴

|  |  | 全面介助 特殊浴槽入浴 | ほぼ全面介助（指示に多少従える）全面介助入浴 | 着衣困難，脱衣も部分介助を要する。入浴も部分介助を多く要する | 脱衣可能，着衣は部分介助を要する。自分で部分的に洗える | 遅れて，時に不正確。頭髪・足等は洗えない | ほぼ自立，やや遅い。体は洗えるが洗髪に介助を要する | 正常 |
|---|---|---|---|---|---|---|---|---|
| 男性 | (N) | 1 | 0 | 1 | 3 | 1 | 3 | 3 |
|  | (%) | 8.3 |  | 8.3 | 25.0 | 8.3 | 25.0 | 25.0 |
|  |  | └──── 16.6% ────┘ |  |  | └──────── 50.5% ────────┘ |  |  |  |
| 女性 | (N) | 3 | 4 | 2 | 1 | 3 | 3 | 5 |
|  | (%) | 14.3 | 19.0 | 9.5 | 4.8 | 14.3 | 14.3 | 23.4 |
|  |  | └──── 42.8% ────┘ |  |  | └──────── 38.1% ────────┘ |  |  |  |

図 4-7-3

項目別のN-ADL

摂食

|  |  | 経口摂食不能 | 経口全面介助 | 介助を多く要する（途中でやめる全部細かくきざむ必要あり） | 部分介助を要する（食べにくいものをきざむ必要あり） | 配膳を整えてもらうとほぼ自立 | ほぼ自立, | 正常 |
|---|---|---|---|---|---|---|---|---|
| 男性 | (N) | 0 | 1 | 0 | 0 | 1 | 0 | 10 |
|  | (%) |  | 8.3 |  |  | 8.3 |  | 83.3 |
|  |  |  |  |  |  | └─── 91.6% ───┘ |  |  |
| 女性 | (N) | 0 | 0 | 0 | 1 | 4 | 6 | 10 |
|  | (%) |  |  |  | 4.3 | 19.0 | 28.6 | 47.6 |
|  |  |  |  |  | └─────── 95.2% ───────┘ |  |  |  |

図 4-7-4

項目別のN-ADL

排泄

|  |  | 常時，大小便失禁（尿意・便意が認められない） | 常時，大小便失禁（尿意・便意あり，失禁後不快感を示す） | 失禁することが多い（尿意・便意を伝えること可能，常時おむつ） | 時々失禁する（気を配って介助すればほとんど失禁しない） | ポータブルトイレ・しびん使用，後始末不十分 | トイレで可能，後始末は不十分なことがある | 正常 |
|---|---|---|---|---|---|---|---|---|
| 男性 | (N) | 0 | 1 | 0 | 1 | 0 | 1 | 9 |
|  | (%) |  | 8.3 |  |  | 8.3 | 8.3 | 75.0 |
|  |  |  |  |  |  | └─── 83.3% ───┘ |  |  |
| 女性 | (N) | 0 | 2 | 1 | 0 | 4 | 2 | 12 |
|  | (%) |  | 9.5 | 4.8 |  | 19.0 | 9.5 | 57.1 |
|  |  |  |  |  |  | └─── 66.6% ───┘ |  |  |

図 4-7-5

N-ADL (50点満点)を，介護者より聞き取り調査した百歳33人の平均得点は35.5点で，男性の平均得点は38.6点，女性の平均得点は33.8点であった。男性の平均得点の方が，女性のそれより1ランク上回っている。

「歩行・起座」では，寝たきり(坐位不能)が男性1名(8.3%)で，女性が2名(9.5%)であった。寝たきり(坐位可能)は，男性には無く，女性に2名(9.5%)いた。寝たり，起きたり，あるいは手押し車等の支えがいる者は，男性に無く，女性が2名(9.5%)であった。つたい歩き・階段昇降不能な者は，男性1名(8.3%)，女性5名(23.8%)である。杖歩行・階段昇降が困難な者は，男性6名(50%)，女性2名(9.5%)であった。短時間の独歩が可能である者は，男性3名(25%)，女性8名(38.1%)であった。まったく正常な者は，男性1名(8.3%)で，女性は0とさびしい。

表 4-7-6　N-ADL（歩行・起座）

| 歩行・起座 | 男性 | | 女性 | |
|---|---|---|---|---|
| | 実数 | 比率（%） | 実数 | 比率（%） |
| 寝たきり（坐位不能） | 1 | 8.3 | 2 | 9.5 |
| 寝たきり（坐位可能） | 0 | 0 | 2 | 9.5 |
| 寝たり，起きたり，手押し車等の支えがいる | 0 | 0 | 2 | 9.5 |
| つたい歩き・階段昇降不能 | 1 | 8.3 | 5 | 23.8 |
| 杖歩行・階段昇降困難 | 6 | 50.0 | 2 | 9.5 |
| 短時間の独歩可能 | 3 | 25.0 | 8 | 38.1 |
| 正　　常 | 1 | 8.3 | 0 | 0 |

n = 33

表 4-7-7　N-ADL（生活圏）

| 生活圏 | 男性 | | 女性 | |
|---|---|---|---|---|
| | 実数 | 比率（%） | 実数 | 比率（%） |
| 寝床（寝たきり） | 1 | 8.3 | 3 | 14.3 |
| 寝床周辺 | 0 | 0 | 1 | 4.8 |
| 室　　内 | 1 | 8.3 | 2 | 9.5 |
| 屋　　内 | 3 | 25.0 | 4 | 19.0 |
| 屋　　外 | 1 | 8.3 | 5 | 23.8 |
| 近　　隣 | 3 | 25.0 | 5 | 23.8 |
| 正　　常 | 3 | 25.0 | 1 | 4.8 |

n = 33

表 4-7-8　N-ADL（着脱衣・入浴）

| 着脱衣・入浴 | 男性 | | 女性 | |
|---|---|---|---|---|
| | 実数 | 比率（%） | 実数 | 比率（%） |
| 全面介助・特殊浴槽入浴 | 1 | 8.3 | 3 | 14.3 |
| ほぼ全面介助（指示に多少従える） | 0 | 0 | 4 | 19.0 |
| 着衣困難，脱衣も部分介助要 | 1 | 8.3 | 2 | 9.5 |
| 脱衣可能，着衣は部分介助要 | 3 | 25.0 | 1 | 4.8 |
| 遅い，時に不正確（頭髪・足等洗えず） | 1 | 8.3 | 3 | 14.3 |
| ほぼ自立，やや遅い（洗髪に介助要） | 3 | 25.0 | 3 | 14.3 |

n = 33

「生活圏」の項目では，まず，寝床に限定される者，すなわち「寝たきり者」は，男性1名(8.3%)で，女性3名(14.3%)である。寝床の周辺に限られる者は，男性には無く，女性に1名(4.8%)のみであった。さらに，室内限定は男性1名(8.3%)で，女性2名(9.5%)である。屋内ならば動ける者は，男性に3名(25%)，女性に4名(19%)であった。屋外まで出られる者は，男性1名(8.3%)，女性5名(23.8%)となっていた。近隣への散歩が可能な者は，男性3名(25%)，女性5名(23.8%)である。すべて正常に行動がとれる者，すなわち行動制限の無い者は，男性が3名(25%)，女性は1名(4.8%)のみであった。

「着脱衣・入浴」については，全面介助で特殊浴槽なら入浴ができる者は，男性1名(8.3%)で，女性3名(14.3%)であった。指示に多少従える，いわゆる「ほぼ全面介助」で，入浴は全面介助である者は男性には無く，女性は4名(19%)いた。着衣困難で，脱衣も部分介助，入浴も部分介助を多く要する者は，男性が1名(8.3%)で，女性は2名(9.5%)であった。さらに，脱衣は可能で，着衣は部分介助，自分で部分的に洗える者は，男性が3名(25%)，女性が1名(4.8%)であった。遅くて，時に不正確で，頭髪・足等は洗えない者は，男性1名(8.3%)，女性3名(14.3%)である。ほぼ自立しているが，行動はやや遅く，体は洗えるが洗髪に介助を要する者は，男性3名(25%)，女性3名(14.3%)である。正常にできる者は，男性3名(25%)，女性5名(23.8%)であった。

「摂食」については，経口で摂食不能である者は，男性にも女性にもいなかった。経口だが全面介助である者は，男性に1名(8.3%)いたが，女性にはいなかった。副食はすべて細かくきざむ必要があり，食事も途中でやめたりし，介助も多く要する者は，男女ともにいなかった。食べにくいものをきざむ必要があり，部分介助を要する者は，男性にはいなかったが，女性に1名(4.8%)いた。配膳を整えてもらうと，食事はほぼ自立している者は，男性1名(8.3%)，女性4名(19%)であった。配膳まで含めて食事がほぼ自立してできる者は，男性に無く，女性は6名(28.6%)であった。ただし，食事は正常である(つまり完全に自立している)者は，男性10名(83.3%)で，女性10名(47.6%)で多かった。

表 4-7-9 N-ADL (摂食)

| 摂食 | 男性 | | 女性 | |
|---|---|---|---|---|
| | 実数 | 比率(%) | 実数 | 比率(%) |
| 経口摂食不能 | 0 | 0 | 0 | 0 |
| 経口全面介助 | 1 | 8.3 | 0 | 0 |
| 介助を多く要する | 0 | 0 | 0 | 0 |
| 部分介助を要する | 0 | 0 | 1 | 4.8 |
| 配膳を整えてもらうとほぼ自立 | 1 | 8.3 | 4 | 19.0 |
| ほぼ自立 | 0 | 0 | 6 | 28.6 |
| 正常 | 10 | 83.3 | 10 | 47.6 |

n = 33

第4章　男性百歳の研究

表 4-7-10　N-ADL（排泄）

| 排泄 | 男性 | | 女性 | |
|---|---|---|---|---|
| | 実数 | 比率（%） | 実数 | 比率（%） |
| 常時，大小便失禁（尿意・便意無し） | 0 | 0 | 0 | 0 |
| 常時，大小便失禁（尿意・便意有り） | 1 | 8.3 | 2 | 9.5 |
| 失禁多い（尿意・便意伝達可，おむつ） | 0 | 0 | 1 | 4.8 |
| 時々失禁（気を配る介助で失禁無し） | 1 | 8.3 | 0 | 0 |
| ポータブル・しびん使用，後始末不十分 | 0 | 0 | 4 | 19.0 |
| トイレで可能，後始末は不十分 | 1 | 8.3 | 2 | 9.5 |
| 正　常 | 9 | 75.0 | 12 | 57.1 |

n = 33

「排泄」については，常に尿意・便意が認められず大小便失禁の状態である者は，男女ともにいなかった。尿意・便意はあり失禁後不快感を示すが，いつも大小便失禁する者は，男性に1名（8.3%），女性には2名（9.5%）であった。尿意・便意を伝えることはできるが常時おむつで失禁することが多い者は，男性にはいなかったが，女性に1名（4.8%）いた。気を配って介助すればほとんど失禁しないが，そうでないと時々失禁する者は男性に1名（8.3%）いたが，女性にはいなかった。ポータブルトイレ・しびんを使用するが，その後始末が不十分である者は男性にはいなかったが，女性に4名（19%）いた。トイレで可能だが，後始末は不十分なことがある者は，男性に1名（8.3%），女性に2名（9.5%）であった。正常に排泄できる者は，男性が9名（75%），女性では12名（57.1%）にとどまった。

以上みてきたように，「正常」にできる者について述べると，「着脱衣・入浴」については男女ともほぼ同率であるが，その他の項目ではすべて男性が優っていた。

「歩行・起座」や「生活圏」などの身体行動では，完全に自立した正常者は男女とも少ないが，総じて男性が女性を大きく優っている。生活の基本動作である「摂食」や「排泄」でさえも，男性の方が1.5倍から2倍程度も比率が高かった。

### 百歳の趣味と娯楽

生活習慣，とくに趣味と娯楽について考えてみることも大切なことと思われる。昭和50年代の調査では，沖縄の百歳男性のそれはテレビ・ラジオ・庭・畑いじり・友達づきあい・孫の世話・闘牛見物・民謡・習字等であり，百歳女性はテレビ・庭・畑いじり・旅行・三味線・芝居見物・民謡踊り・孫の世話等であった。沖縄の百歳の場合，この内容については大きな変化はないと思われる。ただ厳密に言えば，上記の内容のほとんどは，いわば受動的な楽しみであり，むしろ「娯楽」とも言うべき余暇行為である。

主体的で，ある程度の練習や訓練を伴い能動的努力を要する「趣味」ともなると，沖縄の長寿者

のそれは，自分で三味線を弾き民謡古典を歌い，踊るといったようなものがほとんどである。自ら三味線を弾き，民謡を歌う趣味をもつ高齢者は沖縄県に多いが，社交的な意義に加え，心身医学的な意味でのストレス解消，あるいは精神的なリラックスにもつながって，保健上も好ましいと考えられる。テレビでの相撲観戦や時代劇を欠かさず観るのも，沖縄の百歳には一般的で，しかも今日的な娯楽であると言えよう。とくに女性百歳に，相撲やプロレスリング観戦が好まれたのは意外であった。年代に関係なく，本能的に，強い男性に憧れるのであろうか。

同様の意味で，男性百歳の闘牛観戦，あるいは自ら育てた牛を闘わせて「闘牛」という娯楽を楽しんできた者もけっこう多い。さらには，牛を売ったり買ったりする，いわゆる博労業に従事して，県内各地を牛を連れて歩き回った者もいる。趣味と実益を兼ねた生き方であろう。ただ，こういう男性百歳も，普段は自宅で，堅実に農業と小規模な畜産で生計を立てていた者がほとんどであることにも，留意しておくべきであろう。

しかし，南西諸島の風物詩としても，一般に「闘牛」という楽しみは，娯楽を超えて趣味あるいは生活の一部である。もちろん，「愛牛」は家族の一員であったであろう。現在でも牛や山羊に，毎日自分で刈り取ってきた草を，餌として与え，育てる男性百歳もみられる。この百歳は，家から歩いて10分ほどの畑に行って，草を刈って帰ってくるが，それが一種の生きがいであると同時に，ほどよい運動になっている。「ほどよい」と言っても，急な坂を，草を一杯に詰め込んだ一輪車を押して上っていくくらいであるから，相当な体力を持っているはずである。

### 3. 長寿者の超音波による踵骨骨密度と生活動作機能との関連性

上で述べてきたADL，そして別節で詳述する栄養摂取量，とくにカルシウムの摂取量は，身体的に活動的な老後をおくるために必要な骨密度に多大な影響を及ぼすであろう。

そこで，超高齢者の骨密度に関する基礎的データを得る目的で，沖縄在住の百歳の踵骨骨密度を超音波法によって測定してみた。

対象は47名の在宅百歳である(100〜106歳，平均値±標準偏差 = 101.0±1.84歳：男性17名，100.59±1.12歳; 女性29名，101.31±2.13歳)。百歳のADLも同時にチェックされている。骨密度は超音波骨密度測定器によって測定された。そして，測定パラメーターとして，BUA(dB/MHz)・Speed of Sound (SOS: m/s)，そしてスティッフネス(Stiffness)を使用した。

また筆者らは，先述の食事動作から会話理解に至る11の日常動作能を評価する高齢者のADL票(①)を用いた。各々のデータは5段階にランク付けされ，総合得点(標準偏差)が骨密度との関係の中で検討された。

#### 1) 百歳の骨密度に関連した身体特性

身長と体重の平均値は，それぞれ男性が149.2±7.13 cm，46.4±8.32 kg，女性が137.6±6.99 cm，37.0±5.70 kgであった。沖縄百歳のADLの総合得点(満点55点)の平均は，男性(46.3±6.7点;

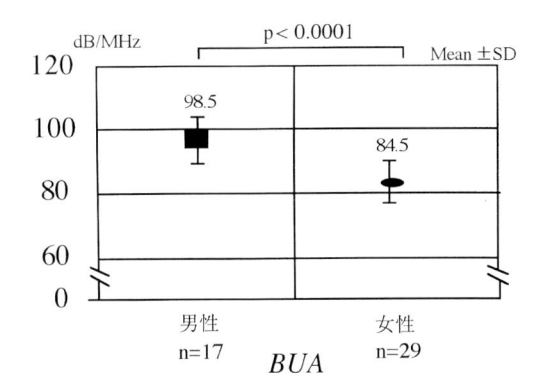

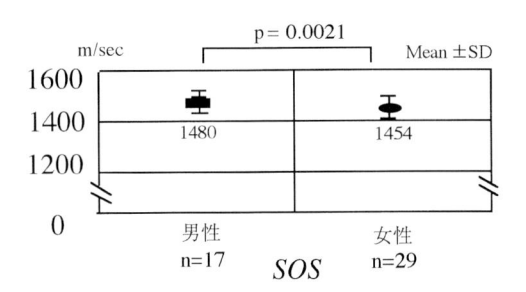

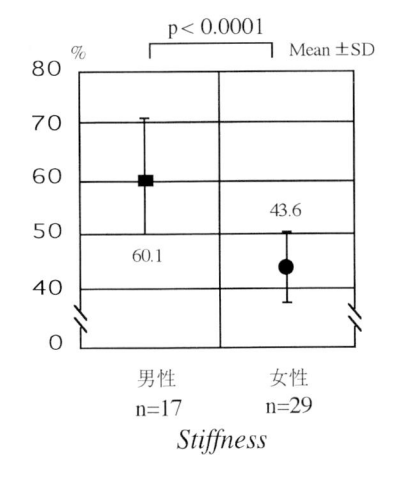

図 4–7–6　百歳における超音波骨密度値の性差

84.2%) が女性 (42.4 ± 9.3 点; 77.1%) より高かった。しかし有意差はなかった。

## 2) 男性百歳群と女性百歳群の骨密度の比較

図 4–7–6 は沖縄百歳の男性および女性における骨密度を示す。男性百歳のスティッフネス平均値 (60.1 ± 10.9%) は，女性百歳のスティッフネス平均値 (43.6 ± 7.26 %) よりも有意に高かった。BUA および SOS の平均値についても同様に，女性百歳 ($84.5 \pm 6.54$ dB/MHz: $p < 0.0001$; $1454 \pm 14.5$ m/s:

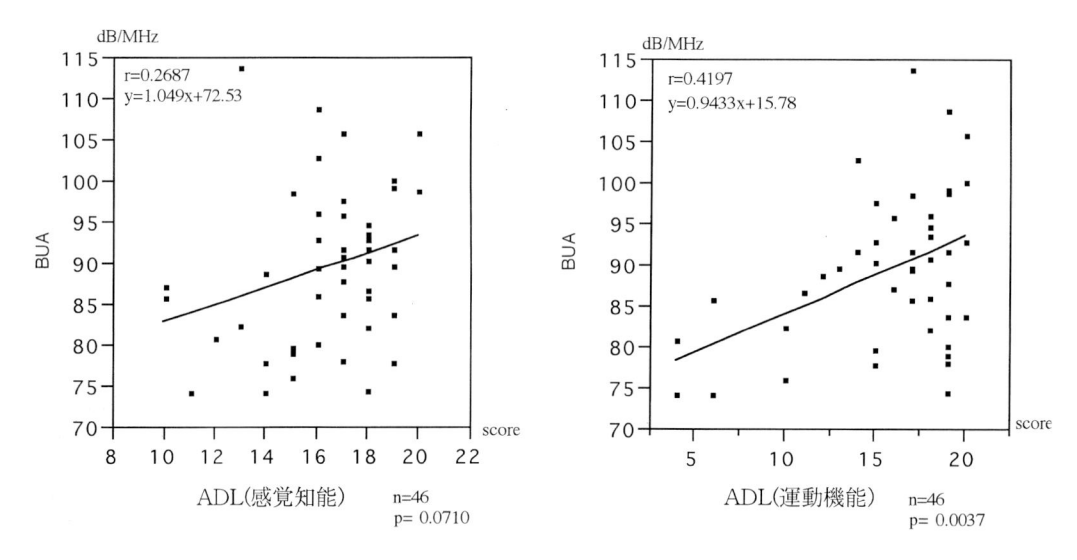

図 4-7-7　百歳における超音波法による骨密度値と日常生活能との相関

$p<0.01$）は男性百歳（$98.5\pm7.32$ dB/MHz, $1480\pm27.5$ m/s）よりも有意に低かった（BUA: $p<0.0001$; SOS: $p<0.01$）。

### 3）骨密度とADLの相関

男性百歳および女性における骨密度とADLの相関を図4-7-7に示す。同じADLに分類される機能でも運動と感覚知能に分けて調べた結果，骨密度と有意な相関を示したのは運動機能であった。

これまで日本女性の骨密度を測定した疫学的調査報告は幾つかあるが，超音波法による高齢者の測定の報告は少なく，長寿者に対する報告は知られていない。わが国のある都市に在住の842名の女性の骨密度を横断的な調査の結果，70歳代女性の骨密度は若年女性のそれの24.2%，また40歳代後半女性のそれの18.0%も減少していたと報告されている。

また，これまで80歳以上の高齢者例はほとんど報告されていなかったが，本調査の結果，百歳以上の長寿者も骨密度に関して言えば総体的に低く，加齢による骨減少は避けられないことがわかった。しかるに個々の例でみると，50歳から60歳代の平均値並みの骨密度を有する百歳例もあり，ADLとの相関の結果からも明らかなように，骨密度はとりわけ生活習慣や日常生活動作の影響を最も受けやすい身体特性の一つであることが考えられる。

## 4.「最長寿男性」における生活習慣の差異と類似性（S翁とG翁の比較）

毎年，日本の最長寿者が発表されるが，そのほとんどは女性である。しかし過去に，男性で初めて日本最長寿者になった者が1名いた。また，全体の3位に名を連ね，名実ともに最長寿男性であっ

た沖縄の百歳男性も1名いた。奇しくも，両者とも南西諸島の出身で，前者は鹿児島県のS翁(享年120歳)で，後者は沖縄県のG翁(享年112歳)であった。

この2人の生活歴については，詳しく後述されるが，生活習慣に関する内容の差異と類似性については，ここで少し述べておきたい。

かつての日本の農民は，朝は5時過ぎに起床し，夜は9時頃に就眠するのが一般的であった。S翁もG翁も，この点では同様であり，しかも規則的であった。ちなみに，百歳のような長寿者には，若い頃から昼夜逆転の生活をおくってきた者は見当たらない。S翁も，いつも「お天道様に感謝」して生きてきた人間であった。

毎日朝食をとることについては，昔はむしろ当然のことであった。しかし，今日の社会では，これほど日本古来から当然であった生活習慣さえ守れない現代人，ことに若い人々が多いことには驚かされる。S翁もG翁も，平常は朝食を欠かしたことはない，ということは知っておいて損はない。

ただ先述のブレスロー氏の提案とやや異なるのは，両者とも「間食」は比較的よく摂る方であった，ということであろう。例えばS翁は，午前10時と午後3時にはほとんど必ず「おやつ」を摂っている。晩年は饅頭やシュークリームなどを摂ることが多かったという。これらの多くは観光客や客人の手土産である。一昔前までは，お茶を飲みながら芋や黒糖等を少量食べる程度であったが，最長寿のギネスブックに載るほどの有名人ともなると，さすがに間食さえも様変わりしつつあるようである。

G翁も，黒糖や饅頭をつまんで食べるのが好きだった。主たる介護者である嫁さんが，きちんと種類を選んで「必要量」のみをテーブルの上に置いておく。昔は，今日のような和菓子類はなかなか手に入れられなかったので，お茶を飲みながら黒糖をお茶請けとしてつまむのが最高のおやつだった。

S翁の体格は，身長148 cm，体重46.5 kg (113歳時)であるので，標準体重は43.2 kgである。BMIは21.2 kg/m$^2$ であった。

G翁は，身長149 cm，体重40 kg (108歳時)であるので，標準体重は44.1 kgである。いずれも，標準体重のプラス20%以下である条件は軽くクリアしている。BMIも18.0 kg/m$^2$ であった。しかし，大切なのは，現在の臨床的な状態と，むしろ昔の中高年時代がどうであったか，という2点であろう。ちなみに，後者についてG翁の場合は，100歳の初めての検診時では体重55 kgであったから，標準体重の24.7%のオーバーということになる。BMIは24.8 kg/m$^2$ で，少々肥満という結果になる。高齢者ではこの程度の肥満を呈する例も昨今は少なくないが，その臨床医学的意義は必ずしも中高年の意義と同様とは言えない。しかし，百歳の昔をよく知る家族や親類に聞いても，「働き盛りの時期」に肥満であったことはない，と言う者が多い。また長寿者でも，けっこう「肥満体」然とした方は見かけるのである。しかし，先にも言ったように，中高年時がどうであったかがより重要である。その時期が一生の間で最も身体を痛め，老化を促進させやすいと考えられるからである。

運動あるいは身体活動については，S翁もG翁も昔から農作業をよくし，とくに砂糖キビ作などで激しい肉体労働を行ってきたので，作業強度ではむしろ「適度」を越えた「運動」を行ってき

と言ってよいかも知れない。しかし，農業の運動効果は，激しいスポーツのそれとは基本的に異なる面が多いといわれるので，全体的に一概に「激しい」労働であるからといって，とくに青壮年期に健康を害することに直接にはつながらない。このような労働条件については，同じ南西諸島の農業ということで，両者とも砂糖キビ農業をしてきたという共通点がある。農業従事者の砂糖キビ作という運動量の観点からの特性については，第6節で述べたとおりである。すなわち，個別的にみると一部に作業強度の高いものがあるものの，労働時間全体としておしなべてみると，有酸素的な全身運動と考えることもできよう。

ところで，S翁もG翁も，飲酒は比較的自由に行ってきた。とくにS翁は，110歳を超えた時期もなお，黒糖酒という焼酎を4対6で水で割り，たしなんでいるということであった。この習慣は50年間も続いているらしい。G翁も，じつは酒には目がなかった方である。沖縄の焼酎である泡盛を3対7か，4対6で水で割って晩酌をしていたが，90歳を余ってからはほとんど口にしていないそうである。しかし，農業をしていた80歳代の頃は，毎夕帰宅後，ビールを大量(ビール6缶)に飲んでいた時期があった。この飲酒量としては，アルコール換算量で，ほぼ70ないし95 mlに相当する。沖縄の男性の多くは，古来より地酒としての焼酎(泡盛：アルコール度25〜60%)を愛飲する習慣が根強く，不摂生が祟ると各種合併症を併発する危険性も高いと考えられる。しかし，G翁に肝疾患の既往や肝機能異常も，また心筋症のような心疾患や慢性心不全の徴候も無かった。このようなアルコールに対する主要臓器，あるいは体質そのものの感受性の個体差も，普段より相当量酒をたしなむ者にとっては，また今後の長寿性にも大きな影響を及ぼしかねない，と考えられる。したがって，ここで一律に「長寿のために」飲酒を勧めるわけでは，けっしてない。

G翁はその後，当然の結果として体調を崩して以来，それから以後はずっとアルコールを断っていた。

喫煙については，S翁は若い頃より一日5本程度は吸っていたそうだが，116歳のときに体調を壊し，主治医から禁煙するよう勧められた。そして，すぐに止めた，というから医者に対しては従順であったようである。ただ，それまでは「100年間近く」も喫煙を続けていたらしいから禁煙の効果が「長寿」に対してどのように影響したかは定かではない。

なおG翁には，はっきりとした喫煙歴は残っていないが，若い頃には遊び程度に一日数本はたしなんでいた可能性がある。それというのも，当時は今日ほど煙害や禁煙という言葉自体が，人口に膾炙していなかった時代であり，とくに男性にあっては相当の数の者に喫煙歴があったと思われる。しかも彼は，流行に鋭敏でハイカラな若者であり，葉巻を片手に白い上下のスーツでの洋行帰りという出立ちで，額に汗し顔を真黒に汚している同世代の若者が働いている砂糖キビ畑にこれ見よがしに現われているのである。しかし，そのような時代背景の下でも翁は，年を経るにつれて喫煙は健康保持によくないと信じるようになり，できるだけ回避してきたらしい。

病態の基礎に動脈硬化と高血圧が関与している疾患は多い。そしてこの基礎的病態には，食生活が大きく影響することは言うまでもない。さらに近年は，もう一つの主要疾患である悪性腫瘍，す

なわち癌の発症を予防する食事も学術的に検討され，また提案されている。このような栄養学的視点から，2人の男性百歳の食生活について少し述べる。ただし，具体的な数値データは，もちろん今日のものしか取得できない。過去の食習慣については，2人を以前よりよく知る者からの聴取と，食習慣の不変の項目内容から推察する。

食塩について，日本人が最も摂取しやすい食品の代表格は，漬け物と味噌汁であろう。2人の百歳ともに，味噌汁は昔から習慣的に摂ってきたが，100歳になった頃からS翁もG翁も，周囲の勧めもあって，薄味，すなわち減塩の味噌汁に甘んじている。最初は，内心は物足りないと感じたようだが，激しく汗をかく肉体労働から解放された後では，身体そのものからの塩分要求はそれほどない。昔は比較的濃い味噌汁を3食毎に摂っていたが，両者とも具はたっぷり入った野菜や海草で，これはカリウムを多く含み，腎臓でナトリウムの排泄増加に重要な役割を担ったことであろう。また，この点では主食のサツマイモにもカリウムと食物繊維が多く含まれていたため，健康維持のためには好都合であった。とりわけ食物繊維が多く含まれていることで，大腸における便の通過が容易になり，便秘も減り，大腸癌の発症が抑制されたことであろう。

ちなみに晩年のS翁の血圧 (mmHg) は，収縮期が150前後，拡張期で50程度であったという。G翁は収縮期が130前後，拡張期で70程度であった。

蛋白質は，戦前の日本人はとくに不足しがちな栄養素であった。しかし，動物性蛋白質については，S翁は毎日卵を少なくとも1個，G翁は小魚は頻繁に，また好きな豚肉は機会的にできるだけ摂取してきている。また植物性蛋白質についても，両者とも豆腐や味噌などの大豆を豊富に使った食品を好み，成人してからも比較的よく摂取していた。したがって蛋白質については，両者とも比較的多く，また非常にバランスよく摂取してきたと考えられる。

脂肪摂取については，日本全国において戦前はほとんど問題にならないほど少なかったが，2人の百歳の居住地域でも同様である。両者とも豚肉の消費量の比較的多い土地柄に暮らしてきたが，だからといってこの2人が肉の消費量が特別に多かったということにはならない。両者ともかつてはむしろ貧しい方であり，盆や正月のような時に行事食として機会摂取していた程度であったに違いないのである。100歳を超えた時点での血清脂質値，例えば総コレステロールも，S翁(115歳)は169 mg/dlで，G翁(105歳)は154 mg/dlで正常範囲であった。

ミネラルについても，S翁やG翁の生育環境，および過去から今日に至る居住地は，同じ南西諸島に属し，土壌の基盤は珊瑚礁である。したがって，その水質はカルシウムやマグネシウムを豊富に含んだ弱アルカリ性を呈している。このような水を日常的に摂取している地域の人々には，心臓病とくに虚血性心疾患が少ないと報告されている。カルシウム摂取が不足しがちな日本人には，その意味でも，また骨量保持にとっても比較的有利な土地柄であると言えるかも知れない。

悪性腫瘍の予防に関しては，主に食生活内容を中心に，次のような12項目が重要と考えられている。

1. 偏食無くバランスのとれた栄養摂取を心がける。
2. 同じ食品を繰り返し摂取しない。

3. 過食を避ける。
4. 深酒を避ける。
5. 喫煙は控える。
6. ビタミンA・C・Eと食物繊維を多く摂る。
7. 塩辛いものや熱いものはできるだけ摂らない。
8. あまり焦げた部分は食べない。
9. カビの生えたものは食べない。
10. 過度に直射日光には当たらない。
11. 過労を避ける。
12. 身体を清潔に保つ。

基本的には，このほとんどの項目について，2人の男性百歳は十分に留意した生活をおくってきたと言える。あるいは少なくとも，たとえ無意識的であれ，結果的にはすべての項目をほぼクリアしてきているのである。

## 5. 「知的生活」を貫いた男性百歳の生活習慣

もう一人の103歳で亡くなられた，男性百歳の生活習慣について少し具体的に見ていく。本百歳は，非常にインテリジェンスの高い方で，沖縄の男性百歳の典型例というにはあまりにも例外的になるが，後述するように将来の百歳の理想像あるいは理想的生活習慣を考える上で非常に参考になる事例と確信する。ただし，直接また間接に筆者の知る範囲でのことであるので，90歳を超えた頃からの，いわば晩年の生活習慣と考えていただきたい。

朝食はパンを好み，牛乳は欠かさず摂った。炭水化物としては，米飯に拘泥せず，パン類，麺類，イモ類，菓子類と変化を好んでいた。

本例は一日2食主義で，朝食は無く，昼食も軽いものであった。ただし百歳としては，これはむしろ異例の部類に入る。昼食としては，お茶菓子類で済ましてしまっているということであった。また，菓子類にも変化をつけ，お茶類も緑茶はもちろん，サンピン茶，紅茶を交替で飲み，とくに濃い茶を好んで飲んでいたようである。

夕食前は，食欲増進のため，必ず薬用酒をコップに3分の1ほどついで飲み，ニンジンジュースも好んで飲んでいた。夕食には，豆腐類を必ず出すように，嫁に言い聞かせていた。

歯については，上の歯はすべて入れ歯であったが，下の歯はすべて自分の歯であった。100歳になった頃，抜歯した箇所にブリッジを施すため，歯科医院にも通ったという。

食事では，食物を噛む回数を常に意識し，数十回となくよく噛んでから呑み込んでいた。これは，消化をよくするためと，胃の負担を軽減するためだと家族によく話していた。

食後はきまって氷砂糖を口に含み，胃液分泌を促進しているとのことであった。また，少食なた

め，カロリー不足を補うためにチョコレートを好んでなめていた。

　若き日の翁は酒豪で，一日に泡盛(独特の風味をもつ沖縄県に古来よりある焼酎で，黒麹菌で米を発酵させ，蒸留して造る。島酒と呼ばれて，沖縄の人々には昔から親しまれている)を5合近くも飲んでいたようである。かつては，喫煙もよくし，いわゆるヘビースモーカーであったという。しかし，60歳を境に喫煙をピタリと止め，飲酒量も徐々に減らしていった。

　しかし，アルコールに関しては，最後まで完全に絶つことはできず，晩年は週一回，毎日曜日に，コップに6分の1程度(約30cc)ほど泡盛をついで，冬はお湯割りにし，夏は水割りにして楽しんでいた。ちなみに翁の場合，この際の酒の肴は，きまってチーズであった。この晩酌を終えると，一晩ぐっすりと眠ることができ，日々の体調が良いと言って，翌朝はにこやかな風であった。

　薬は，日頃より消化機能改善薬，ビタミン剤を常用し，体調が良くないとニンニク酒も飲んでいた。

　午前中は，新聞や雑誌をよく読んでいた。とくに，硬派の月刊誌は愛読書で，毎日少しずつ丹念に読んでいたという。筆者らも，その中の記事について何度か意見を求められ，「討論」をした覚えがある。常に社会情勢に興味を保っていた様子が窺えた。

　昼の12時頃から，毎日自室のベット上で乾布摩擦や体操を小1時間しっかり行い，午後4時頃からは部屋や廊下を開け放し，その日の体調を窺いながら気をつけて室内を散歩していた。歩く速度も意外に早く，それも意図的にそうしていたようで，休息を入れながら1時間ほど室内をくまなく歩き回っていた。そして最後に，恩師の墓のある方角に向かって礼拝し，両親や仏様への感謝を念じて，散歩を終了するのが日課であった。

　午後のお茶の後は，新聞の折り込みチラシを折り紙代わりにして箱などを折り，指先をよく使い鍛錬することが脳への刺激となると言って，毎日欠かさず続けていた。ときには，お灸が白血球を増やすと言っては，何かの本を参考にしながら自己流にツボを見出し，家族に灸をすえてもらうこともあった。

　琉球の古典音楽を聴くのが好きで，95歳頃まではレコード鑑賞を楽しんだ。しかし，難聴になってからは，プロ野球や相撲のテレビでの観戦を楽しむようになっていた。

　7時のNHKニュースや天気予報は欠かさず観ていた。ここで，ニュースや天気予報を観る意味は，百歳では我々と全く目的が違うことを教えられた。例えば，翁が天気予報を観るときは，自分の住む土地の天気以上に，むしろ孫たちの住む地域の天気変化まで気にし，現在の生活に思いをいたしていたようである。ニュースを観る意味も，ほぼ同様である。つまり，彼らの身に何か起こっていないかを気にして観るようなところもある。

　翁は，若い頃に東京に暮らしていた時期があり，年賀状や同期生会の通知などで東京近辺の教え子との交流が晩年まで続いており，100歳以後になっても東京まで出ていって再会したいと，事ある毎に東京での生活を懐かしんでいた。

　政治や経済への関心も高く，足腰が弱くなる前の101歳までは，選挙の投票へ欠かさず出かけていった。一方で，風邪の予防等にはとくに注意深く，不必要な外出は避け，健康管理に余念がなかっ

た。したがって，家族等が外出を誘ったり，あるいは外出せざるを得ない旨を伝えると，二つ返事で留守番を引き受けてくれ，たいへん助かったということである。

　さて，こうしてみると，翁の場合，生活習慣の観点からは60歳が人生の一つの分岐点であったようである。何が直接のきっかけになったかは定かでないが，酒豪で，しかもヘビースモーカーであった彼が，この時期を境に大量のアルコールと1本のタバコもやめられたという現実が，非常に重要であると思われる。この点では先述の，大量のビール飲酒の習慣をピタッとやめたG翁のケースとよく似ている。筆者の推測では，ちょうどこの時期は定年退職期であり，どんなに多忙な公務や職責に追われていた者であっても，ここからは自分のペースで自分の生活を管理できるはずであった。また，そうしなければならない。つまり，他のせいにはできないし，他人に合わせて付き合う必要もないのである。逆に，平生はどんなに口先で立派なことを説いても，真実その人間が「できていない」と，健康上どん底まで尽き崩れる時期であろう。おそらく，翁のような反省のできる思慮深い人間である場合は，生活習慣の修正という観点からも，心底「生まれ変われた」時期であったと推察できるのである。

　その後，このような保健意識は，彼の悠々自適の生活の中で加速していく。もともと優れた知性を有する翁のことであるから，多くの書を読み，批判を加え，自己のものとして生活に活用するようになったのであろう。そして，ときおりの来客や非常勤の学生講義などで，彼の信念や知識は，まな板の上で批判に曝され，多くの場合は意を強くして彼自身の真理として固まっていったのである。

（秋坂真史）

## 第 8 節　家族と家庭

　急速な人口高齢化に伴い高齢者の中の高齢化が急激に進み，人生 80 年が現実になり，さらに人生 100 年も夢ではない時代となった。平成 10 年度，65 歳以上の高齢者が 2,000 万人を超え，さらに 100 歳以上老人も初めて 1 万人を突破した。

　その 10,158 人の性別内訳は，男性 1,812 人，女性 8,346 人で，女性の占める割合は 82.2%である。なお女性人口は，65 歳以上では男性の 1.4 倍，75 歳以上では 1.9 倍，85 歳以上では 2.4 倍，さらに 100 歳以上では 4.4 倍となる。つまり，高齢になるほど男性人口の割合が減少していくことになる。百歳の男女比の年次推移をみると，1975 年は男対女は 1:4.4，1996 年は 1:4.3，1998 年は 1:4.4 であり，百歳の男女比の比率には大きな差はみられない。

　このような性差について，男性は女性に比べて成人期から中年期における虚血性疾患，血管障害性疾患などの病因による死亡が多いことが指摘されている。また，男性は女性に比べ，食事をはじめ喫煙，飲酒などの不健康な生活習慣が多いことや，各種の肉体的，精神的，社会的ストレスも多いことなども理由の一つとして考えられる。しかし，社会を構成する最も重要な基礎的組織単位である家族についての論議は，多くみられない。長寿社会の問題が論議されるとき，家族と高齢者の関係も一つの大きな問題として取り上げられなければならないと思われる。急速な高齢化および後期高齢者の増加，社会保障の充実など，社会の近代化による新しい問題として考えていく必要がある。百歳は長寿時代のシンボル的な存在であり，戦前，戦争中，戦後の一世紀を通じて，社会の変化とともに年を重ねてきたサクセスエイジであり，長寿科学研究においても貴重な存在である。そして，百歳と長寿社会の問題が議論されるとき，近代的な家族と高齢者の関係が一つの大きな問題として取り上げられることになる。本論では，以上の問題点を踏まえ，高齢者の家庭，家族および家族関係について，男性百歳に焦点を当てて述べる。

### 1.　家族の一般的変容

　百歳の本論に入る前に，わが国の一般的な家族および高齢者の現状等の背景について述べておく。まず，現代社会の家族関係からみてみよう。

　家族の機能や構造は，時代の流れとともに大きく変化してきた。農業を中心とする社会から工業を中心とする社会への変化，とくに都市への人口流入の激化，女性の社会進出，晩婚化の進行および生涯未婚率の上昇による出生率の急激な低化は，家族形態および機能に大きな変化をもたらした。

#### 1)　家族形態の変容

　表 4-8-1 は，厚生省の「厚生行政基礎調査」および「国民生活基礎調査」による全国の世帯構造別にみた世帯数および構成割合の年次比較である。表に示すとおり，世帯の総数は 1955 (昭和 30) 年

の1,896万3千世帯から，1998（平成10）年の4,449万6千世帯と年次増加がみられる。そこで次に，世帯構造がどのように変化してきたか，その特徴について述べる。

① 三世代世帯の激減

全国的に三世代世帯数は，1955年の832万4千世帯から1998年には512万5千世帯と減少した。また，全世帯に占める割合も一貫して低下し続け，1955年の43.9％から，1998年にはその約4分の1に当たる11.5％へと激減している。

② 核家族世帯の増加

一方で核家族世帯数は，1955年の860万世帯から1998年には2,609万6千世帯まで全国的に増加し続け，その割合は1955年の45.4％から1985（昭和60）年の61.1％まで増加を続けた。しかし，それをピークに以後減少に転じ，1998年には58.6％となっている。また，核家族世帯のうち，家族構成の典型として考えられた「夫婦と子どもからなる世帯」は減少傾向にある一方で，「夫婦のみの世帯」は急増しているなど家族構成の興味深い変化もみられる（表4-8-2）。

③ 単独世帯の激増

単独世帯は一貫して増加し続け，1955年の204万世帯から1998年には1,062万7千世帯と1千万世帯を超えた。また構成割合も，1955年の10.8％から1998年には23.9％と急増し，ほぼ4世帯に1世帯が単独世帯となっている。なお，単独世帯のうち約6割は未婚の単身者世帯であり，死別が約2割，離別が約1割を占めている。

④ 平均世帯人員の減少

このような家族形態の変化により，一世帯あたりの平均世帯人員は減少し続け，1955年の4.68人

表4-8-1 世帯構造別にみた世帯数および構成割合の年次比較

|  | 総数 | 単独世帯 | 核家族世帯 | 三世代世帯 | 平均世帯人員 |
| --- | --- | --- | --- | --- | --- |
| | | 世帯数（千単位） | | | |
| 1955（昭和30）年 | 18,963 | 2,040 | 8,600 | 8,324 | 4.68 |
| 1965（昭和40）年 | 25,940 | 4,627 | 14,241 | 7,074 | 3.75 |
| 1975（昭和50）年 | 32,877 | 5,991 | 19,304 | 5,548 | 3.35 |
| 1985（昭和60）年 | 37,226 | 6,850 | 22,744 | 5,672 | 3.22 |
| 1995（平成7）年 | 40,770 | 9,213 | 23,997 | 5,087 | 2.91 |
| 1998（平成10）年 | 44,496 | 10,627 | 26,096 | 5,125 | 2.81 |
| | | 割合（％） | | | |
| 1955（昭和30）年 | 100 | 10.8 | 45.4 | 43.9 | |
| 1965（昭和40）年 | 100 | 17.8 | 54.9 | 27.3 | |
| 1975（昭和50）年 | 100 | 18.2 | 58.7 | 16.9 | |
| 1985（昭和60）年 | 100 | 18.4 | 61.1 | 15.2 | |
| 1995（平成7）年 | 100 | 22.6 | 58.9 | 12.5 | |
| 1998（平成10）年 | 100 | 23.9 | 58.6 | 11.5 | |

資料：昭和60年以前の数値は，厚生省「厚生行政基礎調査」
　　　平成2年以降の数値は，厚生省「国民生活基礎調査」

表 4-8-2  核家族世帯の家族類型別世帯割合

(%)

|  | 夫婦のみ | 夫婦と子ども | 片親と子ども |
|---|---|---|---|
| 1960（昭和35）年 | 13.8 | 72.0 | 14.2 |
| 1970（昭和45）年 | 17.3 | 72.6 | 10.1 |
| 1975（昭和50）年 | 19.4 | 71.5 | 9.1 |
| 1980（昭和55）年 | 20.7 | 69.8 | 9.5 |
| 1985（昭和60）年 | 22.9 | 66.6 | 10.5 |
| 1990（平成 2）年 | 26.0 | 62.6 | 11.4 |
| 1995（平成 7）年 | 29.6 | 58.4 | 12.1 |
| 1998（平成10）年 | 31.9 | 57.3 | 10.8 |

資料：総務庁統計局「国勢調査」，1998年の数値は「国民生活基礎調査」

が1995（平成7）年には2.91になり，ついに3人を下回るに至った。この傾向は以後も続き，1998年には2.81人とさらに減少し続けている。

⑤　家族形態の今後の行方

　国立社会保障・人口問題研究所の推計によると，今後増加するのは「単独世帯」，「ひとり親と子からなる世帯」であり，減少するのは「夫婦と子からなる世帯」，「その他の一般世帯」である。また現在では「夫婦と子どもからなる世帯」が最も多いものの，2013年以降は「単独世帯」が最も多くなると予想されている。したがって，平均世帯人員も減少を続け，2020年には2.49人になり変化のスピードは次第に緩やかになる見込みである。

　以上述べてきたように，家族形態の変化つまり世帯数の増加は，「単独世帯」や「核家族世帯」の増加によるものであり，家族構造の変化については世帯の小規模化あるいは世帯規模の縮小が特徴である。さらに今後，小家族化の一層の進行，世帯の細分化など，とくに高齢者だけの夫婦やひとり暮らしの世帯が増加することはほぼ間違いなく，家族形態の多様化傾向が窺える。

2） 家族機能の変化

　家族形態の変化とともに，家族機能も大きく変化している。家族規模の変化つまり家族規模の縮小は，かつては家族が果たしてきた機能の多くを社会化に変化させ，次第に家族から遊離してきた。

　家族機能変化の顕著なものの一つは，介護機能の低下である。長寿化の影響により親子がともに生存する期間が長期化する一方で，同居率は低下し続けている。これらは，仮に親が要介護状態になった場合には介護が十分に行えないことになり，また家族である介護者の年齢階層も高くなり，高齢者による高齢者介護が増加する。本来あったはずの老親扶養機能が弱体化しつつあるといえる。

　次に，子供に対する教育機能の低下がある。現代家族に，従来のような三世帯大家族の密な交流機会が減り，また若い親の子育ての緊張感を和らげる祖父母が身近にいない核家族を中心とした家族状況により，子供の躾など広義な意味での教育機能が弱まっているものと考えられる。このような家族機能の低下は，子どもの教育が学校制度によって社会化したことによって老親の扶養が社会

保障に基づく社会化によって補われていることになる。

### 3) 家族のライフサイクルの変化

一個の人間が，この世に生まれ，結婚・出産し，子を育て，老いていく中で，いずれは配偶者と死別し，そして自らも死へと向かうのが自然である。家族のライフサイクルというのは，男女が「結婚」して新しい家族を作った時に始まる。子どもを出産し，社会に送り出すまでの「出産・養育期」が次にくる。そして，子どもが次々に成人し巣立った後の「子離れ期(エンプティーネスト)」を通し，さらに配偶者の死亡，自分自身の死によって家族のライフサイクルは終わる。このライフサイクルは，人によってもいろいろと複雑な経過を経験することはもちろんである。生涯結婚しない人もいれば，結婚して子どもをつくらない人もいる。あるいはまた，離婚し，再婚する人もいる。ここで，典型的な家族，いわば核家族と三世代家族のライフサイクルの，第2次世界大戦前後の変化について述べる。

① 核家族のライフサイクルの変化

まず子ども数，教育期間，平均寿命の差違が，家族のライフサイクルに対して与える影響は大きい。

a. 結婚年齢の伸び(晩婚化の進行)

平均初婚年齢は，男女とも高くなり続けている。平均初婚年齢の推移をみると(表4-8-3)，1947(昭和22)年には男26.1歳，女22.9歳であったが，1997(平成9年)には男28.5歳，女26.6歳と男で2歳以上，女では4歳近くも高くなっている。とくに近年は，女性の初婚年齢はさらに伸びる傾向がみられる。これらの背景要因として，育児に対する負担感，個人の結婚観，価値観の変化による生涯未婚率の上昇も考えられている。

表 4-8-3 平均初婚年齢および夫婦の年齢差の年次比較

(歳)

|  | 夫 | 妻 | 年齢差 |
| --- | --- | --- | --- |
| 1947 (昭和 22) 年 | 26.1 | 22.9 | 3.2 |
| 1950 (昭和 25) 年 | 25.9 | 23.0 | 2.9 |
| 1955 (昭和 30) 年 | 26.6 | 23.8 | 2.8 |
| 1960 (昭和 35) 年 | 27.2 | 24.4 | 2.8 |
| 1965 (昭和 40) 年 | 27.2 | 24.5 | 2.7 |
| 1970 (昭和 45) 年 | 26.9 | 24.2 | 2.7 |
| 1975 (昭和 50) 年 | 27.0 | 24.7 | 2.3 |
| 1980 (昭和 55) 年 | 27.8 | 25.2 | 2.6 |
| 1985 (昭和 60) 年 | 28.2 | 25.5 | 2.7 |
| 1990 (平成 2) 年 | 28.4 | 25.9 | 2.5 |
| 1995 (平成 7) 年 | 28.5 | 26.3 | 2.2 |
| 1997 (平成 9) 年 | 28.5 | 26.6 | 1.9 |

資料：厚生省「人口動態統計」

b. 子ども数の減少(出産期間の短縮)

出生数ならびに合計特殊出生率は，1950 (昭和 25)年の 2.14 人から急激に下降をたどり，1995 (平成 7)年は 1.42 人となった。子どもの数も，戦前の 5 人から戦後の 2 人まで減少し，それに伴って出産期間も大幅に短縮された。

c. 教育期間の延長(教育費用の増加)

高等学校への進学は，1955 年から 1975 年までの間に 50% から 90% に急上昇し，1997 年では 96% となっている。また卒業後の進路をみても，大学進学率が 1997 年では 47% にまでなっている。さらに，塾通いの増加，私立学校などの受験競争の過熱により，教育にかかる費用は増加している。

d. 夫婦ともに生活する期間が延長(高齢期の長期化)

平均寿命の伸びによって，夫婦ともに生活する期間が長期化してきた。つまり結婚期間が増加した。1935 (昭和 10)年の平均結婚後余命 27.85 年に対し，1985 (昭和 60)年には 37.41 年と増加している。また，結婚期間が 50 年以上となっている夫婦は，1955 (昭和 30)年の 20.0% から 1985 年の 30.3% と大幅に伸びている。いわば夫婦の高齢期が長くなることであるが，問題となるのは老後生活機能の低下や，障害を持つ高齢者も当然ながら増加してくることである。

上述のように，核家族のライフサイクルを戦前と戦後で比較してみると，子ども数が著しく減少し，また死亡率が低下して寿命が大幅に伸びたという状況から，出産に要した期間がかなり短縮された。しかし，教育に長い年月がかかり，また，幼児から初等，高等に至る教育の費用も全体的に大きくなった。一方で，子どもの教育が終わってから，夫婦が共に過ごす期間は大きく伸びてきている。

このような変化は，経済面，社会面にも大きな影響を与える。まず経済面の影響としては，少子化による労働人口の減少と，それに伴う経済成長への影響が指摘されている。また，経済成長の鈍化と高齢化の進展に伴う現役世代の社会保障負担の増大が相まって，国民の生活水準に大きな影響を及ぼしている。一方，社会面の影響としては，単身者や子どものいない世帯の増加といった家族の変容，子どもの健全な成長への影響，過疎化・高齢化の進展により，住民に対する基礎的なサービスの提供が困難になるなど地域社会の変容についても影響が大きい。

② 三世代家族のライフサイクルの変化

戦前の家族では，老親と長男の関係は現在より密接であったが，寿命が短かったために老親とともに生活した期間が短い。しかし戦後は，戦前と違い寿命が伸びたために，老親との関係は長くなり，ともに生活する期間も長くなってきた。一方，戦前と違って戦後は，社会保障制度が行われており，老親の生活の基本は社会保障によって支えられる。したがって，老親の負担はかなり軽減されてはいる。しかし，老親とこの世で生活をともにする年数は大幅に伸びているので，子どもが老親のために果たすべき役割は大きくなっている，ということがある。とくに二人っ子，例えば「長男長女」の兄弟が少ない子世代が，老親の世話を分担して行う余裕はなくなっていることにも配慮しなければならない。とくに長寿者のいる家庭では，現在は子どもも高齢になり，介護者であると同時に孫による被介護者になっているケースもある。このような問題は，社会保障制度が充実して

表 4-8-4 核家族のライフサイクル

|  | 1947（昭和 22）年 | 1980（昭和 55）年 |
|---|---|---|
| 結婚年齢(歳) | 男 26 歳，女 23 歳 | 男 28 歳，女 26 歳 |
| 子ども数 | 5 人 | 2 人 |
| 出産期間 | 15 年 | 5 年 |
| 子どもの教育期間 | 27 年 | 23 年(高校)～27 年(大学) |
| 教育終了時の親の年齢 | 夫 53 歳，妻 50 歳 | 夫 51～55 歳，妻 49～53 歳 |
| 死亡年齢 | 夫 63 歳，妻 65 歳 | 夫 77 歳，妻 83 歳 |

資料：エイジング総合センター編著『長寿社会の基礎知識』

表 4-8-5 生命表に基づく家族ライフサイクルの年次変化

|  | 父親死亡時の息子の年齢(歳) | 息子と父親の平均同時生存期間(年) | 姑死亡時の嫁の年齢(歳) | 嫁と姑の平均同時生存期間(年) |
|---|---|---|---|---|
| 1926～1930 年 | 62.3 | 16.7 | 42.2 | 16.3 |
| 1955 年 | 67.9 | 21.4 | 46.1 | 20.8 |
| 1960 年 | 68.2 | 21.6 | 46.4 | 21.2 |
| 1965 年 | 69.4 | 22.3 | 47.2 | 22.0 |
| 1970 年 | 70.5 | 23.2 | 48.1 | 23.0 |
| 1975 年 | 72.3 | 24.9 | 49.7 | 24.6 |
| 1980 年 | 73.7 | 26.0 | 51.0 | 25.9 |
| 1985 年 | 74.8 | 27.0 | 52.4 | 27.3 |
| 1989 年 | 75.3 | 27.8 | 53.4 | 28.2 |
| 2025 年 | 76.7 | 29.0 | 54.7 | 29.5 |

（注）この計算では，息子が 20 歳と父親が 50 歳の親子について，今後両者がともに生存する期待年数を示している。また，嫁が 25 歳と姑が 55 歳の組み合わせについて，同様の計算を行っている。
資料：寿命学研究会『ライフ・スパン vol. 10』平成 2 年

きたにもかかわらず，ますます深刻化している。

## 2. 高齢者の家族の変容

戦後の家族の変容は，高齢者にも大きな影響を及ぼしてきた。

### 1) 高齢者世帯数の増加

高齢者の家族はどのように変化したかをみてみよう。表 4-8-6 に示した家族のなかに 65 歳以上の高齢者のいる世帯数の推移をみると，1975 年には 65 歳以上の高齢者のいる世帯は 711 万 8 千世帯と推計されていたが，1998 年には 1,482 万 2 千世帯と倍増した。また全世帯に占める割合は，1975 年 21.7％から 1998 年には 33.3％と急増し，3 世帯に 1 世帯が 65 歳以上の高齢者がいる世帯であることになる。

表 4-8-6　世帯構造にみた 65 歳以上の高齢者のいる世帯数および割合の年次比較

| | 総数(全世帯に占める割合%) | 単独世帯 | 夫婦のみの世帯 | 親と未婚の子のみの世帯 | 三世代世帯 |
|---|---|---|---|---|---|
| | 世帯数(千世帯) | | | | |
| 1975(昭和50)年 | 7,118(21.7) | 611 | 931 | 683 | 3,871 |
| 1985(昭和60)年 | 9,400(25.3) | 1,131 | 1,795 | 1,012 | 4,313 |
| 1995(平成 7)年 | 12,695(31.1) | 2,199 | 3,075 | 1,636 | 4,232 |
| 1998(平成10)年 | 14,822(33.3) | 2,724 | 3,956 | 4,401 | |
| | 割合(%) | | | | |
| 1975(昭和50)年 | 100 | 8.6 | 13.1 | 9.6 | 54.4 |
| 1985(昭和60)年 | 100 | 12.0 | 19.1 | 10.8 | 45.9 |
| 1995(平成 7)年 | 100 | 17.3 | 24.2 | 12.9 | 33.3 |
| 1998(平成10)年 | 100 | 18.4 | 26.7 | 13.7 | 29.7 |

資料：昭和60年以前の数値は，厚生省「厚生行政基礎調査」
　　　平成2年以降の数値は，厚生省「国民生活基礎調査」

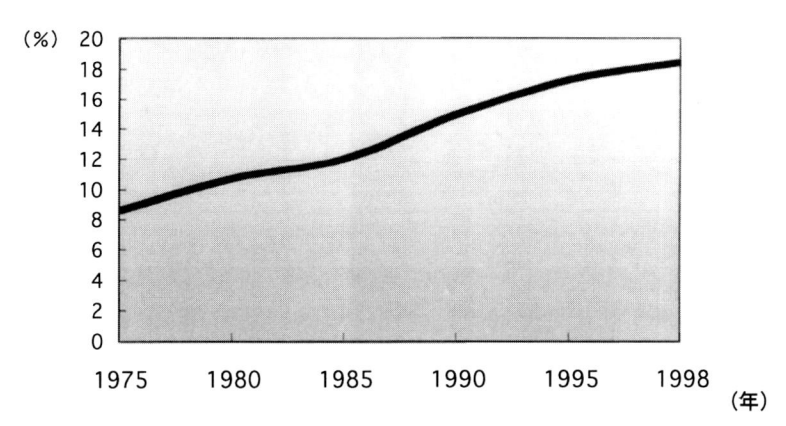

図 4-8-1　65歳以上高齢者の単独世帯の割合の年次推移
資料：昭和60年以前の数値は，厚生省「厚生行政基礎調査」
　　　平成2年以降の数値は，厚生省「国民生活基礎調査」

### 2）　高齢者の単独および夫婦のみの世帯の増加

「三世代世帯」を除く「単独世帯」，「夫婦のみの世帯」，「親と未婚子のみの世帯」などの，いずれの世帯の構成割合も増加する一方である。高齢者が1人で住んでいる「単独世帯」の世帯数は，1975年には61万1千世帯であったのに対し，1998年には272万4千世帯と急激に増え，高齢者世帯の占める割合も，1975年の8.6%から1998年の18.4%へと増加した。また，「夫婦のみの世帯」も，1975年には93万1千世帯，13.1%から1998年には395万6千世帯，26.7%まで増加している。

### 3）　高齢者と子どもの同居率の減少

他方で，「親と未婚の子のみの世帯」も増加傾向であるが，「単独世帯」と「夫婦のみの世帯」の増加に比べて鈍く，「三世代世帯」の構成割合は逆に低下傾向である。国勢調査によれば，子どもと

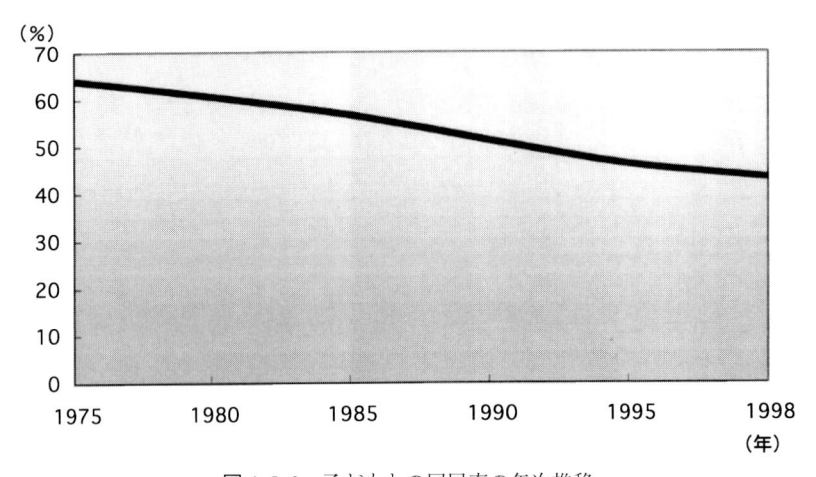

図 4–8–2　子どもとの同居率の年次推移
資料：昭和60年以前の数値は，厚生省「厚生行政基礎調査」
　　　平成2年以降の数値は，厚生省「国民生活基礎調査」

同居している高齢者の比率は，最近数十年の間に確実に減少してきており，1975年の64.0%から，1998年には43.4%と減ってきている。図4–8–2からわかるように，いわゆる核家族化の進展により，高齢者と子どもとの同居率は低下し，高齢者の4割強は単独か夫婦同士で暮らしている。加えて，老親の扶養に関する意識も大きく変化し，家族の扶助機能が期待できにくくなる中で，老後に関する最大の不安は病気や介護の問題となっている。

#### 4）高齢者世帯の今後の推計

国立社会保障・人口問題研究所の推計によると，今後は世帯の高齢化が一層進むことになる。高齢者世帯総数の増加は，総世帯数の増加，65歳以上人口の増加をいずれも上回る。この傾向は75歳以上世帯でさらに強く現われる，と指摘されている。家族類型別にみても，65歳以上の高齢者世帯や75歳以上の高齢者世帯の割合は増加傾向にあり，とくに割合が大きくなるのは「単独世帯」と「ひとり親と子からなる世帯」であると予測されている。

#### 5）高齢者の世帯構造の性，年齢階級別の相違

① 単独世帯の増加は男性より女性で顕著

高齢者世帯で「単独世帯」を形成する者の年次増加は男性より女性の方がその傾向が顕著である（図4–8–3）。単独世帯の割合は，男性に比べ女性が約2.8倍である（表4–8–8）。また，男性の場合には，80歳以上の方が単独世帯を形成する割合が高くなっている（図4–8–4）。しかし女性では，逆に低下傾向である。

我々が1998年に行った，沖縄の長寿地域の一つである一農村における65歳以上高齢者の社会調査の年齢階級別世帯構成の結果を表4–8–9に示す。単独世帯が占める割合は，男女とも全国平均値より高かったが，女性でその構成割合が高いことは全国と類似していた。一方，男性では，85歳以

表 4-8-7 世帯主が 65 歳以上および 75 歳以上の世帯の家族類型別世帯数，割合の推計

(1995～2020 年)

| | 総数 | 単独世帯 | 核家族世帯 | | | | その他 |
|---|---|---|---|---|---|---|---|
| | | | 総数 | 夫婦のみ | 夫婦と子 | ひとり親と子 | |
| 世帯数（千世帯） | | | | | | | |
| 世帯主 65 歳以上 | | | | | | | |
| 1995 年 | 8,668 | 2,202 | 4,536 | 2,936 | 1,052 | 548 | 1,930 |
| 2000 年 | 10,956 | 2,965 | 5,867 | 3,779 | 1,389 | 699 | 2,124 |
| 2005 年 | 12,892 | 3,657 | 6,992 | 4,483 | 1,663 | 846 | 2,243 |
| 2010 年 | 14,668 | 4,304 | 7,972 | 5,092 | 1,890 | 990 | 2,391 |
| 2015 年 | 16,587 | 4,969 | 8,982 | 5,721 | 2,119 | 1,142 | 2,636 |
| 2020 年 | 17,180 | 5,365 | 9,150 | 5,845 | 2,090 | 1,215 | 2,665 |
| 世帯主 75 歳以上 | | | | | | | |
| 1995 年 | 2,846 | 917 | 1,289 | 845 | 220 | 225 | 640 |
| 2000 年 | 3,856 | 1,392 | 1,736 | 1,123 | 326 | 288 | 728 |
| 2005 年 | 5,246 | 1,929 | 2,428 | 1,587 | 474 | 367 | 888 |
| 2010 年 | 6,530 | 2,400 | 3,112 | 2,018 | 625 | 469 | 1,018 |
| 2015 年 | 7,452 | 2,750 | 3,603 | 2,301 | 741 | 561 | 1,099 |
| 2020 年 | 8,270 | 3,064 | 4,018 | 2,546 | 833 | 639 | 1,189 |
| 割合（％） | | | | | | | |
| 世帯主 65 歳以上 | | | | | | | |
| 1995 年 | 100 | 25.4 | 52.3 | 33.9 | 12.1 | 6.3 | 22.3 |
| 2000 年 | 100 | 27.1 | 53.6 | 34.5 | 12.7 | 6.4 | 19.4 |
| 2005 年 | 100 | 28.4 | 54.2 | 34.8 | 12.9 | 6.6 | 17.4 |
| 2010 年 | 100 | 29.3 | 54.4 | 34.7 | 12.9 | 6.8 | 16.3 |
| 2015 年 | 100 | 30.0 | 54.2 | 34.5 | 12.8 | 6.9 | 15.9 |
| 2020 年 | 100 | 31.2 | 53.3 | 34.0 | 12.2 | 7.1 | 15.5 |
| 世帯主 75 歳以上 | | | | | | | |
| 1995 年 | 100 | 32.3 | 45.3 | 29.7 | 7.7 | 7.9 | 22.5 |
| 2000 年 | 100 | 36.1 | 45.0 | 29.1 | 8.4 | 7.5 | 18.9 |
| 2005 年 | 100 | 36.8 | 46.3 | 30.3 | 9.0 | 7.0 | 16.9 |
| 2010 年 | 100 | 36.7 | 47.7 | 30.9 | 9.6 | 7.2 | 15.6 |
| 2015 年 | 100 | 36.9 | 48.3 | 30.9 | 9.9 | 7.5 | 14.7 |
| 2020 年 | 100 | 37.0 | 48.6 | 30.8 | 10.1 | 7.7 | 14.4 |

資料：国立社会保障・人口問題研究所の推計

上でその構成割合が低下するのに対し，女性ではその傾向はみられない。

② 夫婦のみの世帯は男性で女性より多い

夫婦のみの世帯の割合は，男女それぞれ 42.3％，24.7％ であり，男性では夫婦のみの世帯の割合が女性より高い。一方，男性では年齢階級が高くなるにつれ，夫婦のみの世帯の割合が増加を示しているが，女性では逆にそれが低下しているのは明らかである。

沖縄高齢者でも，その違いがみられる。

③ 親と子どもの世帯は女性に多い

親と子どもだけからなる世帯は，男性に比べ女性で多く，また男女とも年齢が高くなるにつれて

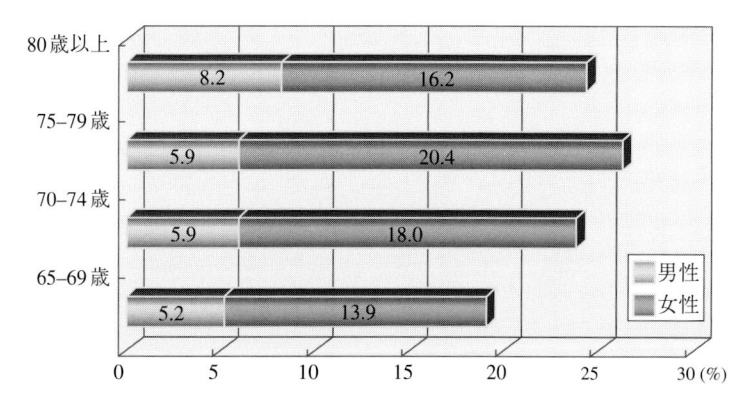

図 4–8–3　性，年齢階級別 65 歳以上高齢者の単独世帯の構成割合
資料：昭和 60 年以前の数値は，厚生省「厚生行政基礎調査」
平成 2 年以降の数値は，厚生省「国民生活基礎調査」

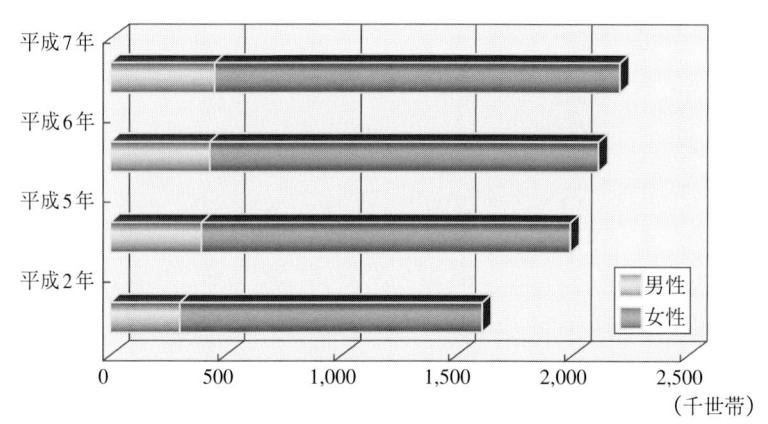

図 4–8–4　65 歳以上高齢者の単独世帯数の年次推移
資料：平成 2 年以降の数値は，厚生省「国民生活基礎調査」

表 4–8–8　性，年齢階級別にみた家族形態別 65 歳以上の者の割合
(%)

|  | 単独世帯 | 夫婦のみ | 子と同居 |
|---|---|---|---|
| 男性 | 6.0 | 42.5 | 47.4 |
| 65～69 歳 | 5.2 | 43.9 | 45.1 |
| 70～74 歳 | 5.9 | 45.8 | 44.7 |
| 75～79 歳 | 5.9 | 42.0 | 49.7 |
| 80 歳以上 | 8.2 | 33.8 | 55.4 |
| 女性 | 16.7 | 23.6 | 55.7 |
| 65～69 歳 | 13.9 | 35.8 | 45.0 |
| 70～74 歳 | 18.0 | 28.2 | 50.2 |
| 75～79 歳 | 20.4 | 16.4 | 59.8 |
| 80 歳以上 | 16.2 | 6.6 | 74.0 |

資料：厚生省大臣官房統計情報部「平成 9 年国民生活基礎調査」(1997 年)

表 4-8-9　沖縄県一農村の 65 歳以上高齢者の年齢階級別世帯構成比

(%)

|  | 単独世帯 | 夫婦のみ | 未婚の子と同居 | 既婚の子と同居 | その他 |
|---|---|---|---|---|---|
| 男(324 人) | 9.6 | 42.3 | 21.0 | 13.9 | 13.3 |
| 65〜69 歳 | 10.9 | 35.7 | 23.3 | 8.5 | 21.7 |
| 70〜74 歳 | 14.1 | 39.1 | 23.4 | 20.3 | 3.1 |
| 75〜79 歳 | 5.6 | 48.6 | 20.8 | 15.3 | 9.7 |
| 80〜84 歳 | 11.1 | 51.2 | 12.2 | 19.5 | 12.2 |
| 85 歳以上 | 9.6 | 55.6 | 16.7 | 11.1 | 5.6 |
| 女(499 人) | 24.9 | 24.7 | 20.0 | 18.4 | 12.0 |
| 65〜69 歳 | 10.8 | 32.3 | 26.2 | 12.3 | 18.5 |
| 70〜74 歳 | 16.1 | 31.5 | 19.4 | 18.6 | 14.5 |
| 75〜79 歳 | 33.3 | 24.6 | 21.1 | 14.0 | 7.0 |
| 80〜84 歳 | 39.7 | 11.0 | 15.1 | 28.8 | 5.5 |
| 85 歳以上 | 39.7 | 10.3 | 12.1 | 27.6 | 10.3 |

(1998 年)

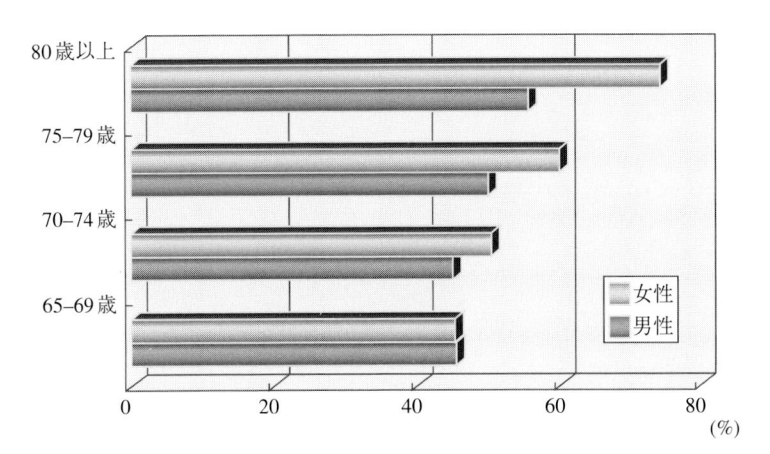

図 4-8-5　性，年齢階級別高齢者の子どもとの同居率 (1997 年)

子どもとの同居率は上昇している(図4-8-5)。しかし沖縄の場合，女性のみ 80 歳以上で既婚子との同居率は多くなる傾向がみられた。

以上述べたように，家族の構成は，性別年齢階級別に相違がみられ，高齢者の家族形態は一層多様化していることがわかる。

### 3. 百歳の家族

ここでは沖縄百歳の家族および家庭について述べる。本項でまとめた結果および図表は，最近 5 年間(1994 年から 1998 年)の筆者らによるフォローアップ・データによったものである。なお，このうちの幾つかの項目については，他の調査との関係で異なる対象 33 名に対し再度の訪問によって直接聞

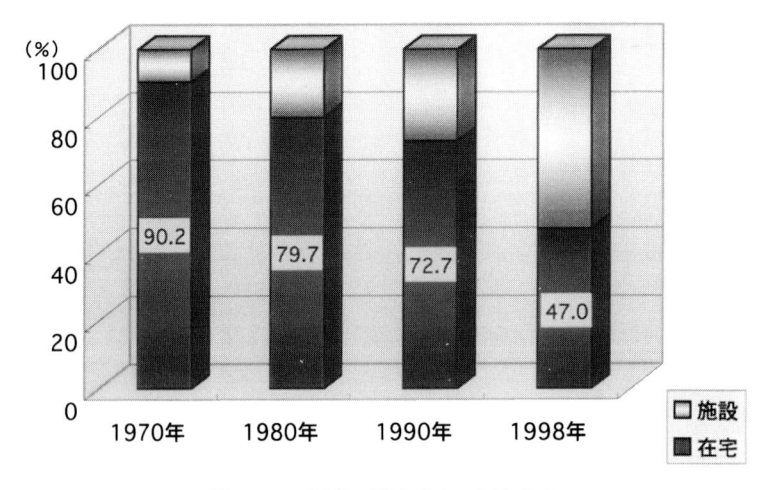

図 4–8–6　百歳の所在分布の経年変化

き取り調査されたもので，幾つかの重複する項目や数値も若干異なるものもみられるが，第 5 節は本項との関連の中で参照されたい．対象数においては，117 名(男性 29 名，女性 88 名)と本項の結果の方がはるかに多く，家族および家庭状況の全体をまとめる意味でも次に記述する．

**1)　百歳の所在**

①　在宅百歳は減少傾向

百歳の家族を詳しくみていく前に，まず百歳の所在の推移に触れる．沖縄百歳の所在をみると，図 4–8–6 に示すように，在宅百歳の割合は 1970 年には 90.2%，1980 年には 79.7%，1990 年には 72.7%，1998 年には 47.0% となり，在宅百歳の割合は年々減少していることがわかる．これは，施設百歳が急増したことで寝たきりや痴呆性老人で代表される要介護百歳が増えていることもあるが，上述のとおり，家族形態の変化そして家族の介護機能の低下によるものとも考えられる．また他方で，家族形態の変化や家族機能の低下によって，家族の介護機能が低下あるいは介護負担の増加が原因するとも考えられる．

②　在宅百歳の割合の男女差

次に百歳の所在分布をみると，男性の在宅百歳が 50% 近く，女性の在宅百歳が約 45% で，男性の方が在宅者が幾分多いものの全体としては激減した(図 4–8–7)．これらは，高齢者の増加に伴う施設の増加や社会福祉サービスの充実によるものと考えられる．一方で，在宅百歳はけっして自立しているとは限らない．約 30〜50% の在宅百歳が，身体的あるいは痴呆などの精神的障害をもった要介護あるいは要援護のレベルに属する者である．ちなみに，厚生省の「国民生活基礎調査」によると，85 歳以上の在宅高齢者で要介護者は 20.9% となっている(1995 年)．在宅の男性百歳の割合が在宅の女性百歳より幾分高い理由として，従来の研究結果で男性の日常生活機能が女性より良好であること(図 4–8–8)や，女性の障害期間が男性より長いこと(図 4–8–9)などが考えられる．また，百歳の健康

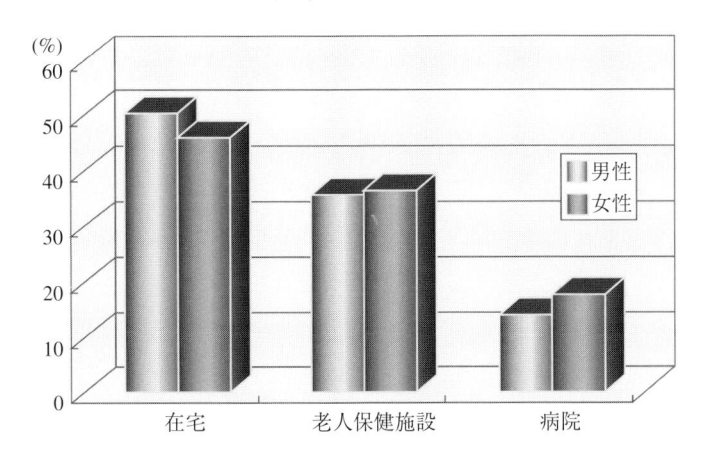

図 4-8-7 沖縄百歳の所在割合の男女比較

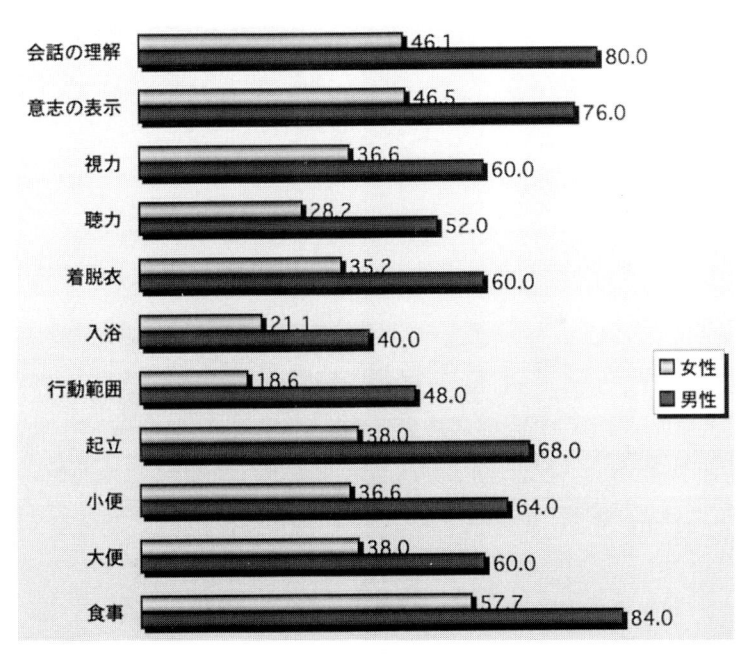

図 4-8-8 百歳の日常生活機能の自立度（%）

レベルも，百歳の在宅，施設割合や男女割合，そして地域によってもその割合は異なっている。

## 2） 在宅百歳の家族構成
① 在宅百歳の5割以上が三世代

表4-8-10は百歳の家族構成比である。表に示したとおり，三世代で暮らしている百歳の割合は，男女それぞれ55.2%，59.1%であり，双方合わせると58.1%の百歳は三世代で暮らしていることになる。つまり半数以上の百歳は，子どもの夫婦および孫と一緒に晩年を楽しんでいるわけである。ま

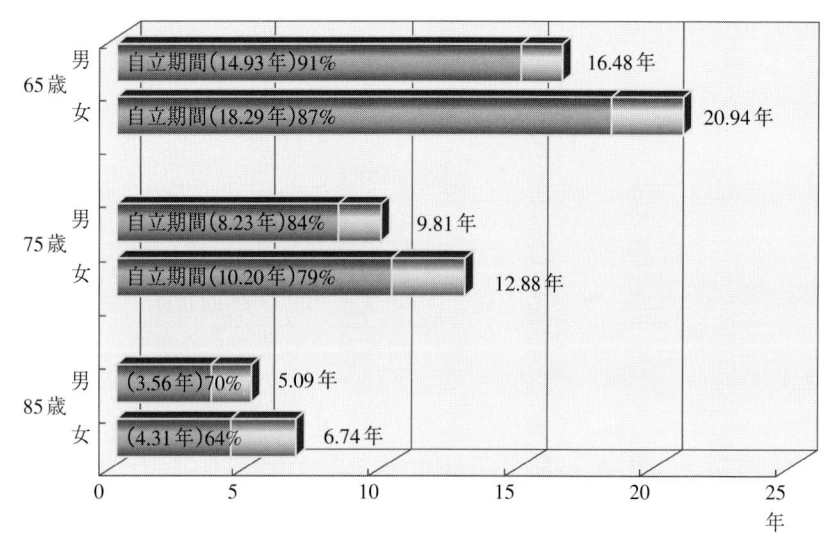

図 4-8-9 高齢者の平均自立期間（1995年）
資料：「保健医療福祉に関する地域指標の総合的開発と応用に関する研究」
（平成9年度厚生科学研究費補助金報告書）

表 4-8-10　百歳の家族構成比

(%)

|  | 単独世帯 | 夫婦のみ | 二世代 | 三世代 | その他 |
|---|---|---|---|---|---|
| 男　（29人） | − | 10.3 | 31.0 | 55.2 | 3.4 |
| 女　（88人） | 6.8 | − | 31.8 | 59.1 | 2.3 |
| 全体（117人） | 5.1 | 2.6 | 31.6 | 58.1 | 2.6 |

（1994〜1998年）

た，百歳でも男女で異なる家族構成をしていることがわかる。二世代で暮らしている百歳も，男女それぞれ31.0%，31.8%を占めて，ほぼ等しい比率である。

② 夫婦のみで暮らしている者は男性で多い

男性百歳では，配偶者との死別が80%であり，健在の割合は20%である。一方，女性百歳では配偶者と死別していた割合は88.5%，健在が8.7%，離別2.9%であった。ほとんどの百歳は，年齢が重なるにつれ配偶者と死別しているが，女性に比べ男性では有配偶者の割合が高い。しかし，生活機能や健康度の低下によって施設入所や入院をしたりしているため，実際に配偶者と同居している割合は男性で13.5%，女性では0である。これは，平均して夫が妻より年齢が高く，また女性の平均寿命は男性より長いために，女性で配偶者の死別者が多いことによるものと考えられる。この状況は，一般高齢者のみではなく百歳に至るまで，その晩年期にまで大きな影響を及ぼしている。

③ 独居百歳

百歳になって「ひとり暮らし」すなわち「独居」の割合は少ないが，確かにあることはある。独居は男性百歳にはなく，本調査ではすべて女性であった。しかし，これまで独居の男性百歳も全く

存在しなかったわけではない。娘や息子宅が近くに，すなわち「スープの冷めない距離」にあって，頻繁に百歳の家を廻ってくることは男女共にときおりみられるのである。本調査における独居の百歳女性の多くは，日常生活機能は決して芳ばしくはないが，ヘルパーのサービスをうけながらも，何とか自立した生活をおくっていた。その他の家族は，孫，孫夫婦および曾孫などであった。なお百歳では，自立している間には独居や夫婦のみの生活状況もしばしばみられるが，もちろん家族と共に百歳まで暮らしてきた者は多い。一方，65歳以上の高齢者の配偶者と二人暮らし(夫婦のみ)，未婚の子との同居や既婚の子との同居など多様なパターンがある。これは年齢が比較的若い高齢者は，夫婦が共に生存し健康状態もよいため家族との別居を好むが，年齢が高まるにつれて諸事情から同居となるケースが増えるからであろう。しかし百歳世帯においては，家族構成の変化による影響が大きくないことは，上述した結果から明らかである。それを百歳の家庭の特徴となすべきかどうかは別として，百歳と家族の関係，つまり家族の絆が牢固であった可能性が考えられる。とくに在宅百歳においては，この点について顕著である。また，百歳のパーソナリティについての多くの研究から，百歳では朗らかな性格の持ち主が多いことや，適応性のよいことが指摘されている。しかし，今後の家族形態や機能，そして意識の変化は，高齢者にとってきわめて厳しい状況に追い込まれることと思われる。その対応としては，社会的制度の改革とともに，より長い期間の自立を求める高齢者のQOLを高めていくことも，非常に重要であると考えられる。

**3) 百歳の同居家族**

① 同居家族数は男性でやや少ない

百歳の同居家族数を男女別にみると，表4-8-11にみるように，男性百歳では2～11人であり，2～4人同居が76.6%と大半を占め，平均は4.83人であった。女性百歳では同居家族数は1～10人であり，男性と同様，女性百歳においても2～4人が大半をしめる。ただし，女性百歳では3人家族の

表4-8-11 百歳の同居家族数分布

(%)

| 同居家族数 | 男性(30人) | 女性(88人) | 全体(118人) |
|---|---|---|---|
| 1 | 0 | 6.8 | 5.1 |
| 2 | 30.0 | 19.3 | 22.0 |
| 3 | 23.3 | 20.5 | 21.2 |
| 4 | 23.3 | 14.8 | 16.9 |
| 5 | 6.7 | 11.4 | 10.2 |
| 6 | 6.7 | 12.5 | 11.0 |
| 7 | 3.3 | 5.7 | 5.1 |
| 8 | 3.3 | 6.8 | 5.9 |
| 9 | 0 | 1.1 | 0.8 |
| 10 | 0 | 1.1 | 0.8 |
| 11 | 3.3 | 0 | 0.8 |
| 平均(SD) | 4.83 (2.09) | 5.13 (2.23) | 5.06 (2.11) |

表 4-8-12 沖縄県一農村における 65 歳以上の高齢者の同居家族数の分布

(%)

| 同居家族数 | 男性(340 人) | 女性(497 人) | 全体(837 人) |
| --- | --- | --- | --- |
| 1 | 4.4 | 15.7 | 11.1 |
| 2 | 38.8 | 29.6 | 33.3 |
| 3 | 20.3 | 16.7 | 18.2 |
| 4 | 14.7 | 12.5 | 13.4 |
| 5 | 6.8 | 9.1 | 8.1 |
| 6 | 6.5 | 10.1 | 7.2 |
| 7 | 5.6 | 4.6 | 5.0 |
| 8 | 1.8 | 1.4 | 1.6 |
| 9 | 0.9 | 0.2 | 0.5 |
| 10 | 0 | 0 | 0 |
| 11 | 0.3 | 0.2 | 0.2 |
| 平均 (SD) | 3.38 (1.81) | 3.28 (1.88) | 3.33 (1.85) |

(1996 年)

表 4-8-13 沖縄県一農村における 65 歳以上高齢者の同居家族数の分布

(%)

| 同居家族数 | 男性(320 人) | 女性(497 人) | 全体(817 人) |
| --- | --- | --- | --- |
| 1 | 0 | 0.4 | 0.2 |
| 2 | 9.7 | 54.5 | 18.7 |
| 3 | 43.4 | 35.4 | 38.6 |
| 4 | 22.5 | 17.5 | 19.5 |
| 5 | 10.6 | 9.1 | 9.7 |
| 6 | 3.4 | 3.8 | 3.7 |
| 7 | 4.7 | 5.4 | 5.1 |
| 8 | 2.5 | 2 | 2.2 |
| 9 | 1.6 | 1 | 1.2 |
| 10 | 0.6 | 0.4 | 0.5 |
| 11 | 0 | 0 | 0 |
| 12 | 0 | 0 | 0 |
| 13 | 0.3 | 0 | 0.1 |
| 平均 (SD) | 2.98 (1.77) | 2.66 (1.71) | 2.78 (1.74) |

(1998 年)

割合が20.5%で最も多く，平均家族数は5.13人である。つまり，男性百歳の同居家族数は，女性のそれよりやや少なくなっている。

② 百歳の同居家族数はいずれも一般高齢者のそれを上回る

沖縄県の一農村における65歳以上高齢者の家族数を表4-8-12に示す。同居家族数は，男性では2人が38.8%と最も多く，次に3人，4人の順である。女性でも2人が29.6%で最も多くみられるが，3人，1人，そして4人家族も1割強を占めていた。平均家族数は男女それぞれ3.38人，3.28人であり，それほどの違いはみられない。また，我々の調査結果では，表4-8-13のとおり男性では同居家

表 4-8-14 沖縄県一農村の 65 歳以上高齢者の
同居家族数の性，年齢階級別比較

（人 ± SD）

|  | 男性 | 女性 |
| --- | --- | --- |
| 65〜69 歳 | 3.07 ± 1.91 | 3.04 ± 1.73 |
| 70〜74 歳 | 2.91 ± 1.80 | 2.87 ± 1.76 |
| 75〜79 歳 | 3.00 ± 1.73 | 2.31 ± 1.48 |
| 80〜84 歳 | 3.00 ± 1.61 | 2.43 ± 1.73 |
| 85 歳以上 | 2.44 ± 1.04 | 2.35 ± 1.70 |
| 計 | 2.98 ± 1.77 | 2.66 ± 1.71 |

（1998 年）

族が 3〜5 人に集中しており，女性では 2〜4 人に集中していた。平均同居家族数は男性 2.98 人，女性 2.66 人で，いずれも 3 人未満であり全国世帯平均人員数に近似していた。また，一農村の 65 歳以上の高齢者の同居家族数を年齢階級別にみると，男女とも年齢とともに同居家族数が減少傾向であることがわかる（表 4-8-14）。

以上述べたとおり，百歳の同居家族数は，65 歳以上の高齢者の同居家族数より明らかに多かった。つまり百歳は，より多くの家族のサポートを受けていることが考えられる。このサポートは単に経済的な金銭や現物給付のような世話のみならず，家事，介護，そして情緒的サポート，すなわち話相手や相談相手になり，孤独を慰める心の支えとなるものである。

我々が百歳の訪問健診の際によく感じるのは，百歳の介護者は長男の嫁という印象よりも，家族全員の支え合いという方がもっと印象的であった。家族が多い場合，家庭内の役割分担がうまくコントロールできていることも感じられた。例えば，長年寝たきり，そして痴呆の女性百歳のケースでは，家族は長男，長男嫁，孫，孫嫁，そして曾孫の四世代の 6 人暮らしであったが，百歳の介護は主に長男夫婦と別居している娘 3 人が昼，晩を分担して介護にあたっていた。また週に 1〜2 回の訪問看護を受けていて，ホームドクターも随時訪問できる状況であった。百歳の部屋はとても清潔で明るく，壁には百歳の毎月の笑顔が映っている手作りカレンダーが掛けられ，それには訪問看護のスケジュールがきちんと色分けされていた。

もう 1 人紹介すると，日常生活機能がほぼ自立している男性百歳の場合では，98 歳で妻を亡くしてからは必要に応じて別居の 2 人の娘たちが世話をしていた。屋敷内は花屋を想わせるほど草花でいっぱいに埋まり，畑の仕事で泥まじりだった百歳の笑顔もとても素敵であった。園芸は百歳の趣味であり，近くのホームセンターまで必要品の仕入れも自分の足で行っているという。娘たちにとっても誰彼にも自慢できる百歳の父親であった。

夫婦 2 人のみで暮らしている男性百歳の場合は，日常生活機能は概ね自立していたが，他地域で別居している娘の依頼でヘルパーが週に 2〜3 回訪ねてきて家事，買い物の手伝いをしていた。また，嫁と 2 人暮らしの準寝たきり女性百歳の場合，何十年の同居生活で嫁との間は強い絆で結ばれていることがわかった。嫁も介護が大変でありながら，施設より自宅に百歳をおいて最後まで自分の手

で見送りたいとのことであった。

このように百歳の家族のパターンは，一定の枠組みにはまらず多彩であった。また百歳の健康状態や精神状態，あるいは家庭の事情にあった個々の家族のサポートの存在が特徴であるといえる。つまり百歳の家族は様々であるが，家族機能とくに百歳に対する日常的気配りや，介護などの機能がほぼ保たれていることがわかる。しかし今後増え続ける百歳を含めた後期高齢者，さらに障害をもった要介護高齢者が，今日の沖縄の在宅百歳のように家族からの適切なサポートや支援を得られていけるかは疑問である。

### 4） 百歳の家族歴
#### ① 百歳とその両親

百歳の両親の状況については，戦前のことで百歳の記憶も曖昧な点が少なくないため，ここでは比較的信憑性のあるデータの両親の死亡年齢のみを集計した。

a. 父親の死亡年齢

父親の死亡年齢の男女比較を図 4-8-10 に示す。父親の平均死亡年齢は，男性では 62.15（±16.41）歳，女性では 68.31（±19.31）歳であった。グラフに示したとおり，男性百歳の父親の死亡年齢は 60 歳未満，60～69 歳での死亡者割合は 34.6％ で最も多く，女性百歳の父親の死亡年齢は 70～79 歳，80～89 歳の死亡者割合がそれぞれ 26.9％，25.4％ であり，双方合わせると 5 割強を占めていることがわかる。

同様に父親の死亡年齢が 70 歳以上では，図のように男性で女性より低いことが明らかである。父親の死亡年齢が 50 歳以上の平均死亡年齢を，男性百歳と女性百歳を比較すると，父親の死亡年齢は男性百歳で女性百歳より有意に低いことがわかった。

b. 母親の死亡年齢

母親の死亡年齢をみると，男女それぞれ 80 歳代が 34.6％，37.5％ で最も多く，類似したパターンを示した（図 4-8-11）。男性百歳の母親の平均死亡年齢が 72.23（±18.85）歳であるのに対し，女性百

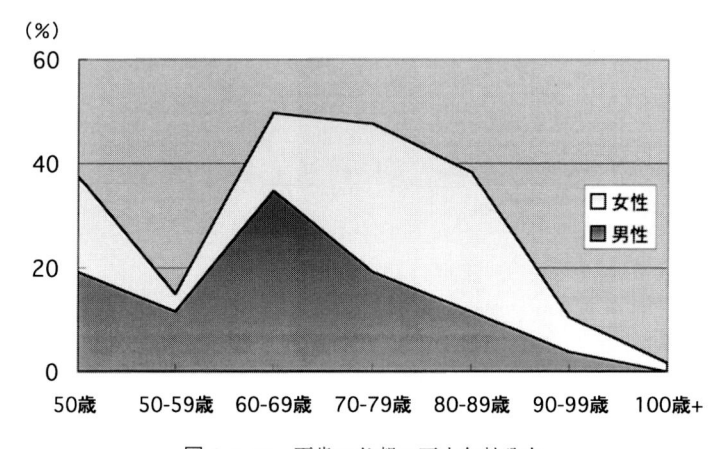

図 4-8-10　百歳の父親の死亡年齢分布

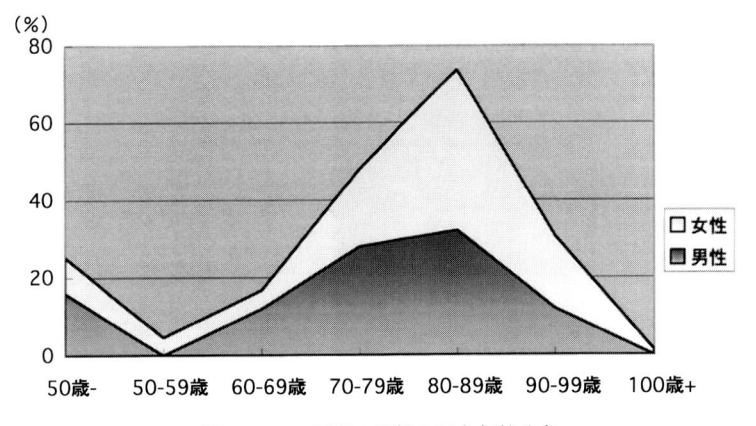

図 4-8-11　百歳の母親の死亡年齢分布

表 4-8-15　平均寿命および 65 歳時の平均余命の推移

(歳)

|  | 平均寿命 | | 65 歳時の平均余命 | |
| --- | --- | --- | --- | --- |
|  | 男 | 女 | 男 | 女 |
| 1947 (昭和 22) 年 | 50.06 | 53.96 | 10.16 | 12.22 |
| 1955 (昭和 30) 年 | 63.60 | 67.75 | 11.82 | 14.30 |
| 1965 (昭和 40) 年 | 67.74 | 72.92 | 11.88 | 14.56 |
| 1975 (昭和 50) 年 | 71.73 | 76.89 | 13.72 | 16.56 |
| 1985 (昭和 60) 年 | 74.80 | 80.48 | 15.52 | 18.94 |
| 1990 (平成 2) 年 | 75.92 | 81.90 | 16.22 | 20.03 |
| 1996 (平成 7) 年 | 77.01 | 83.59 | 16.94 | 21.53 |

資料：厚生省大臣官房統計情報部「完全生命表」,「簡易生命表」

歳の母親の平均死亡年齢は 76.40 (±16.83) 歳であり，女性で約 4 歳高い結果であったが，いずれも有意な男女差は認められなかった。

c.　父親と母親の死亡年齢の関連

全体でみると，父親と母親の死亡年齢について，両者の間には有意な正の相関が認められた ($p<0.05$, 相関係数：0.2302)。つまり，百歳の両親の死亡年齢は関連性が認められ，母親の死亡年齢が高い者は父親の死亡年齢も高いという結果になった。

男性百歳の両親の死亡年齢は女性百歳の両親の死亡年齢より低かったが，両親の再生産年齢と死亡年齢から推測すると両親の死亡時年代は 1920 年から 1945 年の間であったと予測できる。1947 年における日本の男性の平均寿命は 50.06 歳，女性では 53.96 歳であったので，一般の人々と比べて百歳の両親死亡年齢が非常に高かったことは明らかであろう (表 14-8-15)。

今回の調査結果では，男女百歳の最も顕著な差異は母親の死亡年齢というよりもむしろ父親のそれであることが示唆された。すなわち女性が男性より長命であるのは，両親に規定されると同時に，さらに父親にかなり影響される可能性がある。今後さらに詳しい検討が必要であろう。

また，父親と母親の死亡年齢に関連性があったことから，長寿のためには配偶者と長く生活したほうが有利であると従来言われてきたが，それは共同で築いてきた健康的なライフスタイルが基礎にあったからであると考えられる。従来の研究でも，百歳において長寿家系のものが多いことは周知のとおりだが，百歳の中にも長寿家系とほとんど無関係と思われる者も含まれる。また年々増加する百歳においても，その背景因子について単純に遺伝性のみで片づけることはできないと思われる。つまり長い生活史の間に経験された，栄養環境などの環境要因を中心にした社会的要因の重要性も無視できない。

　② 百歳とその同胞
　　a．百歳の出身地

　百歳の出身地は，沖縄を中心に日本本土の出身者も若干名にみられた。表4-8-16 に示すとおり，男性では 97.1% が沖縄出身であり，女性では 100% 沖縄出身であった。沖縄以外の出身者でも，百歳に達する者が移住した沖縄で徐々に増えている可能性がある。いずれはこの現象が，遺伝性に対する環境の優位性を証明する方向で進展するかも知れない。

　　b．百歳の出生順位

　百歳 132 人の中，男女とも 1 番目と 2 番目の上位出生者が半数以上を占めていた（男性 52.9%，女性 60.2%）。また，男性では 1 番目～7 番目までで，女性では 9 番目の出生順の者もいた。平均出生順位は，男性で 2.9，女性では 2.6 であった。過去の他地域での百歳調査にも，上位出生者が多かったことが知られている。

　　c．同胞数

　百歳本人を含めないでみると，男性百歳では同胞数は 2～11 人で平均 5.48 人，女性百歳の同胞数は 0～11 人で，平均 5.18 人であった。2 人（2.0%）が一人っ子であった。同胞数には，男女において大きな差は認められなかった（表4-8-17）。首都圏の百歳の同胞数は 4.3 人であるという報告からみると，沖縄百歳の同胞数は首都圏の百歳より多いことがわかる。

　　d．同胞の死亡年齢

　男性百歳の同胞の平均死亡年齢は 71.57 歳で女性百歳の同胞の平均死亡年齢が 69.26 歳であり，男性百歳の同胞の平均死亡年齢が女性百歳の同胞のそれより 2 歳ほど高い。また同胞内での死亡年齢は，90～99 歳の出現率が男女百歳でそれぞれ 20.4%，17.5% であり，同胞の死亡年齢が百歳以上の出現率は男女百歳でそれぞれ 2.0%，2.8% であった。同胞の平均死亡年齢が 90 歳以上の割合は，男

表 4-8-16　百歳の出身地

(%)

|  | 男性 | 女性 | 全体 |
|---|---|---|---|
| 沖縄 | 97.1 | 100 | 99.3 |
| 日本の他の地域 | 2.9 | 0 | 0.7 |
| 外国 | 0 | 0 | 0 |

（1994～1998 年）

表 4-8-17　百歳の同胞数

(%)

| 同胞数 | 男性(31人) | 女性(98人) | 全体(129人) |
|---|---|---|---|
| 0 | 0 | 2.0 | 1.6 |
| 1 | 0 | 3.1 | 2.3 |
| 2 | 6.5 | 9.2 | 8.5 |
| 3 | 9.7 | 9.2 | 9.3 |
| 4 | 16.1 | 16.3 | 16.3 |
| 5 | 29.0 | 13.3 | 17.1 |
| 6 | 16.1 | 19.4 | 18.6 |
| 7 | 6.5 | 11.2 | 10.1 |
| 8 | 3.2 | 6.1 | 5.4 |
| 9 | 3.2 | 9.2 | 7.8 |
| 10 | 6.5 | 0 | 1.6 |
| 11 | 3.2 | 1.0 | 1.6 |
| 平均 (SD) | 5.48 (2.25) | 5.18 (2.32) | 5.26 (2.30) |

注：百歳本人含まず

表 4-8-18　百歳の同胞の生存，死亡，死因

| | 男性 人 (%) | 女性 人 (%) |
|---|---|---|
| 生　存 | 37 (23.3) | 82 (22.6) |
| 病　死 | 59 (37.1) | 118 (32.5) |
| 事故死 | 21 (13.2) | 47 (12.9) |
| 老　死 | 20 (12.6) | 53 (14.6) |
| 死因不明 | 22 (13.8) | 63 (17.4) |

(1994～1998年)

性百歳で 22.4%，女性百歳で 20.3% であり，男性百歳の同胞で長寿者割合が若干多かった。

死因については，男女とも病死が最も多くみられ 3 割強を占めていた(表 4-8-18)。同胞の死亡年齢も長寿家系か否かを検討するもう一つの方法であるが，長寿傾向は両親の場合ほど明らかでないという報告もある。しかし百歳の同胞で生存者も存在することなどにより，百歳の同胞においての高齢者率は過小評価される傾向もあると思われる。

今後は百歳の同胞においても追跡調査が必要であろう。

③　百歳の配偶者

a.　結婚時の居住地

結婚時に沖縄に居住していた百歳は，男性 77.1%，女性 88.3% であり，表 4-8-19 に示すとおり国内の他地域あるいは国外に居住していた者もいた。

b.　配偶者状況

配偶者が現在も生存している割合は，男性 20%，女性 8.7% であり，男性で女性より配偶者の生存

表 4-8-19　百歳の結婚時居住地

(%)

|  | 男性 | 女性 | 全体 |
|---|---|---|---|
| 沖　　縄 | 77.1 | 88.3 | 85.6 |
| 日本の他の地域 | 14.3 | 7.2 | 8.9 |
| 外　　国 | 8.6 | 4.5 | 5.5 |

表 4-8-20　百歳の配偶者状況

(%)

|  | 男性 | 女性 | 全体 |
|---|---|---|---|
| 健　在 | 20.0 | 8.7 | 11.2 |
| 死　別 | 80.0 | 88.5 | 86.6 |
| 離　別 | 0 | 2.9 | 2.2 |

表 4-8-21　沖縄県一農村の高齢者の性，年齢階級別婚姻状況

(%)

|  | 既婚 | 死別 | 離婚 | 別居 | 婚姻歴なし |
|---|---|---|---|---|---|
| 男性 | 85.9 | 8.4 | 1.9 | 1.9 | 1.9 |
| 65〜69歳 | 87.4 | 4.7 | 2.4 | 1.6 | 3.9 |
| 70〜74歳 | 77.8 | 11.1 | 4.8 | 4.8 | 1.6 |
| 75〜79歳 | 90.1 | 9.9 | 0 | 0 | 0 |
| 80〜84歳 | 85.4 | 12.2 | 0 | 2.4 | 0 |
| 85歳以上 | 88.9 | 11.1 | 0 | 0 | 0 |
| 女性 | 48.1 | 46.7 | 1.2 | 2.8 | 1.2 |
| 65〜69歳 | 73.1 | 22.3 | 0.8 | 2.3 | 1.5 |
| 70〜74歳 | 62.6 | 32.5 | 1.6 | 2.4 | 0.8 |
| 75〜79歳 | 40.4 | 52.6 | 1.8 | 3.5 | 1.8 |
| 80〜84歳 | 16.4 | 79.5 | 0 | 4.1 | 0 |
| 85歳以上 | 15.8 | 78.9 | 1.8 | 1.8 | 1.8 |

(1998年)

率が高い(表4-8-20)。他の研究でも類似した結果がみられるものもあるが，この男女間の差はむしろ，男女の平均寿命の違いや一般の夫婦間の年齢差の影響であると考えられる。65歳以上の高齢者の場合，男性では各年齢階級において明らかな差が見られないが，女性では年齢階級とともに配偶者死別の割合の増加を示した(表4-8-21)。

死別した百歳の配偶者の死亡年齢をみると，男性百歳の配偶者では43〜99歳，女性百歳の配偶者では23〜97歳である。男性百歳の配偶者の死亡年齢が90歳以上のものが32.0%を占め，その他の年齢層の死亡割合より多い。女性百歳の配偶者の死亡は，80歳代で27.8%と最も多くみられた。また，百歳の配偶者の死亡年齢が80歳以上のものをすべて合計すると，男性百歳の配偶者では56.0%で5割以上を占め，女性百歳の配偶者では35.6%であり，男性百歳の配偶者で女性百歳のそれより

長寿者が多いことがわかる。配偶者の平均死亡年齢は，男性百歳では77.0歳，女性百歳では66.7歳であり，男性百歳の配偶者で平均死亡年齢が女性百歳の配偶者より約10歳も高いことが明らかである。全国の男女の平均寿命の差が5～6歳であることと比べると，その差が大きいことが特徴の一つになる(表4-8-22)。

④ 百歳の子ども

a. 女性百歳の初産年齢

女性百歳の初産年齢の範囲は18～32歳であり，初産年齢が20歳であるものが24.4%で最も多く，次いで21歳，23歳がそれぞれ13.3%を占め，平均初産年齢は22.6歳であった(図4-8-12)。女性百歳の初産年齢は，以後に続く多産を考えると身体，心理面においても最適な時期であったと思われる。

b. 子どもの数は男性百歳が多い

子ども数は，男性で6～7人が多く，平均子ども数は6.03(±2.65)人であり，女性も6～7人が多く，平均子ども数は4.39(±2.81)人であった。すなわち，男性百歳では，女性百歳より子どもの数が多い(表4-8-23)。

他の報告によると，例えば首都圏の百歳においては，子どもの平均数は4.7(±2.3)人である。昭和初期の全国平均は5.04人という推計値(厚生省人口問題研究所)があるから，それと類似している。

表4-8-22　百歳の配偶者の死亡年齢

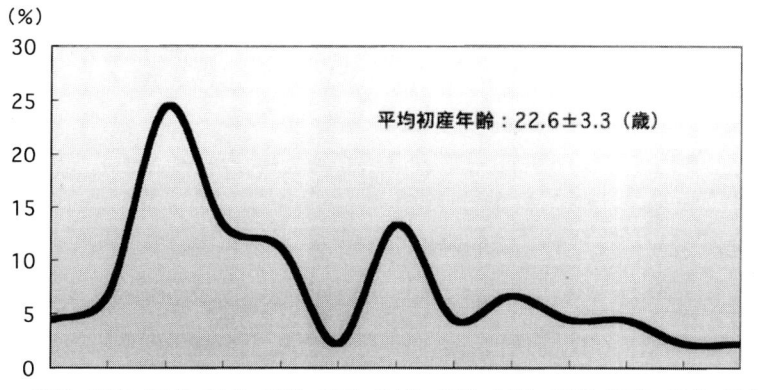

|  | 男性百歳の配偶者(%) | 女性百歳の配偶者(%) |
| --- | --- | --- |
| 50歳以下 | 12.0 | 21.1 |
| 50～59歳 | 8.0 | 14.4 |
| 60～69歳 | 16.0 | 13.3 |
| 70～79歳 | 8.0 | 15.6 |
| 80～89歳 | 24.0 | 27.8 |
| 90～99歳 | 32.0 | 7.8 |
| 平均死亡年齢 | 77.04歳 | 66.70歳 |

図4-8-12　女性百歳の初産年齢の分布

表 4-8-23 百歳の子ども数の分布

(%)

| 子ども数 | 男性百歳(n = 30) | 女性百歳(n = 108) | 全体(n = 138) |
| --- | --- | --- | --- |
| 0 | 0 | 11.1 | 8.7 |
| 1 | 6.7 | 9.3 | 8.7 |
| 2 | 3.3 | 10.2 | 8.7 |
| 3 | 6.7 | 8.3 | 8.0 |
| 4 | 13.3 | 9.3 | 10.1 |
| 5 | 6.7 | 13.9 | 12.3 |
| 6 | 20.0 | 12.0 | 13.8 |
| 7 | 16.7 | 12.0 | 13.0 |
| 8 | 10.0 | 6.5 | 7.2 |
| 9 | 6.7 | 4.6 | 5.1 |
| 10 | 6.7 | 2.8 | 3.6 |
| 11 | 0 | 0 | 0 |
| 12 | 3.3 | 0 | 0.7 |
| 平均人数 (SD) | 6.03 (2.65) 人 | 4.39 (2.81) 人 | 4.75 (2.85) 人 |

表 4-8-24 百歳の子どもの性別

|  | 男性百歳 | 女性百歳 |
| --- | --- | --- |
| 男子(人) | 78 | 296 |
| 女子(人) | 100 | 224 |
| 男女比（男 / 女) | 0.78 | 1.32 |

c. 子の性別比は男女百歳で異なる

男女百歳の子の性別をみると，男性百歳では男子より女子が多く，女性では逆に男子が多いことがわかった。その男子と女子の比率は，男女百歳でそれぞれ 0.78, 1.32 である(表 4-8-24)。

## 4. 家族関係

家族関係はもっとも身近な人間関係であり，老化過程における家族の関係は，高齢者の健康度および生活満足度に大きな影響を及ぼすものである。上に述べた家族形態の変化，つまり高齢者の単独世帯や夫婦のみの世帯の増加がみられ，家族機能の低下していく今日，夫婦関係，親子関係を中心とする家族関係は高齢者生活の質を高める上で非常に重要な意味をもってくるであろう。

### 1) 夫婦関係

百歳の婚姻歴をみると，男性で 1 回 60.0%，2 回以上が 37.1% であるのに対し，女性では 1 回が 79.2%，2 回以上が 15.0% であり，男性の再婚率が女性より高いことがわかる(表 4-8-25)。また一般高齢者と同様，百歳において男性で配偶者と一緒に暮らす期間が女性よりも長い。そして一般に男

表 4–8–25　百歳の婚姻歴

(%)

|  | 男性 | 女性 |
|---|---|---|
| 未婚 | 0.0 | 1.0 |
| 1回 | 60.0 | 79.2 |
| 2回以上 | 37.1 | 15.0 |
| 不明 | 2.9 | 4.8 |

性の再婚願望は女性より強い。百歳の訪問検診の際に再婚について尋ねると，若い女性と結婚したいと率直に言う男性百歳がしばしばみられることは事実である。百歳の夫婦関係について家族から聞くと，若い時より晩年になってお互い支えながら仲良くしていることが多い，ということであった。男性百歳の1人は，晩年に妻が病弱であったため自分が日常介護や世話をしていた。98歳で2歳年下の妻を先に亡くすまで，甲斐甲斐しく世話を続けた，と娘たちも異口同音に話している。健診で施設に行った際，妻の若い時の古い写真を我々に見せながら，美しかった妻の自慢話をしていた男性百歳が懐かしい。また健診の際，沖縄の特性と言える仏壇に，しばしば配偶者の写真が飾られていることもよく目にした。このようなことは，本土の日本人では意外に少ないと思われる。沖縄では，高齢者の多くが毎朝起きてから真っ先に行うことは，御先祖様に手を合わせることであるが，先の男性百歳のケースでは御先祖様と同時に亡き妻にもお祈りを捧げていたわけである。これは一つのケースに過ぎないが，興味深いものがある。

　一般高齢者の夫婦関係について，夫婦の同伴行動や夫婦間満足度の研究が行われている。社会問題としては，定年離婚，熟年離婚と言われるような高齢者の離婚の増大がある。男性にとって心理的に依存する相手は常に妻である，という報告がある。コミュニケーションが不活発でも，とにかく妻がそばにいれば満足する。その妻が亡くなったり，一緒に就寝しない場合は，心理的に打撃を受けることが多いらしい。一方で女性の方は，夫がそばに居さえすれば満足，という人は男性に比べずっと少ない。彼女たちは，いつも親密なコミュニケーションをとっていて初めて，満足な夫婦関係が築けると考えている。また，夫婦健在の高齢者のなかで，「一番リラックスする人は？」の質問で配偶者を挙げた人は，男性が女性より多い。同じ高齢者といっても，男性では「空気のような存在の妻」を求め，女性はより「親密になれる相手」を求める。そのギャップが高齢者の生活満足度に影響していると考えられる。このように，高齢者について配偶者の有無と生活満足度との関係をみると，男女差の大きいことがわかる。男性では，有配偶者が無配偶者より生活満足度が高く，女性では逆に無配偶者の方が生活満足度が高い結果は重要であろう。夫婦関係が生活満足度，つまり生活の質に大きく影響し，そこに性差があるわけである。健康で長生きするには，夫婦お互いの支え合いや努力が必要である。とくに高齢期になると，高齢者の抑うつなどの精神的症状が増加し，さらに身体的健康度とともに精神的健康度も低下するため，夫婦関係は高齢者の生活の質に大きい役割を果たすことは言うまでない。

### 2） 親子関係

親子関係は，家族関係の大きな柱の一つである。上で述べてきたように，現代社会において子どもとの同居率は著しく低下している。今や大都市では65歳以上の高齢者の5割以上は子どもと一緒に住んでいない。かつては日本の高齢者の特色として，子どもとの同居が第一に挙げられたものであるが，今はそして将来においてもおそらく，その特色は徐々に薄れていくであろう。高齢者にとって最も大きな不安は，健康保持のこと，病気になった際の医療のこと，そして独居，寝たきり，痴呆状態になったときのことであると言われる。しかし，日本の社会福祉サービスはまだけっして十分でない。さらに核家族化が進む中で高齢者の心配は日々増加している。実際に高齢者の介護において，家族が担う割合が大きいことは事実である。とくに単独世帯の増加や要介護老人の増加，子どもとの同居率が低下することは，要介護になった場合を考えると悲観的との考えも多いが，他方で子どもとの同居率の低下は必ずしも介護能力の低下と正比例するわけではないことも事実であろう。実際に，高齢者の身辺の世話の8割以上は親族，つまり高齢者の配偶者，近くに住む子どもによって行われていると言われる。また，配偶者のいない高齢者では子どもの援助がとくに多い。

百歳においては，家族と同居する者でも要介護者が少なくない。また健康な時には，夫婦同居や独居だった百歳もいる。しかし健康状態が劣ってきてから，子どもたち家族との生活を再開した者もいれば，そのまま別居したままで，子どもたちから世話を受けるケースもある。百歳の子どもたちと話をして感動を禁じ得なかったことは，百歳の世話の苦労を嘆くより親の長寿を光栄に思う気持ちを表していたことである。別居していても毎日訪問することや，電話などのコミュニケーションをとる方法が様々であり，日頃の子どもとの交流が非常に重要な社会的サポートとなる。

### 3） その他の家族関係

その他の家族関係は，孫，曾孫，そしてその他の親族関係である。孫，曾孫の若い世代の価値観の違いをよく理解しようと努力し，また若い世代から尊敬される百歳も少なくない。曾孫との遊びを毎日楽しみにしている百歳もいれば，若い世代との交流を大切にしている百歳もいた。孫や若い世代との交流，そして親族との交流が，高齢者の精神的健康度にとって重要であることは間違いないことであろう。

## おわりに

本節では，家族，家族関係および家庭について述べた。家族形態の変化，家族機能の低下は，高齢の家族にも大きな影響を与える。今後も，高齢者の単独世帯の増加，夫婦のみ世帯の増加，そして逆に親と子どもの同居する世帯の減少など，高齢者にとっては厳しい状況が待ち受けていると思われる。また，その影響は今後の百歳にどう影響していくかは明確ではないが，いずれにしても今後の百歳の家族形態や機能も変化することは間違いない。また，男女で異なる家族パターン，そしてますます多様化する家族および家族に対する意識の変化は，高齢者本人，家族，さらに社会にとっ

て大きな問題となろう。

　さらに，世界に前例をみない急速な高齢化が見込まれる日本にとって，家族の高齢者扶助機能の低下は，新たな高齢者介護制度の創設を求めている。

　しかし，このような超高齢者の家族や家庭の実態から学ぶことから得られる示唆も多いであろう。今後は百歳の性差や，家族との関わりにも，いっそう目を向け理解を深める必要があり，そこから得たデータを百歳および高齢者の保健・福祉対策に寄与させることが望まれる。

〔兪今（**Yu Jin**），秋坂真史，崎原盛造〕

# 第9節　食物と栄養

## 1. 男性百歳のメニュー

**主食と副食**

　男性百歳の食事内容はどんなものだろうか。男性の百歳は数が少ない。健常者となればなおさらである。ここでは，男性百歳の介護者から得たデータをもとに答えることにする。ただし5人から得た36回の食事内容の解析結果である。

　結果は，表4-9-1に摂取食物の高い順に食事回数に対する百分率で示した。表にある摂取食物の内容をみると，男性百歳の食事内容は全体の内容とそれほど変わるものではないのがわかる。

　この表にみるかぎり，男性百歳の食事にみる摂取食物は，それほど我々の食事内容と異なるものではない。ただし，そこに彼らが若かった時の名残というか，習慣性のごときものがみられるのも事実である。

　まず摂取頻度の高いものからみてみよう。全食事のほぼ7割にご飯が出，味噌汁も6割出現している。卵とニガウリ(苦瓜，ゴーヤ)が続き，ニガウリはやや固目であるが，それでもこのランクで出現する。面白いのは，ヘチマやトーガン(冬瓜，シブイ)がよく摂取されていることであろう。これら二つは，沖縄では「ンブシー料理」によく用いられるものである。ンブシー料理とは，一種の煮付け料理である。

　ヘチマは，実が熟さない前のものであり，いわば未熟の実を料理に使うのである。皮を削ぎ，輪切りにし，あとは煮詰めるだけである。味噌煮もあれば，塩や鰹だしで味をつけたりする。ポークランチョンミートなどをいれると，味はまた格別となる。

　冬瓜も同様である。煮詰めるので，口に入れると，とろけるようになる。ヘチマはすこし粘りがでる。冬瓜も柔らかくなるが，歯ごたえは残る。いくらか噛み砕くに必要な抵抗力を残しているのである。

　また，ンブシー料理には豆腐もよく入るが，この豆腐は，いわゆる「沖縄豆腐」で，絹ごし豆腐と違って，ある程度のコシと言うか，固さがある。真に食事を味わうには，実際に食するときに，噛み砕くという感覚が必要であろう。その食感が，固過ぎてもだめ，また柔らか過ぎてもだめなのである。ヘチマ，冬瓜，そして沖縄豆腐の入ったンブシー料理は，まさに噛み砕く力が弱まりつつある百歳向きの食事といえよう。言い換えれば，食物のテクスチャーという要因が，関わっていると言ってよい。

　「あしてぃびち」は「足手びち」と書く。豚足を使った沖縄料理の代表的なものの一つであり，豚足を骨ごとブツ切りにして，昆布や大根とともに長時間煮たものである。沖縄では「てぃびち」，あるいは「てびち」でとおる。「てぃ」は沖縄独特の発音であり，「て」は大和風なので「てびち」で通用するようになったと思われる。

表 4-9-1　沖縄の男性百歳と百歳全体(男女)の食物摂取頻度の比較#

| 男性 | | 全体 | |
|---|---|---|---|
| ご飯 | 69 | ご飯 | 69 |
| 味噌 | 58 | 味噌 | 47 |
| 食塩 | 44 | 沖縄豆腐 | 40 |
| 鶏卵 | 36 | 植物油 | 34 |
| 沖縄豆腐 | 33 | 鶏卵 | 30 |
| ニガウリ | 33 | 鰹節 | 27 |
| ヘチマ | 31 | 人参 | 26 |
| 牛乳 | 31 | 食塩 | 22 |
| 黒砂糖 | 28 | サンピン茶 | 20 |
| オートミール* | 28 | 黒砂糖 | 20 |
| 人参 | 25 | 醤油 | 18 |
| ラード | 25 | ニガウリ | 17 |
| ヤクルト | 25 | キャベツ | 16 |
| 鰹節 | 19 | ワカメ | 16 |
| タマネギ | 19 | タマネギ | 14 |
| 醤油 | 19 | 昆布 | 14 |
| 大豆* | 17 | ヤクルト | 13 |
| 昆布 | 17 | モヤシ | 12 |
| 冬瓜 | 17 | 冬瓜 | 12 |
| サンピン茶 | 14 | 三枚肉 | 12 |
| チョコレート* | 14 | ポーク* | 12 |
| ベーコン* | 11 | シーチキン | 11 |
| 植物油 | 11 | ネギ | 11 |
| オクラ | 11 | 牛乳 | 10 |
| 三枚肉 | 11 | ヘチマ | 9 |
| ソーメン | 11 | ソーメン | 9 |
| シチュー* | 11 | 大根 | 8 |
| 鯛* | 11 | サツマイモ* | 7 |
| あしてぃびち | 11 | 豚肉 | 7 |
| ヨモギ* | 11 | ホウレン草* | 7 |
| 豚肉 | 8 | 白砂糖 | 7 |
| 大根 | 8 | 食パン* | 7 |
| サヤインゲン* | 8 | ジャガイモ* | 6 |
| 肝臓* | 8 | ミリン* | 6 |
| 豚股肉* | 8 | ピーマン* | 6 |
| ネギ | 8 | だしの素* | 5 |
| ニガナ | 8 | オクラ | 5 |
| カボチャ | 8 | ニラ | 5 |
| サンマ* | 8 | 粟* | 4 |
| シーチキン | 8 | チーズ* | 4 |
| 紅茶 | 8 | 麩* | 4 |
| ワカメ | 8 | キュウリ* | 4 |
| キャベツ | 6 | ラード | 4 |

(表 4-9-1 つづき)

| 男性 | | 全体 | |
|---|---|---|---|
| ポーク※ | 6 | あしてぃびち | 4 |
| サーモンフレーク* | 6 | 酒* | 4 |
| ユシ豆腐* | 6 | 麦* | 4 |

#：食物摂取頻度(数値)は食事回数に対する百分率(%).
*：男性と男女全体のどちらかにあって両者に共通しないもの．但し食事回数に対する百分率で4%以上のもののみの比較.
※：ポークランチョンミートのこと.

　ともあれ，てぃびちは長時間豚足を煮付けてあるので，煮込んでいる間にゼラチンが汁の中に溶け出している．冷やすとゼラチンが固まってしまい，あたかも豚脂の中に豚足の肉塊が埋まっているようにみえる．しかし，温めるとゼラチンは溶けだし，汁と混和してしまう．脂だったら，汁の表面に浮いているであろうが，わずかに脂が浮いているのが見えるだけである．溶け出したゼラチンは，汁の味にコクを与えるようになる．いわば，てぃびちは，一種の煮付け料理なのである．すると，味はまろやかさをおび，また濃くなっている．このような味を「こってり」しているというのであろう．一緒に煮込んだ昆布も大根も柔らかくなっており，高齢者には好まれるものだ．このようにコクが増して濃い味になったものを，沖縄では「味(あじ)クータ」になったという．またそのようなものを好む人のことも，同じく「味クータ」とよんでいる．「私は味クータが好きでね」とか，「私は味クータだからね，どうもあっさりしたものは，性に合わないよ」などと言ったりする．

　普通の家庭で，てぃびちが食卓に上がるのは，月に1度もあれば多いと言えよう．しかし，男性の百歳でみると，食事回数に対する頻度は11%とあり，いわば10回の食事で1回出ていることになる．一方，全体でみた結果は3.7%であった．男性のほぼ3分の1程度になっている．やはりてぃびちは男性向きの食事と言えるかも知れない．女性には，味クータは少ないようである．

　ソーメンは喉を通りやすく，かなりの頻度で出ている．男性では，てぃびちと同じ値の頻度で出ている．男女合わせた全体でも9%もあるから，男女ほぼ同じとみてよいであろう．以上からみるように，基本的には，主食はご飯，副食は味噌汁に歯ごたえのあるおかずという図式がみえてくる．さらに百歳全体に共通するものといえば，味にコクを与え，食べやすいように工夫されているといえる．そこにはまた，料理をつくる介護者の温かい気遣いが，感じられてくるのである．

**今の食習慣と昔のなごり**

　食物に対して，人それぞれ嗜好の違いがある．しかし，同じ風習，同じ地域で育っていると，自ずからその地域の食物に慣らされてしまう．その点，沖縄の百歳とて同じであろう．沖縄の代表的食品の一つにニガウリがある．ニガウリはその名の示す通り苦瓜と書き，味も苦い．夏場にでてくる食品であり，夏の暑さに打ち勝つためのスタミナ食品といわれている．料理法はほとんど沖縄豆腐と炒める「ゴーヤー・チャンプルー」が主である．ゴーヤーとはニガウリの沖縄での方言である．子どもの頃はその苦味が嫌であることが多いのだが，成人するにつれて，むしろその苦味が好きに

なる人が多い。百歳の食物にも高い摂取頻度で出現している。しかもキャベツや人参よりも多く摂取されているのである。このように摂取頻度が高いのも，沖縄で生まれ育った百歳以外ではみられないものであろう。もちろん，ニガウリは熱帯アジア原産のウリ科の植物である。ニガウリといえば沖縄の代表的食物であった。生産高でも全国一であったが，いまでは宮崎がトップとなっている。東南アジアの市場でもよくみられる。近年ニガウリは東京はじめ全国の市場でも見られるようになった。サンフランシスコやハワイでも作られ，売られそして食されている。

　油脂類ではラードの摂取がみられる。それも食事回数の25%というかなり高い頻度で摂取されている。今日の中高年はラードを敬遠する者も多いが，それは動脈硬化とかかわりがあるコレステロールの血中濃度が高くなることを慮ってのことであろう。

　脂肪の摂取量と血中コレステロール濃度の相関が発表されたのは半世紀前の1950年であった。血中では，コレステロールは蛋白質や脂肪と結合し，リポプロテイン粒子として存在している。それらのうち，蛋白質の量が多くコレステロールや脂肪の量が少ないものは高比重 (high density: HD) となり，逆に蛋白質の量が少ないとコレステロールや脂肪の多い粒子となり低比重 (low density: LD) になる。各々のリポプロテイン (L) は，HDL，LDLと呼ばれている。一般的には，それぞれが善玉コレステロール，悪玉コレステロールとして親しまれている。

　その後研究も進展し，1977年頃に冠状動脈硬化とHDL量とは逆相関，LDL量とは正相関があると言われ始めた。ラードの消費がしだいに尻すぼみになったのは，その頃からであった。それ以前まで，ラードは沖縄の食卓になくてはならなかったものだ。料理に使うとラード特有の香りが出て，味もこってりとしてくる。戦前には一家の主婦は，ラードをスプーンに一盛し，味噌汁等に入れたものである。おそらく今日の百歳はその味や香りが懐かしいに違いない。そのため摂取頻度も高い，と考えてよいと思われる。沖縄の食習慣は肉嗜好か魚嗜好かと問われると，だれもが肉嗜好と答えるであろう。それを食文化の観点からみると，沖縄はまさに食肉文化といえる。それに対して，全国的にみると食魚文化であろう。それは，食中毒の様相からも裏付けられる。すなわち，全国的には魚介類からくる腸炎ビブリオ食中毒が多い。しかし沖縄をみると，圧倒的にサルモネラ菌による食中毒が多い。これは肉食からくる食中毒である。ところが，全国的にみても，次第にサルモネラ菌による食中毒が増えており，食生活も魚介類から肉類に移行しつつあるのである。

　また，肉と言っても，沖縄では豚肉が好まれている。高齢になればなるほど，豚肉の摂取が多くなってくるようである。煮付けると柔らかくなり，それが口に合うのであろう。その是非はともかく，「沖縄の長寿は豚肉による」とまで言われているくらいである。実際，百歳の肉嗜好をみると，たしかに豚肉が圧倒的である。その種類では，まず三枚肉やベーコン，さらに股肉，ポークランチョンミート，豚挽肉，豚ロース，前に挙げた，てびち，それに単に豚肉とだけの記載もあった。牛肉は1回の摂取頻度，缶詰のコンビーフを含めてわずか2回の頻度である。本調査では鶏肉はみられなかった。ソーセージも豚肉ソーセージである。調査した食事回数36回のうち，豚肉類は全部で25回出ている。食事回数に対して24%ということになる。そうなると肉類の摂取は，ほとんどが豚肉のみということになる。男女合わせた全体でも，その他の肉類は牛肉や鶏肉のササミで，しかも

全食事回数に対して1%強というだけであった。

### 食物摂取における性差

摂取食物において，成人では性差があると，よく言われる。一般的には，女性は甘味類，男性は味の濃いもの，辛いものをよく好むと言われる。では百歳ではどうであろうか。

男女百歳の調査資料を基に摂取食物を検索したところ，面白いことに，女性百歳の摂取食物にあって，しかも男性百歳にはないものがあったのである。

それは，食パンとサツマイモである。食パンおよびサツマイモの対食事回数摂取率は，それぞれ約7%であった。この値は，およそ14回の食事に1回の割で出てくることを意味する。換言すれば，少なくとも5日に1度の頻度ということになる。

ジャガイモも多く，女性では対食事回数摂取率で6%あった。しかし，これは男性にはみられなかったのである。この調査結果からみると，男性はイモ類を敬遠しているようにもとれる。食パンも女性だけに摂取されていた。女性は，食事においても，「新しさ」を求める感じがみられるようで，筆者には面白く感じられるのである。

### 嗜好品

次に嗜好品について検討する。ここで嗜好品というのは，飲料物や砂糖類や菓子類とする。お茶類では，まずサンピン茶がほとんどである。紅茶が男性に3回(対食事回数比率で8%; 以下，括弧内は対食事回数比率を示す)飲まれていた。コーヒーは，少数の女性百歳のみが飲んでいた(3%)。

アルコール類の摂取はどうであろうか。本調査ではアルコール類の直接的な摂取はみられなかった。女性も含めると，アルコール類が酒や泡盛として摂取頻度で10回(4.1%)出現している。しかし，それとて料理に使われているだけで，飲料として摂取されているのではない。酒は百薬の長とあるが，沖縄の百歳ではそのまま飲まれていることは少ないようである。

次に砂糖の摂取をみてみよう。まず白砂糖であるが，女性では対食事回数摂取率でみると8%あったが，男性ではわずか3%であった。しかし黒糖をみると，男性の対食事回数比率は28%，女性では20%と逆転し，双方とも大きな数値になっていた。

最後に菓子類をみる。男女とも，チョコレートの摂取が他の菓子類に比べて，よくみられる。他の菓子類をあげると，クッキー，カステラ，饅頭，アイスクリーム，ミルクキャンデー，煎餅などであった。甘味類に対する嗜好をみると，男女にそれほど差はないようにみえる。ただし，女性の方が甘味類や菓子類に対し，その選択に幅があるように思われる。

### 乳製品

乳類または乳製品も長寿と関係がある，と言われることがある。とくにヨーグルトは有名である。ヨーロッパのブルガリアには長寿者が多く，それがその地方特産のヨーグルトによるというものだと考える者もいる。ロシア生まれのフランスの病理学者メチニコフは，当地のヨーグルトから菌を

分離し，ブルガリア菌と名付けた。彼はこのブルガリア菌が腸内の悪い菌を排除するため，ブルガリアでは長寿の人が多いと考えていた。ヨーロッパでは昔から，ヨーグルトはさまざまな効力をもつ霊薬としてみなしていた。ペルシアでは髪の毛をよみがえらせ，女性ではシワを取り除くと言われ，ローマでは不老長寿の霊薬と信じられていた。

　百歳の実際のヨーグルトの摂取はどうであろう。しかし妙なことに，本調査では男性ではみられなかったし，女性でもただ一度の摂取があっただけであった。次に牛乳摂取頻度をみてみよう。牛乳，コンデンスミルクおよび粉ミルクを含めると，男性で1日に1度，女性では2日に1度飲まれている。さらに乳酸菌飲料の「ヤクルト」が男女でも高い頻度で摂取されていた。男性では少なくとも2日に1度，女性では3日に1度飲んでいる。牛乳や乳酸菌飲料でみるかぎり，男性の方に高い摂取頻度がみられる。カルシウムの摂取量にも当然，差が出てくるであろう。


### 果実類

　今日では，食料品店の棚には，豊富な種類の果実類が並んでいる。これまで海外へ出なければ見られなかったトロピカルフルーツもよく見かけるようになった。しかしながら，沖縄県人の摂取状況となると，それほど多いものではない。むしろ比較的貧弱であるとも言える。これは百歳でも例外ではない。男性百歳での果実類の摂取は，ただマンゴーの1回摂取あるのみで，他の果実類の摂取はみられなかった。女性も含めた240回の食事でみても，バナナが7回，スイカ（植物学的には野菜類であるが，食品成分表では果実類に含めてある）が6回，リンゴが5回，マンゴーが3回，桃（ただし缶詰の桃）が2回，ミカンが1回である。これらすべてを合計しても，3日か4日に1回やっとでてくるという計算である。もう少し果実類の摂取を多くし，食生活にもっと「潤い」を与えるべきではないかと考える。


### 野菜類

　本来，野菜類とは，可食できる草本性植物をいうものであるが，その可食部は果菜部，根菜部，葉菜部とに分けられる。野菜類の栄養学的意義の一つには，とくに食物繊維，ビタミンC，リン，カリウム，マグネシウムなどのミネラルが多いことがあげられる。今回，男性百歳による摂取野菜類を摂取頻度の高い順でみると，筆頭に出てくるのはニガウリであった。次いで，ヘチマ，人参，タマネギ，冬瓜，オクラ，ヨモギ，大根，ネギ，ニガナ，カボチャ，キャベツと続く。さらに，ブロッコリー，カラシナ，キュウリ，モヤシ，ナス，ニラ，ピーマンときて，全部で18種であった。

　再三指摘しているように，沖縄百歳の食卓には，ニガウリがかなり高い頻度で摂取されているのは注目に値するであろう。ニガウリは沖縄では緑黄色野菜の代表と言ってもよいのである。またニガウリは，ビタミンCやカロチンを多く含むことでも知られている。摂取頻度が高いことは，ビタミンCやビタミンAの摂取量にも影響することは確かであろう。ヨモギとニガナの摂取頻度は，それぞれ4回と3回で，やはりかなり多いと言える。そこには，沖縄県人に多い「薬用植物を摂取する」という意識が十分に働いていると考えられる。

これからは「食の国際性の時代」である。そこで参考までに，沖縄の百歳が食べている植物性食物の代表的な幾つかのものを，国際的に通用する英語名と学名(イタリック)で併記しておこう。

オクラ： okra; *Hibiscus esculentus*
カボチャ(ニホンカボチャ)： squash, pumpkin; *Cucubita moschata D.*
カラシナ： leaf mustard, brown mustard; *Brassica juncea Coss.*
キャベツ： cabbage; *Brassica oleraceae*
キュウリ： cucumber; *Cucumis sativa L.*
ダイコン： radish; *Raphanus sativus L. var. raphonistroides Makino*
タマネギ： onion; *Allium cepa L.*
トーガン： wax gourd, white gourd; *Benincasa cerifera S.* または *B.hispida Cogn.*
ナス： egg plant; *Solanum melongena L.*
ニガウリ： balsam pear; *Momordica charantia L.*
ニガナ： bitter lettuce; *Lactuca dentata Makino* または *Ixeris dentata*
ニラ： Chinese chive, garlic chive; *Allium tuberosum Rottl.*
ニンジン： carrot; *Dancus carota L.*
ピーマン： sweet pepper, green pepper; *Capsicum annuum L.var.* または *angulosum Mill.*
ブロッコリー： broccoli; *Brassica oleraceae L.var.itarica Olenck.*
ヘチマ： luffa; *Luffa cylindrica M.Roem.* または *L.aegyptica Mill.*
モヤシ： bean sprouts
ヨモギ： mugwort; *Artemisia princeps Pamp.*

## 2. 摂取栄養量

言うまでもなく食物と栄養は切ってもきれない関係にある。栄養という定義には，様々な言い方があるが，端的にいえば生物がその生命力を維持するために食物を取り入れ，代謝し，排泄する過程である。人間が摂取した食物は，一部はエネルギー源となり，一部は絶えず壊れていく体細胞の修復のために利用されていく。この過程を一言でいえば，代謝とよぶことができる。代謝には酵素が関与しているが，一部の酵素の働きにはビタミンやミネラルが必要である。とくにエネルギー代謝に関与するビタミンでは，$B_1$，$B_2$，およびナイアシンが要求される。そこで，もし食物が不足すると，得られるエネルギーも不足し，また壊れていく体細胞の修復も十分でなくなる。組織が壊れていくだけで，身体はやせ細り，体力も湧いてこないことになる。皮膚や肝臓にも異変が生じ，ついには蛋白質栄養失調症(クワシオコウ)，または消耗症(マラスムス)となる。さらに免疫力も低下し，微生物による感染で病気を起こしやすくなる。食物の不足はまた，ミネラルやビタミン不足となり，代謝に異常が生ずる。いわば代謝される物質が次々とスムースに変換されない。するとさらに，骨

第4章　男性百歳の研究

表 4-9-2　栄養摂取量

|  |  | 男性*1 | 全体*2 | 全国*3 |
|---|---|---|---|---|
| エネルギー | (kcal) | 1,160 | 1,050 | 2,040 |
| 蛋白質 | (g) | 49 | 42 | 82 |
| 脂肪 | (g) | 42 | 35 | 60 |
| 炭水化物 | (g) | 143 | 138 | 280 |
| 食物繊維 | (g) | 8 | 7 | 15 |
| 灰分 | (g) | 11 | 11 | — |
| カルシウム | (mg) | 430 | 380 | 590 |
| リン | (mg) | 770 | 600 | — |
| 鉄 | (mg) | 9 | 7 | 12 |
| ナトリウム | (mg) | 1,820 | 2,000 | 4,720 |
| カリウム | (mg) | 1,900 | 1,750 | — |
| ビタミン A | (IU) | 1,910 | 1,570 | 2,840 |
| ビタミン $B_1$ | (mg) | 0.8 | 0.7 | 1.2 |
| ビタミン $B_2$ | (mg) | 0.9 | 1.1 | 1.5 |
| ナイアシン | (mg) | 7.8 | 8.9 | — |
| ビタミン | (mg) | 140 | 140 | 135 |
| 食塩 | (g) | 4.6 | 5.0 | 12 |

*1: 沖縄の男性百歳.
*2: 沖縄の男女百歳.
*3: 国民栄養調査結果(1995年の値). 比較のため併置.

の異常，味覚異変，脚気や壊血病，ペラグラや口内炎，神経炎などが生ずることになる．逆に，食物の摂取過剰は肥満を誘発し，糖尿病や高血圧，心臓疾患などを引き起こしていく．

　百歳といえども，100年もの間，この栄養現象である代謝を営み続けているのである．ときには，風邪などの病気になり，高熱をだし，エネルギー代謝にも不調があったり，あるいはまた食あたり等で下痢をして，物質代謝に異変もあったろう．しかし，それにも屈することなく，彼らの肉体は100年間絶え間なく代謝を続けてきた．

　摂取栄養量に影響を与えるものには甲状腺疾患や発熱などもあるが，健常者であればまず身長や体重などの体格と運動量である．

　百歳の体格を既知の報告からみると，身長では男性で148 cmから150 cm，女性では137 cmから140 cmであり，体重では男性で48 kgから51 kg，女性で38 kg程度である．運動量の測定は6節の内容を除いて他の報告がまだないが，健常者では食事が自分ででき，ある程度身の回りのことは自分で行えるということが大切であろう．

　では，百歳の摂取栄養量はどうなっているであろうか．比較のために全国の摂取栄養量の平均値(1995年)とともに表4-9-2に示した．

### 蛋白質，脂肪および炭水化物

　男性百歳の摂取エネルギー量は1,160 kcalであった．他の報告でもほぼこれと同様の値である．エ

ネルギー源となる栄養素をみると，蛋白質，脂肪および炭水化物は，それぞれ49 g，42 gおよび143 gとなっている。それぞれの対エネルギー比率は17%，33%および50%である。

全体でみると1,035 kcalであった。蛋白質，脂肪，および炭水化物は，それぞれ42g，35gおよび138 gとなっている。それぞれの対エネルギー比率は16%，31%および53%となる。脂肪の摂取量が男性で高く，また対エネルギー比率も，男性が女性より2%ほど高い。男女双方とも，30%を超えている。これは，沖縄では脂肪の摂取量が高いといわれることと矛盾しない。実際，沖縄県民の栄養調査でも，脂肪の摂取量は全国平均に比べて5 gほど多いのである。脂肪対エネルギー比率でも31%を占めている。ちなみに全国平均の値は27%である。以上から考えると，百歳の脂肪摂取量が高いことや脂肪の対エネルギー比率が高いことは，沖縄の食習慣からみても不自然な現象でない。

### ビタミン類

ビタミンは，生体内の代謝が正常な働きをするために，我々の体内で合成できないか，できても十分に必要な量を供給できないため，食物から摂取する必要のある微量の有機成分をいう。人類にとって必要とされるビタミンの種類は，15～20種ほどある。しかし，ここでは5つのビタミンについて述べることにする。

① ビタミン$B_1$，$B_2$およびナイアシン

ビタミン$B_1$，$B_2$およびナイアシンといえば，体内のエネルギー代謝に関連するものとして重要なものである。いわば，エネルギー源性の栄養素である蛋白質，脂肪および炭水化物が，体内で代謝され，呼吸で得られる酸素と結合し，燃えて炭酸ガスと水を生ずるとき，エネルギーが出るのである。しかしもし，上述のビタミン$B_1$，$B_2$およびナイアシンが十分に存在しないと，エネルギーの生産が十分になされない。そのために，疲労や神経の異常が出現してくる。これらのビタミン類は，摂取エネルギーが1,000 kcalに対してどれくらいの摂取が必要であるかも，実験的には算出されている。すなわち，摂取エネルギーが1,000 kcalに対してビタミン$B_1$，$B_2$およびナイアシンの必要量は，それぞれ0.45，0.55，および6.6 mgとなっている。

よく言われるように，体を自動車にたとえるなら，蛋白質，脂肪および炭水化物はガソリンに相当する燃料となり，ビタミン$B_1$，$B_2$およびナイアシン等のビタミン類はエンジンオイルに相当する。ガソリンがあってもオイルがないと，自動車がスムースに走らないことを考えるとわかりやすいであろう。

では，沖縄の百歳男性のビタミン$B_1$，$B_2$およびナイアシンの摂取量はどれほどであろうか。表をみると，それぞれの値は0.8，0.9，7.8 mgとなっている。エネルギーの摂取量が1,160 kcalであるから，必要量を十分満たしていることになる。この程度の摂取量であるならば，これらのビタミンは摂取された蛋白質，脂肪および炭水化物を燃やすのに十分と言えるのである。

長寿者の栄養を考える場合，これらのビタミンが不足することが比較的多い。米国ではそれらを過剰に与える「メガビタミン療法」という治療法があるようであるが，本論で述べる男性百歳に限って言えば，その必要もないと考えられる。

② ビタミンC

今日では，誰でもビタミンCは柑橘類に多いと答えられるほどに，有名なビタミンである。昔の海洋航海者たちは壊血病に悩まされたが，柑橘類で救われるようになったと言われる。ビタミンCは，我々の体内のタンパク質量の3分の1を占めるコラーゲンの合成に関わり，皮膚を強靱にすることでも知られている。ノーベル賞受賞者のポーリングが風邪に効くと述べたために，ビタミンC粉末が爆発的に売れたのは四半世紀前のことであった。人間は体内でビタミンCを合成できないので，食物から摂取する必要がある。ビタミンCを体内で合成できない動物は人間のみではない。チンパンジーや他の猿類を含む霊長類，コウモリやモルモット等もそうである。しかし，犬や猫，鼠などの哺乳類は，体内でブドウ糖の代謝物からビタミンCを合成できると言われている。すなわち，体内でビタミンCを合成する酵素を持ち合わせているのである。この酵素は，トカゲやカエルなどの動物では腎臓で合成され，哺乳類では肝臓で合成される。したがって，この酵素の有無をしらべればビタミンCを必要とする動物か否かがわかる。

ところで，人間が健康を維持するのに必要な栄養素の必要量を「所要量」というが，もちろん年齢や身体活動量など因子も考慮される。わが国では，ビタミンCの所要量は50 mgとされている。このビタミンCの所要量は，国によっても異なる。英国では，もっと低く30 mgとしている。米国では60 mgで，日本よりやや高い値である。

沖縄の男性百歳とビタミンCの摂取量について話を戻す。

ビタミンCの摂取は，野菜類や果実類からくるのが一般的である。しかし，男性百歳では果実類の摂取はそれほど多くなかったことから，野菜が中心になっている。野菜類では，ビタミンC含有量の高いニガウリの摂取頻度が高かった。ビタミンCの総摂取量が140 mgと高かったことから，やはり「ニガウリ効果」が出ていると考えられる。ただし，この140 mgのビタミンC摂取量は，調理による欠損率を考慮してない。欠損率が高い，と言っても50％はないのが普通である。そのため，ビタミンCは男性百歳で十分摂取されていると考えてよいと思われる。

③ ビタミンA

ビタミンAの欠乏は，夜盲症，角膜乾燥症など眼との関連が深いことはよく知られている。一方，サメ肌すなわち角化症となって皮膚にも異常を生ずることも分かっている。緑黄色野菜に多いカロチンは，ビタミンAの前駆物質として知られているが，体内で変換されてビタミンAとなる。このような前駆物質もあるので，そのままビタミンAの量として表すより，その変換も考慮して国際単位（IU）で摂取量をみることが多い。日本人の所要量は成人で2,000 IUとなっている。

ビタミンAは緑黄色野菜やレバー等に多く含まれている。男性百歳も，ニガウリやその他の緑黄色野菜のみならず，レバーも摂取している。ビタミンA摂取量も比較的多くとっていると推測される。

実際の摂取量を計算してみると1,910 IUとなっていた。かなり高いものといえよう。ビタミンAは脂溶性ビタミンの一種であるが，その特徴の一つとして，過剰摂取は吐き気や食欲不振を起こすことが知られている。今回の百歳の摂取量は高いけれども，そういう症状を引き起こすほどの異常

値とは言えない。

**無機物（ミネラル）**

　無機物は，無機成分とも言われるが，今日ではミネラルという言葉の方が馴染み深いであろう。カルシウム，マグネシウム，鉄，リン，ナトリウムあるいはカリウムの他に，亜鉛，銅，コバルトなども我々の体にとって不可欠なものである。

　ヒトの体内で，無機物の占める割合は，重量にして 5% 程度と言われる。その中でも，骨成分としてのリン酸カルシウムが最も多い。カルシウムの欠乏は骨粗鬆症をもたらす。その他に，欠乏症として痙攣が起こることがあり，これはテタニーと呼ばれている。鉄は赤血球のヘモグロビン中に多く含まれ，呼吸によって取りこまれる酸素の運搬に重要な役割を担っている。細胞内でも，エネルギー代謝にかかわる酵素の補足因子としても働いている。もし鉄分が不足すると，ヘモグロビンが十分に造れなくなり，貧血を引き起こす。さらに，鉄が補足因子となる酵素も十分に働くことができなくなってしまい，身体の活力が小さくなることもあり得る。そこで多くの無機物のなかで，カルシウム，鉄および食塩の3種類の摂取量について，以下に述べる。

　① カルシウム

　日本人のカルシウムの平均摂取量をみると 590mg である。この値は，摂取エネルギー 2,050 kcal に対してのものである。男性百歳のカルシウム摂取量は 430mg となり，日本人の平均値よりも高い。このように高い値になっているのは，乳および乳製品の影響が大きいことによると推察できる。ミルクの摂取頻度が 11 回，ヤクルトの摂取頻度が 9 回，対食事回数比率は 65% となる。3 回の食事に 1 回は，どちらかを飲用している計算になる。牛乳は，100 ml 中にカルシウムが 100 mg も含まれている。ヤクルトでは 100 ml 中に 45 mg であり，牛乳に比べて半分以下の含有量である。そのため，本調査の男性百歳でカルシウム摂取量が多いということは，ヤクルトよりもむしろ牛乳に依存していると考えられる。

　② 鉄分

　日本人の鉄分の摂取量は 12 mg である。所要量が 10 mg であるので，それほど問題になる値ではない。一方，男性百歳の摂取量は 9 mg となっているが，対エネルギー比率からみて日本人の平均摂取量よりむしろ高い。したがって，男性百歳の鉄分摂取量も問題ないと言えよう。

　③ 塩分

　従来から，高血圧症の原因との関連で食塩の多量摂取は望ましくないと言われる。以前に比べれば，わが国の食塩摂取量は減少し，現在では 12 ないし 13g となっている。沖縄県の食塩摂取量は 10.8 g（平成5年）であり，全国に比べてもかなり低い。一年中を通じて緑黄色野菜が豊富な沖縄では，塩分の多い漬物にして蓄える必要がなく，またそれを食する身体的要求もほとんどないことからきているといわれる。

　男性百歳の場合はどうであろうか。表 4–9–2 をみると 4.6 g となり，2 倍量でも 10 g にも至らない。一般に食物摂取量の調査では，食塩などは記載漏れがありがちである。その危険性を考慮すると幾

分増えることになるが，沖縄県民に関する他の報告等をみても，それほど高い値になることはないと思われる。男性百歳の食塩摂取量は予想以上に低値であったと言える。

**男性百歳の栄養摂取量の評価**

以上の結果から，男性百歳の栄養摂取量に関する評価を行ってみる。

それぞれの栄養項目についてみても，特段に奇異を感じるものはない。むしろ予想できる範囲で，期待通りの好ましい結果と判定すべきであろう。男性百歳の栄養摂取量が，このように栄養学的バランスがとれていたのは，彼らが健康に留意した結果，意図的に努力してそうなったのであろうか。否，筆者らにはそうではないと思われる。それは，県民の食物摂取の習慣からみると，意図的と言うより，そうなるべくして自然にそうなったとみるべきであろう。とはいえ，そこには男性百歳と介護者との意思の疎通が感じられるのである。余談になるが，沖縄に生まれ育ち，やはり百歳に近い母をもつ筆者の一人(安里)には，男性百歳と食事の世話をする介護者の間で，次のような会話の光景が自然に目に浮かんでくる。沖縄方言を交えた，その会話の光景を少し記そう。

介護者：　「お爺ぃー，チュウヤ(今日は)ヌー(何)ウサガイミセーガ(いただきますか)」
男性百歳：「ヌーエティン(何でも)シムサ(いいさぁー)」
介護者：　「カンセー(このようには)イイミソーランケー(おっしゃってはいけません)。ヌー(何が)フサイ(欲しい)ビーミセーガ(のでしょうか)」
男性百歳：「アンセー(それならば)，ティビチ(てぃびち；豚足の煮付け)ツクティトラセー(作ってくれなぁ)」
介護者：　「クヌメーン(この前も)，ウサガトーイ(お召し上がりに)ビーシガナー(なったんですがねー)」
男性百歳：「ダー(ええ)，アンシン(それでも)，マーサイビークトヤー(美味しいですからねー)」
介護者：　「チューヂュートゥ(強々と)ニーチキラヤー(煮付けましょうね)」
男性百歳：「ヤッケーカキーンヤー(厄介を掛けるねー)」

おそらく，もっと雑談混じりの，これ以上のお互いの言葉のやり取りがあるかもしれない。食事は作る側と食べる側のお互いの思いやりで，おいしくも，またまずくもなるものである。

以上，沖縄の男性百歳の食物と栄養について，大概の内容を述べてきた。その結果，栄養摂取量からみて，バランスは非常にとれていると言ってよいであろう。否，むしろ素晴らしい食事内容と言ってよい。読者の多くは，おそらく，それほど特別なものを摂っていると感じていないことと思う。もっとも筆者らからみると，百歳にしてこれだけの食事摂取を行っているわけであるから，お見事と拍手をおくりたい気持ちにもなるのである。

さてそれでは，このようなものを食べたならば，誰でも百歳まで生きられるのであろうか。

表 4-9-3　沖縄の男性百歳の代表的な食品群別摂取食品[#]

| 食品群 | 摂取食品 |
| --- | --- |
| 1. 穀類 (3, 39)[*1] | 米 (25)[*2], オートミール (10), ソーメン (4) |
| 2. いも・でんぷん (0, 0) | |
| 3. 砂糖・甘味料 (2, 11) | 黒砂糖 (10), 白砂糖 (1) |
| 4. 菓子類 (2, 2) | クッキー (1), ぜんざい (1) |
| 5. 油脂類 (2, 13) | ラード (9), 植物油 (4) |
| 6. 種実類 (0, 0) | |
| 7. 豆類 (6, 42) | みそ (21), 沖縄豆腐 (12), 大豆 (6), ユシ豆腐 (2), 絹漉し豆腐 (1) |
| 8. 魚介類 (5, 19) | かつお節 (7), 鯛 (4), サンマ (3), シーチキン (3), サーモンフレーク (2) |
| 9. 獣鳥鯨肉類 (13, 29) | ベーコン (4), 三枚肉 (4), 豚足(てぃびち; 4), 豚肉 (3), 肝臓 (3), 股肉 (3), ポークランチョンミート (2), 豚挽肉 (1), 豚ロース (1), コーンビーフ (1), 牛肉 (1), ソーセージ (1), あばら肉 (1) |
| 10. 卵類 (1, 13) | 鶏卵 (13) |
| 11. 乳及び乳製品 (2, 20) | 牛乳 (11), ヤクルト (9) |
| 12. 野菜類 (19, 74) | ニガウリ (12), ヘチマ (11), 人参 (9), タマネギ (7), 冬瓜 (6), オクラ (4), ヨモギ (4), 大根 (3), ネギ (3), ニガナ (3), カボチャ (3), キャベツ (2), ブロッコリー (1), カラシナ (1), キュウリ (1), モヤシ (1), ナス (1), ニラ (1), ピーマン (1) |
| 13. 果実類 (1, 1) | マンゴー (1) |
| 14. きのこ類 (0, 0) | |
| 15. 藻類 (2, 9) | コンブ (6), ワカメ (3) |
| 16. 嗜好飲料類 (2, 8) | さんぴん茶 (5), 紅茶 (3) |
| 17. 調味料類 (5, 26) | 塩 (16), 醤油 (7), だしの素 (1), かつおだし (1), 酢 (1) |
| 18. 加工食品類 (1, 4) | シチュー (4) |

[#]：男性百歳 5 人．36 食中の摂取食品と摂取頻度．
[*1]：(食品数，摂取頻度の総計)
[*2]：括弧内は摂取頻度．

## 3. 「長寿食」に関する一つの考案

　不老長寿の話になると，しばしば秦の始皇帝の話がでてくる．始皇帝といえば，万里の長城や阿房宮，始皇帝陵の兵馬俑坑を作らせたことで有名である．彼の生涯は，紀元前 259 年から同 210 年までであり，49 歳の一生であった．当時としてもそれほど長い寿命ではない．権力があるともっと長生きしたいと思うのが人情なのかも知れない．よく知られていることだが，彼は徐福という臣下をして，蓬萊の国に不老長寿の霊薬を求めさせた．蓬萊とは，東洋にあって仙人が住むと言われる霊山である．他方で，台湾の美称ともいう説もある．さらに一方で，1458 年に当時の琉球王尚泰久が作らせた「万国津梁の鐘」に刻まれている文字には，「琉球は蓬萊の国」と書かれてあるのである．いずれにせよ，彼の墓地が紀伊の国の熊野浦にあるといわれていることからも，徐福が不老長寿の霊薬を求めて東洋，そして最後には日本を目指したことは確かであろう．彼は紀伊の国に至る前に，琉球に滞在したと言われている．紀元前のことであった．

　さてそれでは，沖縄で徐福は不老長寿の「霊薬」を見つけたのであろうか．

結果を先に言うと結局のところ彼は不老長寿の「霊薬」を見出し得なかった。もし見つけていたなら，徐福自身もそれを服用し，今日まで生きているはずでもある。また「蓬莱の国」なる琉球にも，今日には2,000年を生きた人たちで満ち満ちているはずだからである。しかしもちろん，事実はそうではない。徐福の体は土と化してしまったし，沖縄には2,000歳どころか200歳に達した者も未だ一人もいないのである。

　さて，今もって多くの人は「長寿食」を求めている。不老長寿の「霊薬」が，単に名前をかえて「長寿食」となったと言えなくもない。「不老」と「霊薬」という言葉がなくなったのはさびしいが，「長寿」という言葉だけは横行している。はたして「長寿食」なるものはあるのだろうか。

　前述のように，ヨーグルトもローマ時代には不老長寿の霊薬とみなされていた。ロシアの科学者メチニコフがヨーグルトの中にブルガリア菌を見つけたという話はしたが，もう少し詳しく述べると，じつは彼は腸内細菌が出す毒素の強弱が老化に影響を与えると考えていたのである。そして彼は，その作用をもった菌を「野生の腐敗菌」と呼んだ。彼は，その細菌が毒素を出し，その毒素が寿命を縮めると考えたのである。その後は，彼自身もヨーグルトを愛飲するようになったが，彼は100歳まで生きなかった。彼の生涯は71歳で終わってしまったのである。しかし，これとて当時としては短命ではなかったのであるから，薬効あらたかであったかも知れない。また彼も，その周囲の者も，晩年は「長寿」達成感を十分満喫し，満足していたかも知れない。

　以上のエピソードから，「長寿食はあるか」の問いに対して，次のような考え方ができよう。その基本は，人体に対し食物中の何が，どのように働くのだろうかという問題に対する回答である。このことについて，総合的に判断すると，筆者らには少なくとも次の2つの仮説があるように思えるのである。
① 普通のバランスよい栄養素が自然に体調を整えてくれる。
② 食物中に栄養素以外のものが存在し，体内の酵素や遺伝子，さらには神経の働きを弱めるものに対抗したり，または毒素を取り除く働きをする。

　まず，これらについて検討し，その後で再び「長寿食」の疑問に答えたい。

### 1）バランスよい栄養素

　栄養素と呼ばれるものの働きは，総体的にみると，たしかに我々の体調を自然に整えている。では実験動物に蛋白質，脂肪，炭水化物のほか，ビタミン類やミネラル混合剤を混ぜた食物のみを与えると十分生きていけるであろうか。もちろん食物繊維なども含めて考えよう。人間であれば，香料や着色剤などといった栄養素以外のものを加えて食物に色香をつけるだろうが，ここではその必要はない。なぜなら，それでも実験動物は生きていけるからである。すなわちヒト以外の動物は，栄養素と食物繊維のみで生きていけるのである。

　だが人間は，果たして必要最小限の栄養のみの食物で生きていけるであろうか。

　その答えは，「生きてはいける」のである。だが，「それで長生きしたいか」という質問に変わると，答えはそう簡単ではないだろう。なぜなら，それらの「付加物」がないと，楽しかるべき食生

活はおそらくうんざりするような，つまらないものになってしまうと考えられるからである。しばしば病院に入院中の患者が，病院食に対して「食物が冷たい，味が薄い，おいしくない」と不平不満をもらすが，それも当然である。栄養士や調理師が食事に様々な配慮をとっている場合でさえ，そういうことがある。塩分制限の処置でかなり塩分を減らすと，患者は嘔吐を催すことがあるともいう。このことは，お年寄りの食事摂取には，単に栄養の問題とか健康の問題のみでなく生理学的問題も含まれていることを示しているが，そこには生き方とか精神性の要素が色濃くでているように思われるのである。食物の色は，まさに我々の食事を楽しくさせるので，精神的な要素も大きいであろう。やはり我々は，食物の中に栄養素以外の「何か」を期待しているのである。

**2) 栄養素以外の何かも防御的に働く**

我々が生活していると，当然ゴミが発生する。快適な生活をする上で出てくるゴミはやはり処理せねばならない。これと同じように，人体も生きるためには食物を摂取するが，そこからは当然老廃物も発生する。皮膚などから出てくるものは風呂やシャワーで落とすが，一方で体内にたまるものはどうにかして外に出さなければならない。一般に，それは便や尿となって排出されることは言うまでもない。しかし，それがうまくいかないと便秘や尿閉になり，健康によくない。便秘について言えば食物繊維が身体にはよい。現に，かの有名な医学の父・ヒポクラテスは便秘には「ふすま」の摂取がよいことを既に唱えていた。食物繊維はヒトでは消化されず栄養にもならないため，無益なものと考えられていたが，1971年にバーキットにより食物繊維の摂取量が少ない地域での腸ガンの高発生率が報告され一躍注目された。それ以降は多くの研究がなされるようになり，1988年には食物繊維を含む飲料水も発売された。

表4-9-2にみるように，男性百歳は食物繊維も8gほど摂取している。日本人の食物繊維摂取量は，15g程度であるから，超高齢者でこの程度なら問題となるほど少ない摂取量ではない。

ヨーグルトの主作用は，ビフィズス菌を増やし，悪玉菌の出す毒素を少なくする役割をすることがあるが，食物繊維も排泄物を出すのを促進するため，結果的にはそのような役割も担っていると言える。

一方，体内の組織でも解毒機構がある。とくに肝臓が中心となるが，そこでは体内にできる毒素を壊すか，または排泄させるシステムをもっている。本調査のほとんどの男性百歳の肝臓も問題はない。我々の食物中にも，体内にできる有害物質を緩和するなんらかの成分があるとされ，食物の活性成分と呼ばれている。食物中の活性成分をいくつか挙げてみよう。沖縄のウコン（ウッチン）のなかにはクルクミンがあり，お茶の中にはカテキン，ワインにはポリフェノールなどが含まれている。これらはすべて抗酸化物質である。ビタミンやその類似物にも抗酸化作用を示すものがある。これらには，カロチン，ビタミンA，ビタミンC，ビタミンEなどがある。フリーラジカルや活性酸素が体内で生ずることは避けられないが，これらは我々が食物から取る抗酸化作用物でいくぶん押さえることができる。老化の一要因にこれらがかかわっていると考えられる。

食物の中にはホルモン作用を呈するような物質が含まれることがある。ビタミンDは，酵素の賦

活剤というよりむしろホルモン作用をすることで知られている。最近では，豆腐のイソフラボンが話題に取り上げられる。このイソフラボンは，女性ホルモン様の作用を示すといわれている。

このように食物には種々の「体の活性剤」が含まれている。これらは一時的あるいは長期にわたって体を賦活するので，エンハンサー(賦活剤)，スティミュレーター(刺激剤)あるいはアクティヴェーター(活性剤)などと呼ばれている。薬草の中にはそのような成分が多い。

ただし薬草類や薬用酒も過信してはいけない。これらは一種の薬剤であって，多量にとると体の調節を崩しかねない。適度にという感覚がここにも要求されるべきなのである。

### 3) 医食同源

医食同源とは，病気を治す医術と食事は共に健康を支え同じ源から発しているとする考え方である。この言葉は中国古来のものであるが，中国だけが健康に対して食物の重要性をみる思想があるわけではない。どこでもこのような思想は多少とも存在し，どこであろうとその地域の身近な動植物にそれぞれの薬効を説明できる人が必ずいるはずである。ただこの言葉自体は中国に発したとみるべきであろう。沖縄には，食事をいただいたとき，その返礼の言葉に「ヌチグスイ，ナイビタン」というのがある。ヌチグスイは命の薬という意味であり，ナイビタンは「なりました」という意味の丁寧語である。むかしは，よく「山羊汁」をいただいたときなどにそう返礼したものであった。これも字義どおり，その思想は「医食同源」である。日本でも貝原益軒が，高齢者が病気したときに「食養生」を第一としているのも同様である(第2章参照)。

「身土不二」という言葉がある。食物と健康の話となると，しばしばでてくる言葉の一つである。しかしながら，よく出てくるわりには，その語義はあまり知られていない。わかりやすく言えば，身近にある食物を食べるほうが健康によい，というほどの意味である。自分の住むところから，三里四方の食物のすばらしさを言っているものである。身近にとれる食物の利点の一つは，新鮮であるということであろう。その土地に住み，そこから取れる食物をとれば健康になるという。そこから身と土の不可分の思想が出てきたということであろう。

沖縄は亜熱帯地域で，年中，地元でとれた緑黄色野菜が市場に出回っている。それをいつでも好きなときにとって食べていたので，沖縄は長寿県になったのだと考える人は多い。そこにも「身土不二」の思想が表れていると思われる。ところが，昆布の消費量が多い点にまで話が進んでくると先の言い方は正しくない。昆布は沖縄ではとれず，遠く北海道から持ち込まれてくるからである。ただ県別にみると，不思議にも沖縄が消費量でトップになってしまうのである。そこで昆布は「身土不二」の思想と相入れることはできないではないかという話になる。このように「身土不二」の思想は，今日では単純には受け入れ難い場合もある。むしろ食の国際性を謳うべき時代であろうか。

もう一つ，食物をいただくときの言葉に「一物全体」というものがある。食物は部分，例えばおいしい箇所のみではなく，そのまま全体を食べるほうが理にかなっていると言うわけである。例えば「メザシ」など，頭から尾まで食べるべしと言われる。メザシなどの小魚ではそれでよいかも知れない。食物には，アク抜きなどで口に合わないものが廃棄されるものがあるのは仕方がない。食

物それぞれをみて、「一物全体」を考えに入れるべきであろう。

　ここまでくれば、健康食品や自然食品についても一言述べなければならないかも知れない。健康食品や自然食品というものが出てきたのも、農薬や食品添加物による被害、あるいはその他有害物の混入という問題があったからにほかならない。

　たしかに、食物のなかには一時的に体を賦活する成分はあるものである。しかし、それをもって「長寿食」というのは言い過ぎとなろう。また、あまりにもそれを過信するあまり、食べ過ぎると悪い結果を招くものである。言葉を換えれば、閾値を越せば何でも身体に悪く作用するものであり、すべて度が過ぎてはいけない。一般的には、食物には一つで完全に足りるというものはない。それぞれの食品群の効用を考えて組み合わせねばならない。健康にとってそれぞれの食品群の補完性をみなければならないからである。

　食物はもちろん形而下のものであり、けっして形而上のものではない。物質であって、精神的存在ではない。しかし、我々がそれを食すときは、人間が肉体という物理的存在と同時に精神的なものを併せもつ存在である以上、食物を食することに精神性を持ち込んではならないという法はない。

### 4）　高齢者になるほど「今の食事」が大事

　一般に、健常者が食べる食物というのは、一回の食事では何物かに偏るのは致し方ない。例えば、わが国の一般的な家庭の朝食では栄養素では炭水化物が主となるが、夕食となると蛋白質や脂肪に重きがおかれている。会食などがあると、翌日の食事は控えめとなる。また、フランスなどヨーロッパの国々では、昼食に重きがおかれていることが多い。これは、蛋白質や脂肪の摂取が昼食によくなされていることを意味する。また栄養のバランスを考える上で、一回の食事のみでなく、数回の食事内容との関連の中で考えねばならないことを示唆している。

　食事は日常茶飯事のことである。あまりにもありふれたことを意味する。しかし食事を軽くみるべきではない。学校給食なども、食の社会性という教育的意義もあるが、歴史的には児童食のバランスの要求から生じてきているからである。

　若者や働き盛りの人にはかなりの頻度で欠食がある。とくに朝食に欠食が多い。前日の食事との関連から欠食となったのかも知れない。しかし今回の百歳の食事をみると、欠食は一度もないのである。彼らにとっては、それぞれの食事が非常に大切なのである。百歳のような長寿者の体内には、十分な蓄えがないと考えられる。体重が若者に比べ、かなり低下していることからも推察される。したがって、いったん体調が狂うと、児童や若者と異なり百歳では回復に時間を要する。あるいは、いったん狂ったバランスは元には戻らないこともある（第3節参照）。小動物の飼育なども、水や食に毎日留意しないと、すぐに死んでしまう。百歳の食事や栄養も、ある意味でこれと似て、毎食が「真剣勝負」であると考えてよいのである。

　それでも朝昼晩では食事の内容が異なり、個々の食事をみれば、その内容はアンバランスであることが多い。しかし全体ではバランスがよいのである。沖縄百歳の食事もこのようなもので、言ってみれば一食のみではバランスが崩れるが、1日の食事ではやはりバランスが重視されねばならない

ということである。

### 5） 過去の食事の影響

ヒトを含め動物が生きているということは，生理学的には体内で絶えず新陳代謝を繰り返していることにほかならない。我々は，エネルギーやビタミンなどの栄養素を絶えず補給してきているのである。現在の百歳は明治後期に生まれている。その後大正，昭和，平成と生き続けてきたが，その間に食事の内容もかなり変わってしまった。とくに大正や昭和初期の時代の食物では，主食といえばサツマイモであった。1 kg どころか，2 kg も 4 kg も食べたという。蒸した芋が主であった。そのエネルギー含有量は 100 g が 125 kcal であるから，2 kg 食べて 2,500 kcal となる。労働も今日のように機械を使うことが少なかったため，激しかったであろう。3,000 kcal を優に消費していたことは間違いない。

このような過去の食事の影響はどれほど持続力があるのであろうか。この問いに対して答えるには，それぞれの栄養素の生体内半減期などを考慮しなければならないが，ここでは単純に，どれだけの期間食べなかったら死ぬだろうか，ということでみることにする。

それについて「5・5・50」ということが言われている。最初の 5 は 5 分間を意味し，呼吸が 5 分途絶えると死ぬといわれる。次の 5 は，5 日間のことで，水の補給が 5 日間ないと死ぬという。そして最後の 50 は 50 日の間食物を断つと死ぬということを意味しているのである。もちろん，これらの値が絶対的なものではないことはいうまでもなく，あくまで平均的なものである。

その他，断食で死んだ話もある。1920 年のアイルランドでのことだが，マクスウィーニーというコーク市長がイギリス本国に対する反抗から投獄され，抗議として断食した話である。いわばハンガーストライキである。獄中で書き物などしていたが，8 日目になると気が朦朧としたことが 2 度あった。15 日目になると，体に痙攣が起こった。顔の肉はそげ落ち，眼はくぼみ，体はみるからに痩せ細ってしまった。1 月も経つと，体温や血圧も低下した。もちろん脈拍も弱くなってしまった。ハンガーストライキの 10 週目，つまり 70 日目に医者が食事を強制的に与えようとしたが，すでにそのときには手遅れだった。というのも，消化器系統がすでに機能してなかったからという。それからというもの，彼は意識がなく横たわり，唇が時々音もなく動くだけだった。目は見開くと，みるともなく天井をみているようだった。そして 76 日目に帰らぬ人になってしまった。

これは断食で 76 日生きた事例である。断食としての生存期間は，「5・5・50」の 50 日からみてもかなり長い。このことからみても，死ぬまでの我々の食事の影響は，ほぼ 50 日とみていいことを示唆するものである。

現在の若者に，1 回の食事でサツマイモを 2 kg どころか 1 kg でさえ食べる人はいないであろう。あるいは多く見積もっても 1 kg 程度であろう。しかもそれでさえ，毎日食べるとなると，できる人はいないであろう。現在の百歳でもサツマイモの常食はない。やはり，米のほうがサツマイモより主食として好まれているのである。昔の人がサツマイモを多量に食べたのは，今日のような食材が豊富でなかったため，そうせざるを得なかったからに他ならない。

## まとめにかえて

　以上みてきたように，男性百歳の摂取食物や栄養などに，沖縄県民からみれば，これといって特別なことはないとも考えられる。ただし他県民からみれば，「特別食」であることに変わりはないと思われる。たしかに，介護者の配慮から沖縄の伝統的食事内容を，いくらか百歳向きに作ってあるということもあった。それが結果的に栄養のバランスがとれていたと結論できるであろう。このことから，百歳にとって食はその日その日が大事であり，「長寿食」なる食物をとっていたから百歳長寿を達成したという論理は成り立たない。さらに食物の成分を考えると，単に栄養成分のみを考えるだけでなく，栄養素以外の物質にも留意すべきことを述べた。そこには，我々の身体に対する賦活剤が含まれていたり，また発癌物質など体に悪影響を及ぼすものを消去する活性物質があるからである。

　人間というのは，個人こじんが異なり，食性においても個性が豊かである。したがって，己れの体質を考えながら，度を超さずに自分の身体が真に要求するだけの食事を楽しむ以外に長寿の道はないといえるのである。ただ，もちろん食のバランスは常に考えていなければならないことは言うまでもない。

（安里　龍，秋坂真史）

## 第10節　性格・心理と精神機能

　百歳の性格・心理と精神機能に関する性差について，全国の百歳に関しても，いろいろ調べられてきた。とくに，痴呆度については，近年ことに報告が増えている。以下，沖縄や東京などの百歳例を中心に述べる。

　沖縄の結果と同様に，東京の男性百歳でも，女性百歳よりも寝たきりが少なく活動的であり，自由に電車やバスに乗って外出ができる割合は高い，という結果が出ている。女性百歳では，寝たきりの割合が4割強，活動的な人の割合は非常に少ないということもわかっている。

### 百歳と痴呆

　臨床的に痴呆の有無を調べる CDR (clinical dementia rating) という尺度でみると，百歳における痴呆は，女性に多く，男性に少ないことがわかってきた。また百歳の痴呆は，ADL と関連して正の相関性の結果を示していた。すなわち，痴呆境界域を「痴呆無し」に含めれば，4割弱の百歳には痴呆がなかったのである。したがって，百歳になっても4割近くの高齢者はほぼ自立し，自分の頭でしっかりとものを考え，周囲の状況を判断しつつ，問題を解決していく能力が備わっていると考えられる。しかし，これは予想外に大きな数字であると言える。一般の老人施設の入所者，あるいは社会的入院の老人病院の患者の中に，かりに百歳のような超高齢者がいなくとも，この程度の数字は目にすることが多いからである。

　百歳については，男女とも，加齢と共に知能得点が直線的に低下していた。しかも，女性の方が男性よりも急速に低下しているのである。この理由は，病理的ないし医学的に，まだはっきりしたことはわかっていない。HDS-R (改訂版長谷川式簡易痴呆尺度)の結果では，得点と臨床的判断との合致率について，高度痴呆の割合は，一般痴呆老人でも痴呆百歳でもあまり変わらない。しかし軽度痴呆では，痴呆百歳の得点がかなり低いことがわかっている。すなわち，病気による知能障害に，さらに百歳という加齢による影響が加味されていると考えてよい。これは百歳では，計算や物品をその場で一度に覚えるという，普段あまり使わない頭の働きを要することで測定項目の得点が低かったために，全体の得点が低く出た可能性が高いのである。これは「廃用性」変化と言ってもいいであろう。百歳のような超高齢者の場合は，痴呆に限ってみても，病気でおきている知能障害に加えて，「廃用性」変化によってより高度な知能障害が現れる可能性がある，ということがわかってきた。

　ちなみに，知能には，一般に新しい学習や問題の解決能力(流動性知能)と，蓄えられた経験による知能(結晶性知能)とがあるが，百歳のような長寿者であっても，後者は比較的よく保たれている。

### 性格型

　性格型について，内向型と外向型の別では，後者が圧倒的に多かった。具体的な傾向では，几帳面，仕事熱心，人付き合いが良い，明朗といった割合が多い結果となった。

さらに、「男性性」(信念を通す，独立している，自己主張が強い，押しが強い，指導力がある，一か八かやってみる，支配的である，はっきりとした立場を取ろうとする，自己充足している，競争力がある)と「女性性」(愛情深い，思いやりがある，相手の気持ちがよくわかる，いたわりの気持ちがある，心が温かい，優しい，子供好き，穏やかな，朗らか，無邪気な)については，男性性では百歳と70歳でさほど差はないようである。しかし女性性では，同点に近いものがあるものの，ほぼすべての項目で百歳の方が1点程度高い傾向があった。本土(東京)の百歳の日常生活行動パターンでは，各々の項目で，例えば「けっして遅れない」，「全力を尽くす」，「一生懸命やる」，「一つずつ片づける」，「我慢強く待てる」，「せかされても焦らない」などといった特徴があった。つまり，男女とも，自分のできる範囲でマイペースだが，何事も一生懸命やるタイプであるというのである。

家族からみた百歳の男性的特徴では，百歳男性に対しては本人・家族のズレはさほど大きくはないが，「信念を通す」「自己主張が強い」や「押しが強い」などでは，家族の方が強く考えている。逆に，「競争力がある」では，本人が思うほどに家族は強いとは思っていない。百歳女性に対しては，本人と家族のズレは幾つかの項目で大きくなっている。とくに「信念を通す」「独立している」「自己主張が強い」「押しが強い」や「指導力がある」などでは，本人よりも家族の方が強いと考えている。逆に，本人が思うほどに家族は強いとは思っていないという項目は，女性では見られない。

他方で，家族からみた百歳の女性的特徴では，男性百歳ならびに女性ともに，本人が自分に対して考えるよりも家族の方が「弱い」と考えている。つまり，自己に対する一種の過大評価が見られるわけである。

さらに主観的幸福感に関しては，他のどの年代よりも介護されている比率は高いにもかかわらず，男女とも自分が一番健康であると楽天的であった。また，主観的幸福感が，女性百歳では他の年代よりも高かったことは面白い。さらに，不安感に関しては百歳で最も少なかった。自尊心，またはセルフエスティーム*と言われる観念では，女性では各年代とも大差無いが，男性百歳では，自分に対して非常に高い自尊感情をもっていることがわかる。

他年代では，自尊感情については，男女ともさほど差異は見られない。とくに60歳代と80歳代では，男女ともほぼ同得点である。

以上から，百歳のごとき超高齢者では，男性は非常に自尊心が強い反面，女性はそれよりも普段の生活に対する満足感や幸福感で，適応が自由に行われているという性差の存在を示していることがわかった。

次に，筆者らが行った調査の結果から，沖縄の百歳と介護者における主観的幸福感，生活満足度そして性格特性等について述べる。

### 調査の概要

県や市町村および家族の許可を得て，家族と共に暮らしているこれらの百歳の自宅を訪問調査し

---

*ある場面で自分は家庭や社会で役に立っていると考える，人からどう思われているかの価値付け。

た。百歳の現在の知的機能を，先述の HDS-R を用いて評価し，さらに主観的幸福感を PGC (Philadelphia Geriatric Center) のモラールスケール，ならびに生活満足感を古谷野の生活満足感尺度 (LSI-K)，さらに精神的な面から抑うつ度を Zung の自己評価式抑うつ尺度 (Self-rating Depression Scale: SDS) で調べた。対象となった在宅百歳はすべて健常で，特別な疾患を有せず，とくに精神疾患は見られなかった。

また本調査では，性格パターンを簡易質問紙法によって，百歳および彼らの息子や娘，あるいは原則として 30 年以上にわたって一緒に生活している，主たる介護者からも聞き取って調査した。

一方で，家族構成等の家庭様態を調べ，百歳を介護する者の生活と心理，家族の考え等を問診し，多くの家庭の共通の問題点を探り，あるいは事例を通して特殊なケースの問題にも触れる。

以上の結果を比較評価する意味で，長寿者とほぼ同数の一般の沖縄住民の性格や家族・家庭様態を調べ，さらに一部については他県住民のそれについても調べることで，沖縄の百歳以上長寿者とその家庭の特性の一部を考察した。なお他県住民については，性格特性の観点から，沖縄県と環境条件が大きく異なりながら，沖縄県と同様に「長寿県」と考えられる長野県で実施し，一部のモラールスケール等についての評価には，これも「長寿県」の一つである島根県での結果を利用した。

**調査の結果概要**

調査の実施状況について，在宅百歳の合計は 33 人，年齢範囲は 100～105 歳，平均 101 歳 (SD (標準偏差，以下同様) 1.53) であった。内訳は，男性 12 人 (100～104 歳，平均 101.25 歳 (SD 1.29))，女性 21 人 (100～105 歳，平均 101.19 歳 (SD 1.69)) である。

また，主たる介護者は 33 人で年齢範囲は 18～99 歳，平均 66.0 歳 (SD14.4) であった。性別では男性 2 人，女性 31 人，また百歳と主たる介護者との続柄は，婿嫁 18 人 (54.5%)，孫嫁 6 人 (18.2%)，娘 5 人 (15.2%)，息子 2 人 (6.0%)，配偶者 1 人 (3.0%)，孫 1 人 (3.0%) であった。

居住地域を大別すると，都市近郊 17 人 (51.5%)，郡部 13 人 (39.4%)，市街地 3 人 (9.1%) であった。具体的な地名では，那覇市 (3 人)，沖縄市 (5 人)，糸満市 (1 人)，具志川市 (6 人)，石川市 (2 人)，南風原町 (1 人)，西原町 (2 人)，北谷町 (1 人)，勝連町 (3 人)，与那城町 (1 人)，本部町 (2 人)，東風平町 (1 人)，北中城村 (1 人)，玉城村 (2 人)，知念村 (1 人)，大宜味村 (1 人) である。

**知的機能（痴呆度と 1 次スクリーニング）**

HDS-R (30 点満点) が施行可能 (協力的) であった百歳は 31 人 (男性 11 人，女性 20 人) で，それらの平均得点は 12.1 点であった。性別でみると，男性の平均得点は 19.1 点，女性の平均得点は 8.9 点であった (図 4-10-1)。判定のカットオフポイントを 20/21 点においたとき，31 人中 23 人 (74.2%) が「痴呆の疑い有り」となった (図 4-10-2)。その内訳は，男性 5 人 (45.5%)，女性 18 人 (90%) である (図 4-10-3)。

各項目別の正答率をみると，年齢「お歳はいくつですか」の質問では，男性 90.9%，女性 75% であり，全体では 80.6% であった (図 4-10-4)。

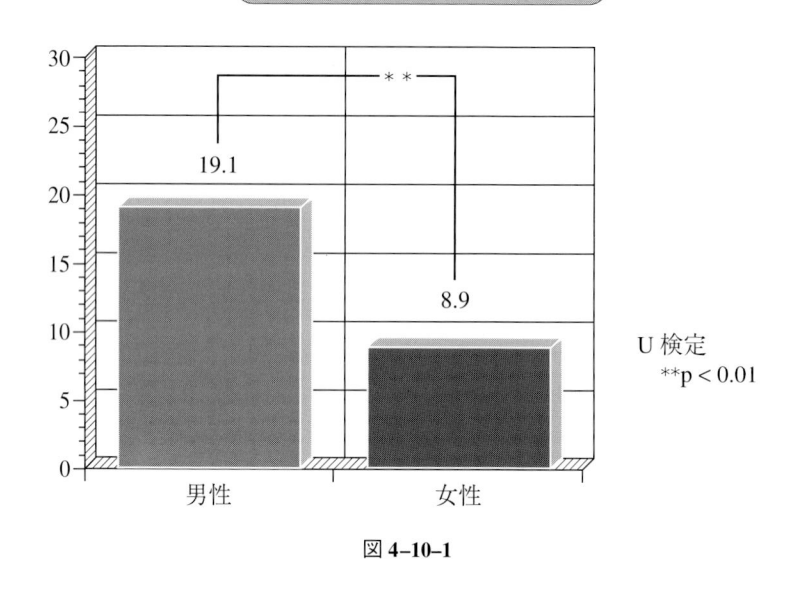

**HDS-R 男女別平均得点**

男性 19.1
女性 8.9

U 検定
\*\*p < 0.01

図 4–10–1

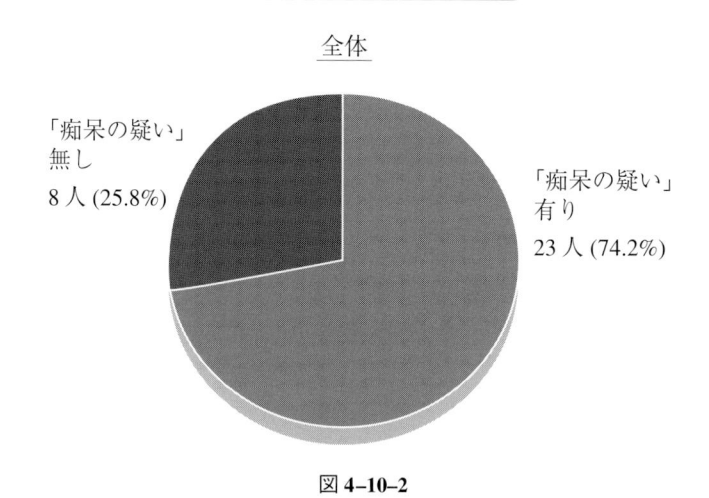

**「痴呆の疑い」の有無**

全体

「痴呆の疑い」無し 8人 (25.8%)
「痴呆の疑い」有り 23人 (74.2%)

図 4–10–2

　日時の見当識の質問，すなわち「今日は何年の何月何日ですか」については，男性 52.3%，女性 15% で，全体では 28.2% であった。

　場所の見当識，すなわち「私たちが今いるところは何処ですか」では，男性では 100%，女性も 77.5% が正解であり，全体では 85.5% であった。

　3 つの言葉の記銘，すなわち「これから 3 つの言葉を言いますので，覚えておいてください。1.『植物』名，2.『動物』名，3.『乗り物』名」の質問では，男性は 93.9% の正答率だったが，女性で

## 「痴呆の疑い」の有無

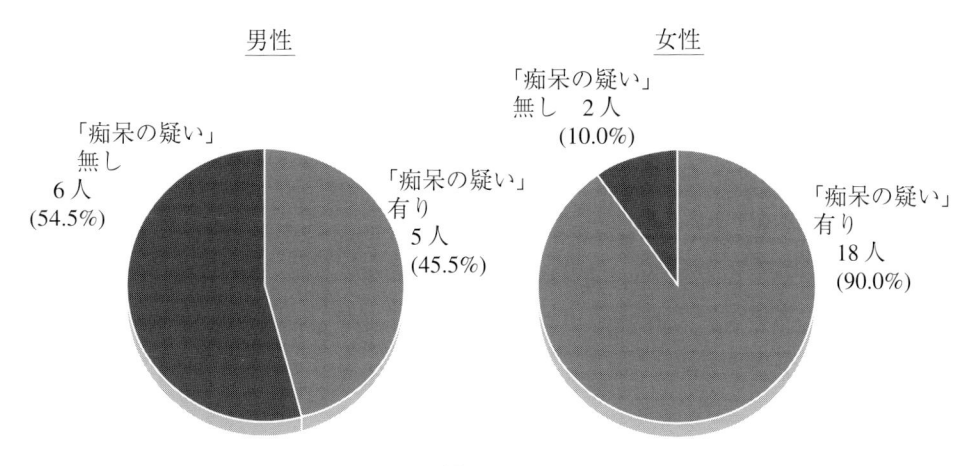

男性
「痴呆の疑い」無し 6人 (54.5%)
「痴呆の疑い」有り 5人 (45.5%)

女性
「痴呆の疑い」無し 2人 (10.0%)
「痴呆の疑い」有り 18人 (90.0%)

図 4-10-3

は45%であり，全体では62.4%だった。

計算，すなわち「100から7を順番に引いてください」については，男性では63.6%，女性はさらに低く17.5%，全体でも33.9%であった。

数字の逆唱，すなわち「これから言う数字を逆から言ってください」では，男性では27.3%，女性は7.5%であり，全体で14.5%であった。

3つの言葉の遅延再生，すなわち「先ほど覚えておいてもらった言葉を，もう一度言ってみてください」については，男性は46.9%であったが，女性では22.5%，全体でも31.2%であった。

5つの物品記銘，すなわち「これから5つの品物を見せます。それを隠しますので何があったか言ってみてください」の項目では，男性が67.5%，女性は36%，全体で47.1%であった。

野菜の名前，すなわち「知っている野菜の名をできるだけ多く言ってください」の質問では，男性が65.5%であるのに対し，女性では20%にしかならなかった。全体でも36.1%であった(図4-10-4)。

第7節「生活習慣」の節でも述べたように，N-ADL (50点満点)については，33名の平均得点は35.5点であった。これを男女別に見ると，男性の平均得点は38.6±12.9点，女性は33.8±13.7点であった(図4-10-5)。また，N-ADLとHDS-Rについての相関関係をみると，男性では相関は見られなかったが，女性では強い正の相関が認められた(図4-10-6, 7)。

以上見てきたように，今回の調査では男性百歳の45.5%，女性百歳の90%が痴呆の疑いがあるという結果が得られた。高齢になればなるほど，女性の方が男性よりも痴呆の出現率が高くなることが知られている。また，都老研が1987年から1989年にかけて行った調査では，男性百歳の46.0%，女性百歳の74.2%が，痴呆または痴呆の疑いがあるという結果が示されている。これと今回の我々の調査結果とをみると，対象の取り方や調査方法の若干の違いなどから厳密な比較はできないが，ほ

**HDS-R 項目別正答率**

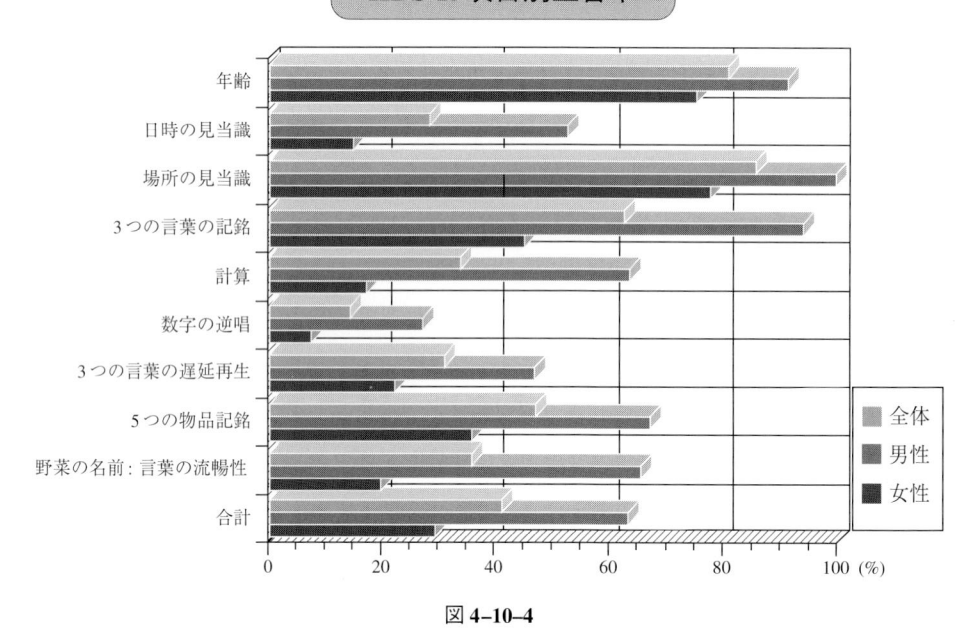

図 4–10–4

**N-ADL 男女別平均得点**

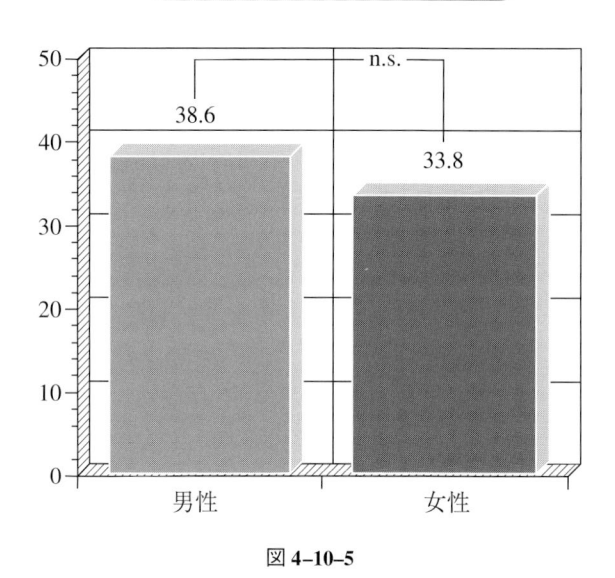

図 4–10–5

ぼ似たような傾向が見られたことは興味深い。とくに，男性百歳の痴呆率では非常に近い値となった。また，ある報告では DSM-III-R によって痴呆と判定された百歳は 60.5% であり，別の CDR による判定結果では，62.9% であるとされる。

## N-ADL と HDS-R の相関

**男性**

相関係数=-0.08
n.s.

図 4-10-6

## N-ADL と HDS-R の相関

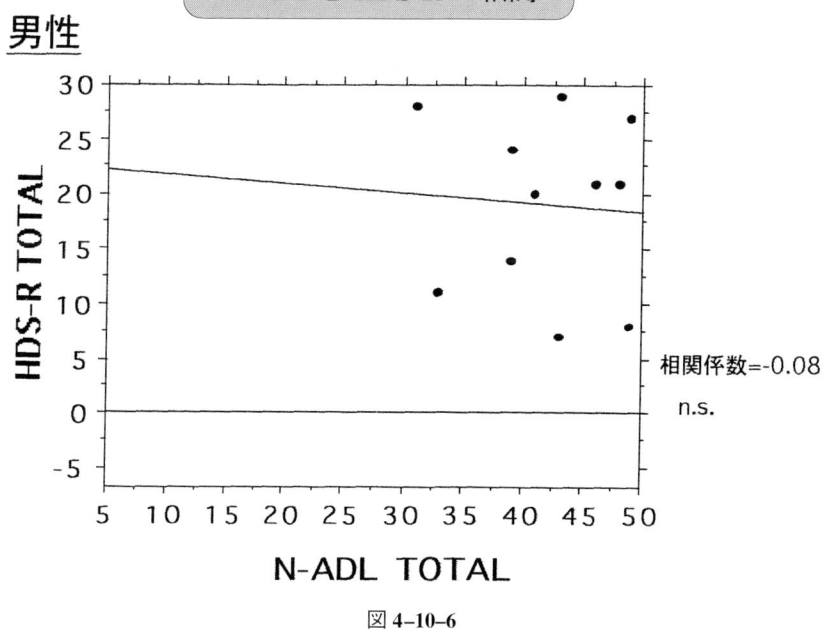

**女性**

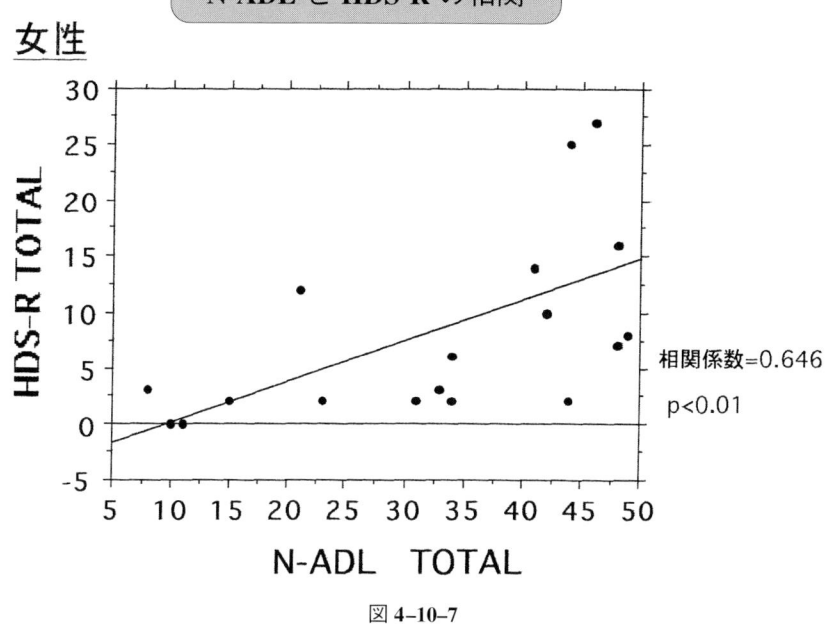

相関係数=0.646
p<0.01

図 4-10-7

　HDS-R の平均得点は，前者の結果では 7.7±6.8 であり，本調査での 12.1±9.6 に比べるとかなり低い。したがって，HDS-R によって 74.2% が痴呆疑いという筆者らの結果も，実際は「痴呆」と臨床上診断されるものはかなり少ない，と考えられる。たしかに，女性百歳の場合，沖縄百歳で「痴

呆の疑い」がかなり高値に出ているが，多くの百歳と親しく数回にわたり直接にコンタクトをとった印象では，けっして数字上そのままの比率で「痴呆」とは断言できず，先にみた行動パターンの結果同様，沖縄県民の性格あるいは言葉の理解・表現を含めた上での知性の特性が反映されている可能性もある．すなわち，沖縄の歴史や文化等の異質性や特殊性に加えて，戦前の沖縄の人々の人生歴，教育歴，職歴などの違い，あるいはアルツハイマー型痴呆の出現頻度の高さや HDS-R による沖縄県民に対する質問内容の適応妥当性等，多くの要因が絡んでいると思われる．さらに，今回の調査では HDS-R 得点は男性の方が有意に高く，また N-ADL では性差が見られなかったが，「歩行」等の運動機能では高い能力を保持する男性百歳が多くみられた．これらのことから，100 歳という超高齢まで生き延びる男性は，相対的に絶対数こそ減少するものの，超高齢の女性よりも痴呆化や日常生活機能の極端な減少が比較的起こりにくい可能性があると考えられる．

**主観的幸福感・生活満足度**

　主観的幸福感を PGC のモラールスケールによって，17 問(満点 17 点)の聞き取り調査を行った結果，百歳の平均値は 12.7±2.8 (SD) 点で，60 歳以上の介護者 23 人のそれは，11.1±3.7 点であった(図 4-10-8)．

　また，生活満足度 LSI-K について，百歳とその家族以外の者に対し，同様の方法で行った結果，対照が沖縄の一般高齢者の場合，LSI-K の 9 問(満点 9 点)中，百歳の平均値は 7.1±1.5 点で，60 歳以上の介護者 23 人の平均値は 6.0±2.3 点であった(図 4-10-8)．

　以上の結果をみると，沖縄の百歳もその介護者も，主観的幸福感や生活満足度が比較的高く，しかも差がないことは，幸福感や満足度で，共にバランスがとれていることを意味する．百歳の方が，PGC 得点も，LSI-K 得点も若干高いが，それは被介護の立場から当然といえよう．

**エゴグラム**

　エゴグラムについての詳細は他著に譲るが，簡単に言えば，自我状態をより明瞭に把握するための一つの方法である．それは，パーソナリティの理論である交流分析 (Transactional Analysis) によ

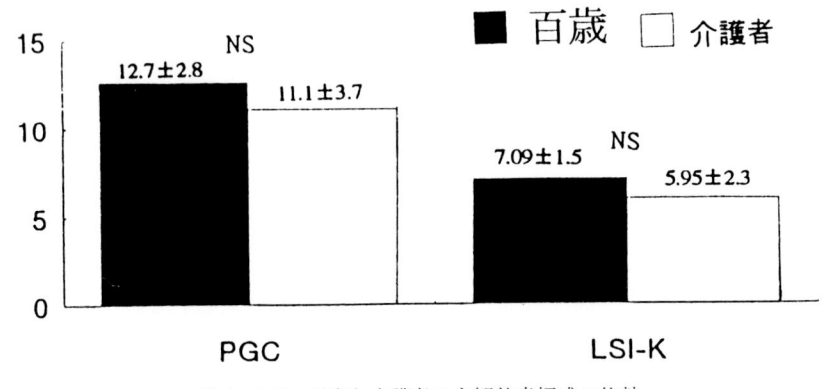

図 4-10-8　百歳と介護者の主観的幸福感の比較

第4章　男性百歳の研究

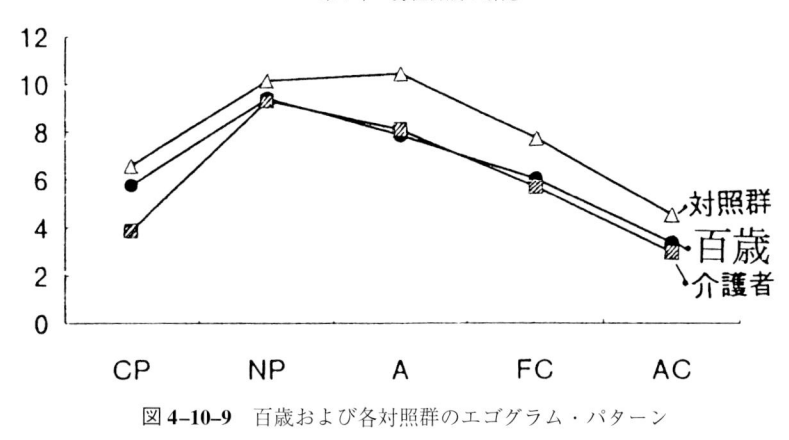

図 4–10–9　百歳および各対照群のエゴグラム・パターン

る人格理解の一つの技法として開発された。

　デュセイによれば，個人の人格を構成する各部(図 4–10–9 で言うと CP, NP, A, FC, AC)の関係および外部に放出している精神的エネルギー量を図式化したものという定義になるが，それによって他者との関係などで外部に表出される各人各様の主導的な性格，したがって当人に強い「自我状態」がわかるとされる。

　エゴグラム票を用いて，エゴグラムの各自我状態，すなわち CP (批判的親の自我)，NP (養育的親の自我)，A (大人の自我)，FC (自由な子供の自我)，AC (順応的子供の自我)のそれぞれの項目の満点を 12 点として，計 30 問を聞き取り調査した。

　その結果，百歳の平均点は，CP が 5.8 点，NP が 9.4 点，A が 7.9 点，FC が 6.1 点，そして AC が 5.1 点となった。

　一方，介護者の平均点は，CP が 3.8 点，NP が 9.3 点，A が 8.1 点，FC が 5.7 点，AC が 2.9 点である。

　また，対照群として，65 歳以上の老人 33 人(男性 7 人，女性 26 人，最高齢 93 歳，最年少 70 歳，平均年齢 81.9 歳，SD6.9)にエゴグラムを聞き取り調査した結果，CP が 6.6 点，NP が 10.1 点，A が 10.4 点，FC が 7.7 点，AC が 4.5 点であった(図 4–10–9)。

　エゴグラムの調査結果で最も特徴的なことは，CP と AC が低く，NP が非常に高いパターンを示していることである。しかも，百歳本人と介護者のエゴグラム・パターンがきれいに一致していることであろう。唯一ずれる箇所は介護者の CP であり，これは百歳よりもさらに低くなっている。

　CP は批判的な親の心の在り方であり，いわば信念に従って行動する厳しい父親のような親の態度である。自分の価値観や考え方を譲ろうとせず，他人を批判したり非難したりもする。しかし良心や理想の高さ，純粋さとも関係があるので，けっして良い悪いの問題ではない。ある意味で，これもまったく欠けては，やはり社会や家庭がうまく機能しなくなることもあろう。

　これに対し NP は，保護的な親の心の在り方である。わかりやすく言えば，思いやりをもって世話をする，優しい母親のような親の態度である。親切，いたわり，あるいは寛容的な，他人を受け

表 4-10-1 「うつ病(疑いを含む)または抑うつ状態」の介護者の頻度

| 自己評価式抑うつ尺度 | 実数 | 比率 (%) |
|---|---|---|
| うつ病無し (20～39 点) | 29 | 93.5 |
| 軽度うつ病 (40～49 点) | 2 | 6.45 |
| 中等度うつ病 (50 点～) | 0 | 0 |

入れる態度と関係している。親身になって人の面倒をみることができる態度でもある。これが強すぎる場合は，過保護，過干渉，あるいはお節介になりやすく，やはり結果的に人を傷つけることもあり得る。

また，AC は順応した子供の心であり，自分の本当の気持ちを抑えて，相手の期待に沿おうと努力する，あるいは努力できる子供の心的態度である。それが強すぎると，嫌なことも嫌と言えずに，ストレスを心の中に溜め込む結果になる。

以上から，次のようなことが言えよう。

① 沖縄の百歳とその介護者が，NP の高いパターンを示していることから，少なくとも互いに常に相手の立場を考えながら共に生活しようとする心の在り方を持っているということ。

② 介護者の CP が，介護される百歳よりもさらに低くなっているということは，自分の価値観や考え方を譲らず，相手を非難し批判したりする心の態度が希薄であるということ。

③ さらに両者とも AC が低いのは，自分の本当の気持ちを抑えて意識的あるいは打算的に相手の期待に沿おうと努力する，あるいは努力できる子供の心的態度が少ないこと。

これらの内容が，百歳のごとき超高齢者と介護者の長きにわたる介護・被介護の関係を，円滑にしている可能性は高い。

また，対照群の老人の結果は，A がやや突出していた点以外は，百歳および介護者のエゴグラム・パターンと同様である。A は大人の自我の状態であるから，物事を事実に基づいて合理的に考えようとする立場である。したがって，社会生活で「現役」あるいは「現役」を引退したばかりの人間には，比較的高くて当然の心的態度であろう。なお，この点以外は 3 者ともほぼ同様のパターンを呈したということは，この概略のエゴグラム・パターンが自我からみた沖縄の県民性の一端を表している可能性もある。

**SDS-変法**(介護者の精神的健康——うつ病(疑いを含む)または抑うつ状態の有無)

百歳の主たる介護者 31 人に，SDS-変法(最低 20 点～最高 80 点)を聞き取り調査した結果，平均値 33.2±5.4 点であった。20～39 点を「うつ病無し」，40～49 点を「軽度うつ病」，50 点以上を「中等度うつ病」とした場合，「うつ病無し」29 人，「軽度うつ病」2 人，「中等度うつ病」は皆無であった(表 4-10-1)。

百歳の主たる介護者 31 人に，自己評価式抑うつ尺度で得点を出したところ，ほとんどの 29 人，お

よそ95%近くが，抑うつ状態でも，うつ病でもないと考えられたが，弱い抑うつ状態または軽度うつ病の可能性のあった者も2人いた。しかし，これには個人の素因や性向もあるし，他の人間関係の影響の可能性もあり，一概に百歳の介護が主因と断定することはできない。いずれにせよ，ほとんどの介護者は，気分障害もなく，精神的にも健常であると思われる。

### 長寿者の性格・心理研究

以上をみてきてもわかるが，長寿の要因を医学的な立場から調べるに当たって，きわめて興味深いが，一方でもっとも困難な観点の一つは性格や心理の立場からの研究である。一般的には，「あの人は性格がいいから長生きだ」などのような言い方がされ，中には「あの人たちは，何も考えないで，のんびりしているから長寿なのである」と断定する者まで出てくる始末で，諸説紛々である。にもかかわらず，このテーマに関して長寿の要因を探る科学的立場からの研究は，これまでほとんどなされてこなかったと言ってよい。

おそらく，その理由の一つは，性格や心理の立場と言ってもその概念のもっている範囲がきわめて広いということがあげられる。検査方法ひとつをとってみても，フロイトらの精神分析的手段から一般に広く利用されているYG法やCMIに至るまで，目的・対象と調査者の専門によって千差万別であると言える。何をどう使って行えば，「長寿の要因を探る研究」としてもっとも妥当であるかという問題である。

また一つには，そしておそらくこれが最も重要な理由かも知れないが，現在の長寿者を対象として調査すること自体にどういう意義があるかという本質的問題である。彼らは，たしかに「好ましい性格や心理特性」をもっていて，それが現在の長命に大きく関わっているのであろう。しかし，実のところ，過去もそのとおりであったかは断定できない。つまり，歳をとれば人の性格も円くなると言われるように，現在の性格は，原因ではなく加齢による変化の結果であったのかも知れない。とすれば，現在の性格や心理状態が，そのまま長寿要因ということはできない。

さらに，もう一つ挙げれば，他の多くの人と異なる「好ましい性格や心理特性」といっても，それが本当に「他の多くと異なる」性格や心理特性であり，また長寿に対して「好ましい」とはどのように定義したらよいか，ということである。長寿者のもつ性格や心理の特性は，その地域在住の人々がもつ共通の性格・心理特性ではないのか，あるいは「県民性」と解していいような性質のものではないのか，などといったものである。さらに，長寿に対して真に好ましく作用したかどうかは，長期間にわたる厳密な縦断研究でもデザインしない限り，誰にもわからないであろう。これらの，難問の数々がこの分野の研究を遅らせたと考えることもできる。

このような背景の下，以上のような種々の疑問や多くの困難性を認識しつつも，著者らは敢えて一つの試みとして，長寿者に対する性格や心理特性に関連した調査を行ってきた。次に，基本的性向と性格特性に関するこれまでの研究結果の概要につき述べる。

### 百歳の基本的性向

長寿者の性格特性については，従来から内向性・外向性あるいは執着気質といった概的，いわば定性的な分類が主流であった。このような分類では，一般に，基本的には人間の性格を5種類に分類している。すなわち，同調性性格，顕示性性格，執着性性格，内閉性性格，神経質性性格である。

以前の報告では，同調性性格タイプが最も多く36.2%であったという。その細分類項目のプロフィールは，「朗らか」36.2%，「明るい」50.0%，「楽天的」9.4%，「あっさり」28.1%，「交際が広い」40.6%，「親しみ易い」48.9%，「世話好き」37.5%，「現実的」18.8%であった。

このような同調性という性格型は，たしかに他との摩擦の少なさや順応性の豊かさにつながる要素があるように思われるが，今一つ長寿との因果関係がはっきりしない。

### タイプA行動パターン

次に百歳の行動パターンについて述べる。

人間の日常的な行動パターンは，生活習慣を介して，様々な疾病の形成および発症につながりやすい。したがって，一口に行動パターンと言っても，どういう属性あるいは結果としての疾病を考えるかで，様々な研究立場があるのは当然である。筆者らは，虚血性心疾患の形成と発症に関わるタイプA行動パターンについて調査研究を行った。

心理的あるいは精神保健学的観点からの長寿要因については，虚血性心疾患回避に関わる性格特性の存在が指摘され，沖縄百歳の冠動脈親和性行動パターンの結果の一部については，既に報告されている。そこで，ここでは沖縄百歳ならびに一般沖縄県人についてタイプA（Type A）行動パターンに関する性格特性に焦点を当て，沖縄県人の長寿要因の一つに新たな検討を加え述べる。

### 研究の概要

平成7年における県内在住の百歳263名中，確認できた在宅者は247名であった。本研究は，このうち日常生活においてほぼ自立し明らかな痴呆症状を有しない百歳で，家族（実子）の協力の下に聞き取り調査に応諾した94名（男性28名，女性66名；平均年齢±SD＝101.7±1.55歳）を対象に行ったものである。

対照群としては，少なくとも祖父母の代より百歳と同地域の在住者で住民検診を受診し調査に応じた50歳以上の中高年者のうち，医師の診察により過去から現在にわたり循環器疾患を有しないと考えられた98名（男性22名，女性76名；64.9±9.89歳）に対して実施した。

百歳に対する調査は家族の協力を得て家庭を訪問し，直接面接によって，タイプA行動パターン簡易質問票を用いて，本人が30～40歳代頃の中壮年時におけるタイプA行動パターンに関する聞き取り調査を行った。調査は実子（息子または娘）の同伴を求め，必要に応じて方言を交え長寿者本人に直接質問した後，実子からその回答内容を逐一確認する形をとった。この際，双方から異なる回答を得た場合は実子に再度確認した上で，変更無き時は実子の回答を優先させた。長寿者本人から得られた回答数は63名（67.0%）で，家族からのそれは33名（35.1%）であった。また回答の食い違

いがみられた例は 12 名（12.8%）であった。

質問票は 12 の質問項目からなり，「いつもそうである」，「しばしばそうである」，「そんなことはない」の回答にそれぞれ 2 点，1 点，0 点を与え，一部項目に 2 倍点を与えて合計を 30 点満点とし，17 点以上をタイプ A と判定する簡便な調査法である。本研究では，こうして得られた長寿群の結果を，同様の方法で実施した対照群 98 名の結果と比較検討した。同時に，背景因子として対象者全員の主たる職業歴を聴取し，結果に加えた。

### タイプ A 行動パターン研究の結果

① 背景因子としての職業歴

対象者の中壮年期における職業歴については，男女ともに農業・畜産に従事していた者が最も多く，男性では百歳群 78.6%，対照群 72.7% であり，女性では百歳群 65.2%，対照群 67.1% であった。男性では両群とも，これに管理職・教師等の事務系（百歳群 10.7%，対照群 9.1%）が続き，以下大工，商業，漁師となっていた。また，女性では商売・行商（百歳群 18.2%，対照群 10.5%）と家事のみ（百歳群 10.6%，対照群 13.2%）が続き，以下機織り・洋裁もしくは教師・事務となった。いずれの職種に属する者の割合も百歳群と対照群で近似しており，統計的にも有意差は認められなかった。

② タイプ A 質問票による得点の分布

合計得点の分布は，両群とも近似した型の正規分布を示し，百歳群および対照群の平均得点（±SD）は，それぞれ 16.3（±5.55），16.2（±5.47）と，平均得点および標準偏差ともにほぼ同値で，有意差を認めなかった。最高得点は，両群とも 28 点で百歳群は 1 名，対照群は 2 名であり，最低得点は百歳群で 2 点，対照群で 3 点で，いずれも 1 名であった。また，百歳群は 18 点に 9 名の，対照群は 17 点に 11 名の最大頻度をみた（図 4–10–10）。

③ タイプ A 頻度の比較

百歳群および対照群の両群間で，タイプ A 者の頻度を比較した結果を図 4–10–11 に示す。いずれの群においても，タイプ A と判定された者の比率が男性で高く，女性で低くなっていた。判定のカットオフポイントを 16/17 点においたとき，タイプ A 者は百歳群全体で 52.1%，対照群全体で 53.1% と，両群とも 50% を超えていた。この比較においては，全体（$\chi^2 = 0.0168$, $p = 0.897$），男性（$\chi^2 = 0.0833$, $p = 0.773$）および女性（$\chi^2 = 0.0416$, $p = 0.838$）のすべてにおいて有意差はなかった。しかしタイプ A 者は，男性では対照群（68.2%）で百歳群（64.3%）より大きくなる傾向を示し，また，男女間においては百歳群（$\chi^2 = 2.362$, $p = 0.124$），対照群（$\chi^2 = 2.604$, $p = 0.107$）で有意差は認めなかったが，男性が女性よりも百歳群で 17%，対照群で 20% も上回っていた。

④ 項目別平均得点のプロフィール

項目別平均得点（全体）の比較を図 4–10–12 に示した。項目別平均得点のプロフィールは両群とも類似した分布型を示したが，百歳群は一部の時間切迫感（$p < 0.0001$）および緊張性（$p < 0.0001$）で有意に低く，自信度（$p < 0.0001$）および勝気性（$p < 0.001$）で有意に高かった。その他の項目では両群の項目別平均得点はほぼ連動し，一部できわめて近似した値を呈した。

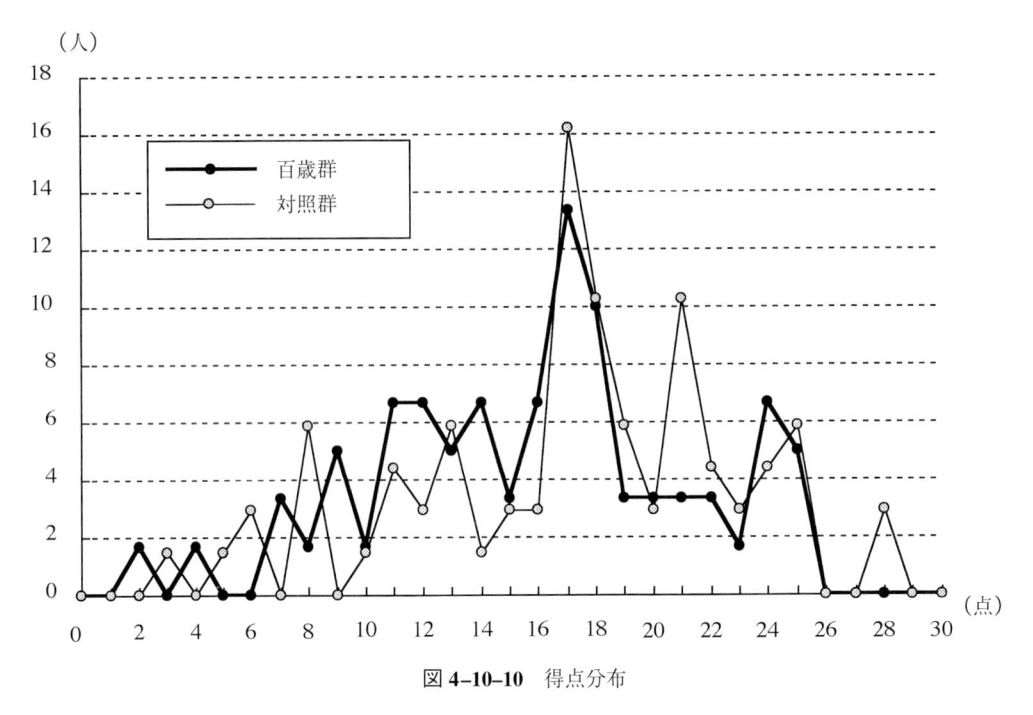

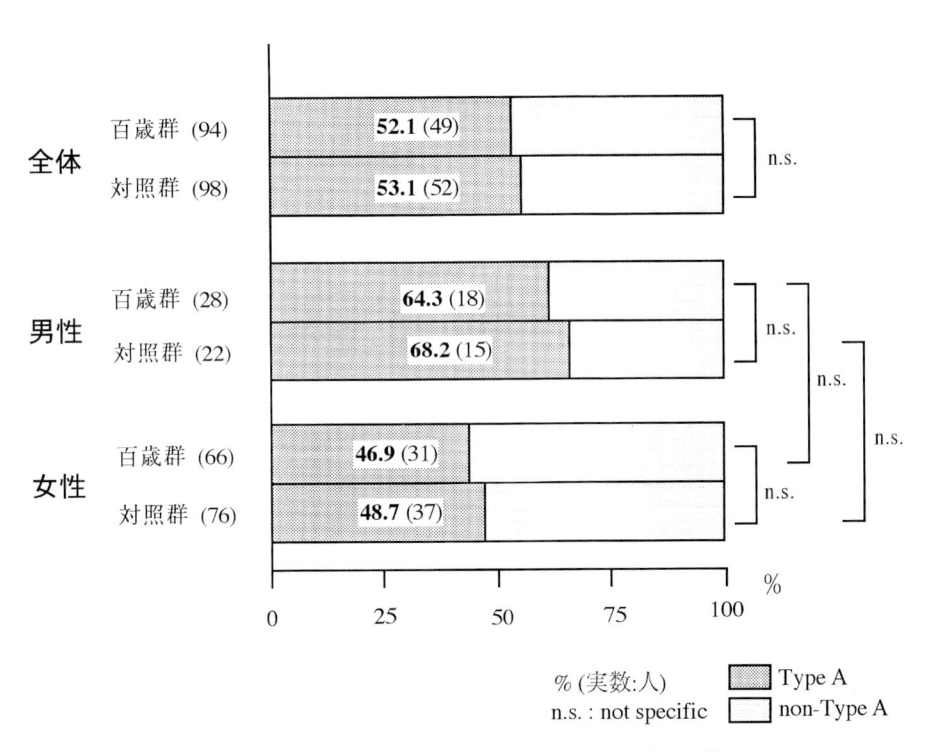

図 4–10–10　得点分布

図 4–10–11　沖縄県人における Type A の出現比率の比較

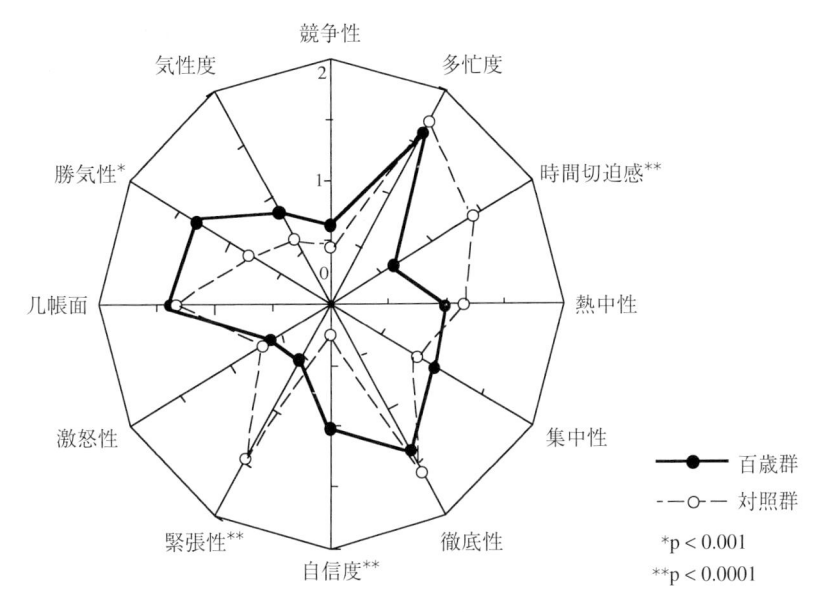

図 4–10–12 項目別平均得点のプロフィール

⑤ 群別および性別の項目平均得点の比較

各質問項目間平均得点を，群別および男女別で比較した(表 4–10–2)。群別にみた場合，男性では時間切迫感および緊張性の得点が，百歳群で有意に低く，女性ではこれらに加えて徹底性でも低く，逆に自信度と勝気性で有意に高かった。

男女別にみると，有意差をみた項目は，百歳群の徹底性および対照群の自信度のみであり，いずれも男性が女性よりも有意に高くなっていた(表 4–10–3)。

⑥ 因子分析

タイプA質問項目の因子分析の結果を表 4–10–4 に示した。その結果，4種類の因子が抽出され，それらの累積寄与率は 61.3% であった。第1因子には気性度・勝気性・激怒性・競争性そして自信度の各項目が含まれ「Aggression（攻撃性）」因子と解釈した。同様に，第2因子は熱中性・徹底性・几帳面・集中性の各項目が含まれ「Hard driving（完遂性）」因子，第3因子は緊張性のみで「Tension（緊張性）」因子，第4因子は多忙度および時間切迫感の2項目で「Time urgency（時間切迫性）」因子と類別された。なお，Cronbach の $\alpha$ 信頼係数は 0.517〜0.726 と高かった。

⑦ 因子別得点間の相関

上で類別された因子別得点間の相関係数を求め，表 4–10–5 に示した。有意な正相関を示したものは，時間切迫性因子と完遂性因子($p<0.01$)，および時間切迫性因子と緊張性因子($p<0.05$)であった。また攻撃性因子は，いずれの因子とも有意な相関を示さなかった。

以上のように，長寿者の循環器に影響を与える行動パターンの特徴として，幾つかの興味深い結

表 4-10-2　百歳群および対照群における質問項目別平均値の比較

| 質問項目 | 全体 | | 男性 | | 女性 | |
|---|---|---|---|---|---|---|
| | 百歳群<br>(n = 94) | 対照群<br>(n = 98) | 百歳群<br>(n = 28) | 対照群<br>(n = 22) | 百歳群<br>(n = 66) | 対照群<br>(n = 76) |
| 多忙度 | 1.59 ± 0.77 | 1.67 ± 0.62 | 1.75 ± 0.66 | 1.86 ± 0.48 | 1.52 ± 0.78 | 1.62 ± 0.65 |
| 時間切迫感 | 0.64 ± 0.74*** | 1.42 ± 0.84 | 0.64 ± 0.80*** | 1.64 ± 0.75 | 0.45 ± 0.82*** | 1.36 ± 0.87 |
| 熱中性 | 1.50 ± 0.81 | 1.67 ± 0.64 | 1.57 ± 0.64 | 1.64 ± 0.68 | 1.47 ± 0.84 | 1.68 ± 0.64 |
| 集中性 | 1.03 ± 0.92 | 0.82 ± 0.79 | 1.25 ± 0.91 | 1.05 ± 0.74 | 0.94 ± 0.91 | 0.75 ± 0.81 |
| 徹底性 | 1.39 ± 0.87 | 1.60 ± 0.68 | 1.71 ± 0.67 | 1.45 ± 0.82 | 1.26 ± 0.86* | 1.64 ± 0.65 |
| 自信度 | 1.07 ± 0.91*** | 0.27 ± 0.62 | 1.04 ± 0.86 | 0.64 ± 0.66 | 1.09 ± 0.92*** | 0.16 ± 0.49 |
| 緊張性 | 0.54 ± 0.77*** | 1.46 ± 0.73 | 0.39 ± 0.75*** | 1.41 ± 0.82 | 0.61 ± 0.77*** | 1.47 ± 0.73 |
| 激怒性 | 0.62 ± 0.78 | 0.69 ± 0.75 | 0.61 ± 0.80 | 0.64 ± 0.81 | 0.62 ± 0.80 | 0.71 ± 0.76 |
| 几帳面 | 1.44 ± 0.91 | 1.42 ± 0.79 | 1.57 ± 0.75 | 1.59 ± 0.75 | 1.38 ± 0.88 | 1.37 ± 0.81 |
| 勝気性 | 1.31 ± 0.87** | 0.83 ± 0.86 | 1.21 ± 0.98 | 0.95 ± 0.97 | 1.35 ± 0.86** | 0.79 ± 0.85 |
| 気性度 | 0.86 ± 0.87 | 0.62 ± 0.74 | 0.75 ± 0.91 | 0.50 ± 0.69 | 0.91 ± 0.88 | 0.66 ± 0.77 |
| 競争性 | 0.59 ± 0.72 | 0.64 ± 0.68 | 0.71 ± 0.83 | 0.59 ± 0.75 | 0.53 ± 0.74 | 0.42 ± 0.66 |
| 得点合計 | 12.4 ± 4.32 | 12.9 ± 4.37 | 13.0 ± 4.10 | 14.0 ± 4.00 | 12.1 ± 4.47 | 12.6 ± 4.47 |
| Type-得点 | 16.3 ± 5.71 | 16.2 ± 5.50 | 17.4 ± 4.95 | 17.6 ± 5.14 | 15.9 ± 5.83 | 15.8 ± 5.60 |

\* $p < 0.01$　\*\* $p < 0.001$　\*\*\* $p < 0.0001$; mean ± SD

表 4-10-3　男女間における質問項目別平均値の比較

| 質問項目 | 百歳群 (n = 94) | | 対照群 (n = 98) | |
|---|---|---|---|---|
| | 男性 (n = 28) | 女性 (n = 66) | 男性 (n = 22) | 女性 (n = 76) |
| 多忙度 | 1.75 ± 0.66 | 1.52 ± 0.78 | 1.86 ± 0.48 | 1.62 ± 0.65 |
| 時間切迫感 | 0.46 ± 0.80 | 0.45 ± 0.82 | 1.64 ± 0.75 | 1.36 ± 0.87 |
| 熱中性 | 1.57 ± 0.64 | 1.47 ± 0.84 | 1.64 ± 0.68 | 1.68 ± 0.64 |
| 集中性 | 1.25 ± 0.91 | 0.94 ± 0.91 | 1.05 ± 0.74 | 0.75 ± 0.81 |
| 徹底性 | 1.71 ± 0.67* | 1.26 ± 0.86 | 1.45 ± 0.82 | 1.64 ± 0.65 |
| 自信度 | 1.04 ± 0.86 | 1.09 ± 0.92 | 0.64 ± 0.66* | 0.16 ± 0.49 |
| 緊張性 | 0.39 ± 0.75 | 0.61 ± 0.77 | 1.41 ± 0.82 | 1.47 ± 0.73 |
| 激怒性 | 0.61 ± 0.80 | 0.62 ± 0.80 | 0.64 ± 0.81 | 0.71 ± 0.76 |
| 几帳面 | 1.57 ± 0.70 | 1.38 ± 0.88 | 1.59 ± 0.75 | 1.37 ± 0.81 |
| 勝気性 | 1.21 ± 0.98 | 1.35 ± 0.86 | 0.95 ± 0.97 | 0.79 ± 0.85 |
| 気性度 | 0.75 ± 0.91 | 0.91 ± 0.88 | 0.50 ± 0.69 | 0.66 ± 0.77 |
| 競争性 | 0.71 ± 0.83 | 0.53 ± 0.74 | 0.59 ± 0.75 | 0.42 ± 0.66 |
| 得点合計 | 13.0 ± 4.10 | 12.1 ± 4.47 | 14.0 ± 4.00 | 12.6 ± 4.47 |
| Type-得点 | 17.4 ± 4.95 | 15.9 ± 5.83 | 17.6 ± 5.14 | 15.8 ± 5.60 |

\* $p > 0.05$; mean ± SD

果が示されたが，次にこれらの解釈あるいは意味付けについて，もう少し詳しく述べる．

中壮年時の職業歴について，男女別にみると百歳群と対照群間で従事していた労働の比率はほぼ同様で有意差はみられなかった．これら社会的背景因子，とくに従事した職業種を考慮することは，性格行動パターンの比較研究においては特に必要であると考えられる．本研究では，民族性や地域

性をも含め，対象における背景因子では本質的にほぼ均質な固有集団であると考えられる。

また，本研究は長寿因子としての性格特性をテーマとしたため，長寿者の過去の行動パターンを想起法という形で聞き取っている。一般に行動パターンは固有の人格や性格をその根底にもち，それらの一部は遺伝的にも強く影響され人生初期に定着するとも考えられる。さらに食事調査においても，24時間想起法で求めた摂取量は実際のそれとほとんど差がなく，24時間想起法と7日間想起法の時間長に関する比較でも平均摂取量において同等であったという報告もある。もちろん，これは栄養調査の上のことで，性格や行動パターンについて同一の評価をすることは危険であろう。しかしながら，世代差のある対象間でのcase-control studyで現在の性格を云々するよりは問題が少ないとも考えられ，この分野で想起法に関する一定の見解がない以上，きわめて示唆的であることも確かであろう。

出現頻度の比較で，百歳および対照のいずれの群においてもタイプA者が50%を超え，名古屋在

表 4-10-4 タイプA質問項目の因子分析（varimax 回転）

| 因子名<br>質問項目 | I<br>攻撃性因子 | II<br>完遂性因子 | III<br>緊張性因子 | IV<br>時間切迫性因子 |
|---|---|---|---|---|
| 気性度 | 0.817 | 0.053 | 0.093 | −0.018 |
| 勝気性 | 0.699 | 0.246 | −0.039 | −0.046 |
| 激怒性 | 0.686 | −0.175 | 0.252 | 0.167 |
| 競争性 | 0.632 | 0.053 | −0.169 | 0.109 |
| 自信度 | 0.591 | −0.111 | −0.476 | −0.059 |
| 熱中性 | 0.002 | 0.715 | 0.066 | 0.267 |
| 徹底性 | −0.009 | 0.698 | 0.170 | 0.273 |
| 几帳面 | 0.252 | 0.670 | 0.154 | −0.215 |
| 集中性 | −0.053 | 0.653 | −0.302 | −0.050 |
| 緊張性 | −0.010 | 0.032 | 0.848 | −0.030 |
| 多忙度 | 0.054 | 0.076 | −0.180 | 0.835 |
| 時間切迫感 | 0.101 | 0.168 | 0.466 | 0.704 |
| 固有値 | 2.622 | 2.124 | 1.466 | 1.143 |
| 累積寄与率 | 21.8 | 39.5 | 51.8 | 61.3 |
| α信頼係数 (Cronbach) | 0.726 | 0.639 | — | 0.517 |

表 4-10-5 沖縄県人のタイプAパターンに係わる因子別得点間の相関係数

| 因子名 | I<br>攻撃性因子 | II<br>完遂性因子 | III<br>緊張性因子 | IV<br>時間切迫性因子 |
|---|---|---|---|---|
| 攻撃性因子 | 1.0000 | 0.0935 | −0.0772 | 0.0973 |
| 完遂性因子 |  | 1.0000 | 0.0527 | 0.2355** |
| 緊張性因子 |  |  | 1.0000 | 0.1805* |
| 時間切迫性因子 |  |  |  | 1.0000 |

Pearson の相関係数：* $p < 0.05$　** $p < 0.01$; N = 192

住のタイプA者(40.7％)を上回っていたが，これをもって沖縄県人の方が虚血性心疾患罹患においてハイリスクであるということはできない。もっとも名古屋の例では，地域性に加えて対照群の年齢層も属性も本研究と大きく異なっており，基本的な方法が同じでも同一の比較はできないと思われた。そこで著者は，先に年齢層や性別など幾つかの属性を近似させて，他県の中高年者と沖縄県人のタイプAの基本的性格特性を比較した。その結果，本研究と同様に，幾つかの項目で県民性の特徴とも思われる項目が示唆されたのである。しかし対象数において少なく，また因子構造に至るまでの詳細な分析までは行われていなかった。そこで本研究では，地域性や民族性を同一に保ったまま長寿群と一般対照群との間で，多変量解析を含めたさらに詳細な検討を行ったものである。その結果，百歳群と対照群間において時間切迫感・自信度・緊張性そして勝気性などの項目で有意な差が確認された。これらの結果は，沖縄で一般によく引き合いに出される長寿者の性格とも共通した内容を含んでいると考えられる。例えば，百歳群における時間切迫感や緊張性の項目での低得点は，イライラ感の少ないのんびりとした時間感覚(ウチナータイム)と，鷹揚で誰とでも打ち解ける開放的で気さくな長寿者の性格特性が反映されているとも考えられる。長寿者におけるこのような行動パターンの特徴が，日本の過去の時代背景に基づく特性の反映である可能性も一部にあることは否定できないものの，他方で，どのような時代背景にあっても普遍的な性格や行動パターンを想定するよりは，それらの個体差はさらに大きく，心身医学的影響も少なくないと思われる。また，徹底性や熱中性などの完璧性を追求する態度において，百歳群で低得点の傾向を示したことは，沖縄県人についてよく言われる大概性(テーゲー)の性向が長寿者において強調されて示されたものと推察される。さらに，AggressionもしくはHostility(敵対性)に属する項目については，「江戸っ子気質」の検討を通して日本人男性の集団において冠動脈親和性と非親和性の者とを区別することの困難性が述べられた報告があるが，沖縄県人においても自信度や勝気性などの攻撃性因子に含まれる下位項目における高得点は，沖縄戦を含め多くの苦難を乗り越えて以後の長い人生を生きてきた事実に裏付けられた自信が我の強さ(ガージュー)となって現れているものと推察され，必ずしもHostility概念を規定する外国人の内容とは同質でないものと考えられる。ちなみに，沖縄県人として先頃亡くなった日本最長寿男性例のタイプA性格特性も，本研究の百歳群全体の結果とよく合致していた。

　一方で，一般的に男性に多いとされるタイプAは，本研究では対象の男女比をほぼ揃えたものの，両群の男女間でタイプA頻度には有意差が認められなかった。我々の結果と同様に性差がみられなかったとする報告もあり，性差に関わる知見は必ずしも定まっていない。しかし本研究で，項目間プロフィールで個別にみると，徹底性で男性百歳が，また自信度で対照男性が各々の群の女性より有意に高く，多忙度などの行動性でも男性が高い傾向を示していた。

　他方で，本研究では一歩進んで，因子分析によってタイプA得点結果の構成要素を構造的に検討した。その結果，抽出された4つの因子のα信頼係数も0.517～0.726と高かったことから，内的整合性も満たされていると考えられる。因子別得点間の相関で，時間切迫性因子が完遂性因子および緊張性因子との間で有意な正相関を示し，攻撃性因子はいずれの因子とも相関を示さなかったことから，沖縄県人のタイプA行動パターン特性において時間切迫性因子が構成要素の中心にあり，攻

撃性因子は独立した因子構造を保っていることが示唆される。

一方で，日常苛立ち事（Daily hassles）尺度を用いたストレス過程に対するタイプA構成要素の予測性を検討するため，沖縄県の国立大学生のタイプA行動パターンが調べられた報告があり，行動パターンの因子構造については，対象が大学生であるにもかかわらず，本研究と同様に4つの因子が抽出され構造上も非常に近似していたと結果が示された。さらに，ストレス反応の予測には日常苛立ち事が最も有効で，しかもその予測にはタイプA構成要素のうち攻撃性と時間切迫性が有効であり，特に後者において寄与性が高いことが示されたとしている。本研究結果で，百歳群が対照群よりも時間切迫感と緊張性で有意な低得点を呈したことは，長寿者がそれまでの人生で日常苛立ち事や対人性などから生ずるであろう様々な種類のストレスに対処するに当たって，多くの場合，一般者とはやや異なる反応性を呈していたものと推測され，それが特に心血管系に対して好ましい影響を及ぼし続け，結果的に長寿達成にも大きく寄与してきたものと考えられる。

### 最長寿男性の事例

具体的な事例として，最長寿男性の性格特性，とくに心疾患親和性行動パターンについて調べてみた。

タイプA簡易質問票を用いて調査したところ，総得点は19点であった。得点プロフィールは，多忙度2点，時間切迫性0点，熱中性2点，集中性2点，徹底性2点，自信度2点，緊張性0点，激怒性1点，几帳面2点，勝ち気性2点，気性度2点，競争意識2点，となっていた（図4-10-13）。

最長寿男性の総得点19点は，カットオフポイントの17/18点を超えて判定上はタイプAのカテゴリーに入っていたわけである。しかし，その質問項目のプロフィールでは，この最長寿男性も他の沖縄百歳60名の行動パターンを調べた別な報告の結果と同様，沖縄の長寿者としての特有な性格特性を呈していたのである。すなわち，対照群として選んだ同地域在住の，ほぼ同様の職業歴を有している中高年者と比較しても，百歳は時間切迫性，熱中性，激怒性，および緊張性で得点が有意に低く，逆に自信度，勝気性，および気性度では高かった。さらに他県の高齢者との比較も試みたが，沖縄人としての一般的な性格特性というよりも，沖縄長寿者に固有な点がある可能性も示唆された。したがって，最長寿男性もまた，心疾患回避につながると考えられる沖縄百歳の典型的な行動パターンを有しているが，とりわけ時間切迫性および緊張性で強調された点が，殊更興味深い。

### 百歳の死生観

百歳の死に対する考え方や宗教等の死生観と，健康に対する考え方と病気行動の内容について表4-10-6から表4-10-10にまとめた。

宗教では，双方とも無しとする者が多く，ことに百歳ではキリスト教信仰の一人を除いて全例が無宗教（祖先崇拝）であった。また対照の一般老人では，有信仰者のうち仏教信仰者が80％近くを占め高率であったが，有意差にはならなかった。

疾病罹患の状況では，既往歴で「有り」と答えた者が，百歳の21.8％に対して対照老人では53.2％

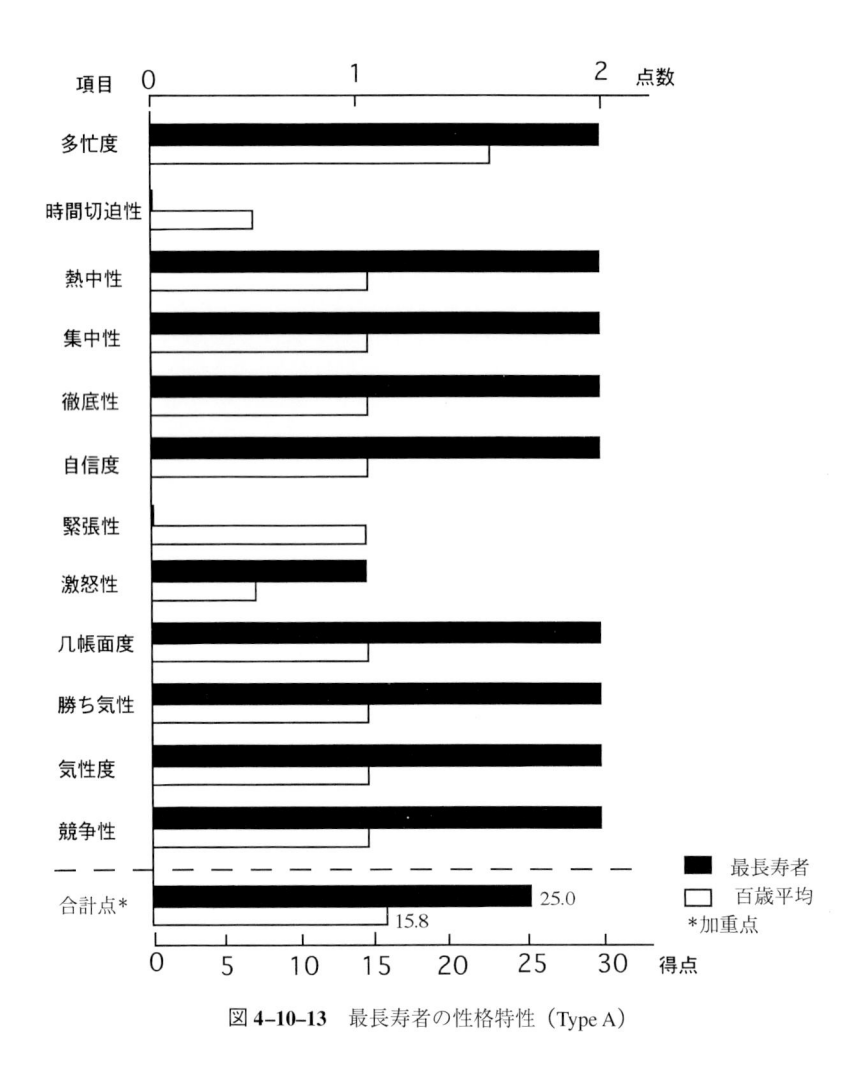

図 4-10-13 最長寿者の性格特性（Type A）

と有意に高かった。入院歴では、逆に百歳で有意に多い。現病歴については有意差を認めなかった。

対象者の出身地は、両群ともほぼ全例が沖縄県出身であった。

同居家族では、独居および配偶者のみと暮らしている者が百歳ではほとんどなく、ほとんどが子供もしくは孫と同居していた。

死を迎えたい場所に関する質問では、百歳は「自宅で」とする者が96.3%と最も多く、対照老人の79.4%よりも有意に高かった。百歳で老人施設が皆無であるのは、それがごく近年の普及であって、百歳の世代ではイメージが湧かなかった可能性もある。しかし最近は、このような死生観とは無関係に、実際には施設に居住する百歳が沖縄でも急増している。ただしそれも、百歳本人の意思と断定することは必ずしも正当でない。

死を看取ってもらいたい人に関する質問では、百歳は「家族に」とする者が90%以上と圧倒的に多い一方で、対照老人の「医療者に」というのも83.1%と高率であった。世代間における医療に対する考え方の差が、この背景にあると思われる。同様の考え方の相違が、最期にしてもらいたいこ

**表 4-10-6** 「百歳と一般老人における死生観(背景)」年齢・性別・宗教

| 死生観に関する項目 | 副項目 | 百歳 (n = 55) | 一般老人 (n = 160) |
|---|---|---|---|
| 年　　齢 | (平均値 ± 標準偏差) | 101.9 ± 1.87 | 75.15 ± 3.81 |
| 性　　別 | 男　性 | 14 (25.5) | 69 (43.1) |
|  | 女　性 | 41 (74.5) | 91 (56.9) |
| 宗　　教 | 無し*1 | 54 (98.2) | 147 (91.9) |
|  | 有り | 1 (1.8) | 13 (8.13) |
|  | キリスト教 | 1 (100) | 3 (23.1) |
|  | 仏　教 | 0 (0) | 10 (76.9) |
|  | その他 | 0 (0) | 0 (0) |

実数(比率%); *1 祖先崇拝・不明を含む

**表 4-10-7** 「百歳と一般老人における死生観(背景)」病歴

| 死生観に関する項目 | 副項目 | 百歳 (n = 55) | 一般老人 (n = 126) |
|---|---|---|---|
| 既 往 歴 | 有 | 12 (21.8) | 67 (53.2) |
|  | 無 | 43 (78.2) | 59 (46.8) |
| 現 病 歴 | 有 | 13 (23.6) | 42 (33.3) |
|  | 無 | 42 (76.4) | 84 (66.7) |
| 入 院 歴 | 有 | 31 (56.4) | 36 (28.6) |
|  | 無 | 24 (43.6) | 90 (74.1) |

実数(比率%)

**表 4-10-8** 「百歳と一般老人における死生観(背景)」出身地

| 死生観に関する項目 | 副項目 | 百歳 (n = 55) | 一般老人 (n = 105) |
|---|---|---|---|
| 出 身 地 | 沖縄県 | 55 (100) | 104 (99.0) |
|  | 他　県 | 0 (0) | 1 (1.0) |

実数(比率%)

**表 4-10-9** 「百歳と一般老人における死生観(背景)」同居家族

| 死生観に関する項目 | 副項目 | 百歳 (n = 55) | 一般老人 (n = 125) |
|---|---|---|---|
| 同居家族 | 独　居 | 0 (0) | 24 (19.2) |
|  | 配偶者のみ | 1 (1.8) | 47 (37.6) |
|  | 子供*1や孫 | 54 (98.2) | 72 (57.6) |
|  | その他 | 0 (0) | 1 (0.8) |

実数(比率%); *1 嫁を含む; 複数回答

表 4-10-10　百歳と一般老人における死生観比較

| 死生観に関する項目 | 副項目 | 百歳 (n = 55) | 一般老人 (n = 160) |
|---|---|---|---|
| 死を迎えたい場所 | 自　宅*1 | 53 (96.3) | 127 (79.4) |
|  | 病　院 | 2 (3.64) | 11 (6.88) |
|  | 老人施設 | 0 (0) | 35 (21.9) |
|  | 不明・無回答 | 0 (0) | 24 (15.0) |
| 自分の死を看取ってもらいたい人 | 家　族 | 52 (94.5) | 157 (98.1) |
|  | 医療者(医師や看護婦) | 3 (5.45) | 133 (83.1) |
| 最期にしてもらいたいこと | 医療を含める | 9 (16.4) | 129 (80.6) |
|  | 看護介護のみ | 47 (85.5) | 8 (5.0) |
|  | 宗教的ケアのみ | 1 (1.82) | 5 (3.13) |
|  | 不明・その他 | 0 (0) | 7 (4.38) |

実数(比率 %); *1 娘宅を含む; 複数回答

との回答にも表れている。一般の老人は「医療」に重点をおいた終末期を希望するのに対し，百歳は「看護介護のみ」でよいとする者が圧倒的に多い。これも世代差あるいは年代差によるものである可能性がある。

　以上の結果からもある程度は理解されるが，沖縄の百歳には死に恐怖を抱いている者はほとんどなく，運命だからという諦めもない。むしろ「早く迎えにきてほしい」という表現で，死を念願するような気持ちを抱く者が多い。宗教では仏教を挙げた者はなく，キリスト教が1名いたが入信は60歳以後であった。また祖先崇拝が圧倒的に多いことが注目される。

　上で述べた「死に恐怖を抱いている者はほとんどなく，運命だからという諦めもない」のも，この祖先崇拝の上に立った，自然な死生観を有しているためである可能性がある。すなわち，百歳の死に対する考え方や宗教等の死生観では，この歳になっては，むしろ「早く先祖や亡くなった子供たちのいる所に戻りたい」との自然な形で死を待つ態度が一般的であるために死への恐怖感は少なくなっていると言える。

　また祖先崇拝が圧倒的に多いが，これは沖縄の民に普遍的に見られるものであり，百歳独特の現象ではない。生来健康で病気をしたことがないと強調する者が多く，病気をしても医者が少なかったことと合わせて，薬草や「血吸い」等の民間療法で様子をみる者がほとんどであった。これらのことは物に対するこだわりが少なく，自然にしてすべてに受容的な態度が彼らの人生観の基本にあることを示唆している。

（秋坂真史）

# 第5章 事例研究

はじめに

　長寿を研究する上で，個人の生活歴の意義，そしてその重要性は論を俟たない。そこで，本書の締めくくりとして，本来，人間として有する個別的特性，ならびに人生の総合的結果としての長寿という包括的立場から，沖縄県，他県あるいは海外在住の日本人の男性百歳の辿ってきた人生を，資料や訪問による聞き取り調査を基に，詳しくまとめてみた。

　事実は小説よりも奇なりというが，本事実のもつ重みは他者に与えるインパクトが強いものである。その事実の一般的形態として記録されるものに，世界史や日本史のような各国の歴史があるが，そのような国や自治体の政治を中心とした歴史以外にも，一個の人間の歴史，すなわち個人史も立派な歴史であることに変わりなく，これもドキュメンタリーな事実そのものである。なかでも，1世紀以上も生きた最長寿レベルの男性個人史は，一般人のみならず研究者にとってもきわめて興味深いものである。見方によっては個々の人生での生きる力を理解することもできよう。

　ここでは，最長寿男性2人を含めて，非常に興味深い生活歴を形成してきた4人の男性百歳の事例を紹介する。事例として取り上げさせていただいたのは，海外を含めた各地で生きてきた男性百歳たちであるが，いずれも独特の生活歴を有しており，また人間的魅力にも富む方たちばかりである。これらの方々は，直接あるいは間接に筆者が調査させていただいた人々で，これまで調べた100名を超える百歳以上の男性のなかでも，とくに筆者の印象に残った方たちである。

　生活歴とは，単にその人間が辿ってきた足跡を年代順に羅列して記したものではない，と思われる。著者の不手際あるいは種々の事情で詳述できなかった箇所もあるが，行間から長寿に関する何を学ぶかは，読者の自由であり，また読者次第であろう。

## 1. ギネスブックが認めた「世界一長寿男性」

### 泉重千代 [1865–1985, 鹿児島県]

　重千代翁は慶応元年(1865年)6月29日，父・為源，母・つるかめの長男として，徳之島伊仙町阿三に生まれた，ということになっている。幼少期に両親を失っているとされるが，重千代翁の両親については，生まれも死亡もそして名前までも，真実のところ詳細は不明らしい。重千代翁も，明治以前の江戸時代の生まれということであるから，まずもって留意すべきは「戸籍」そのものの信

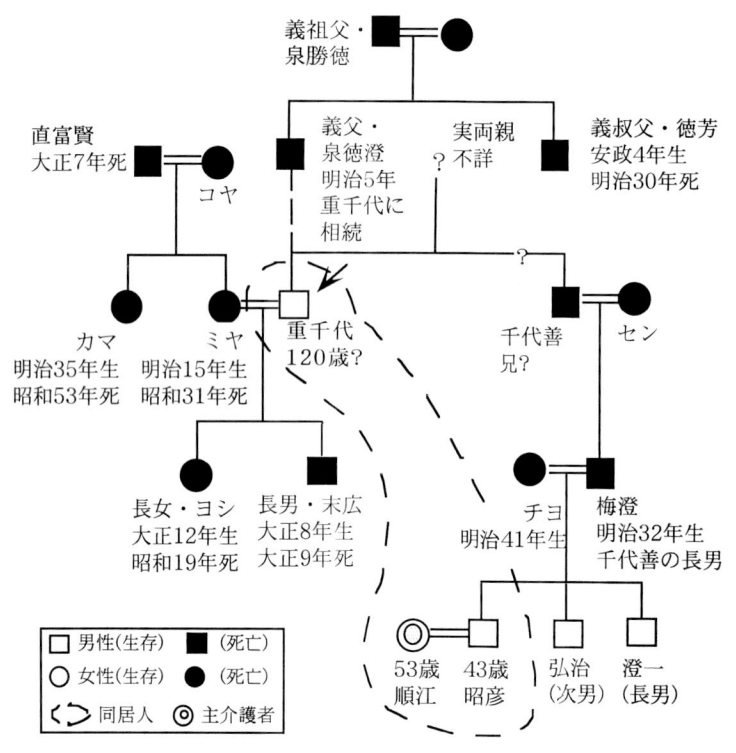

図 5-1 「世界最長寿男性」の家系図*（泉重千代翁）
*『月刊南島』5月号(139号, 海風社, 1986)改図

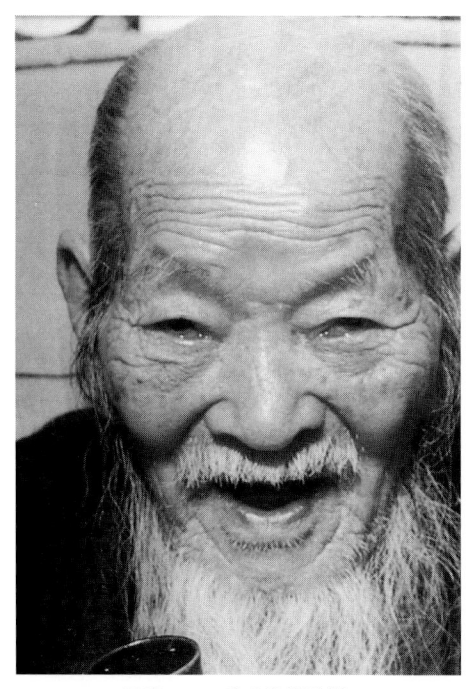

写真 5-1 重千代翁近影
（『ザ・長寿』(株)大同提供）

憑性である．しかし以下の記述は，公的資料として残されたその「戸籍」に従った人生歴としてまとめられたものである．

　重千代翁が生まれた頃は，幕末の大混乱期であった．当時の徳之島は，島津藩の支配下で代官による圧政下であり，島民は黒糖生産の過重なノルマを課せられていた．ある年の夏に大型台風の被害に遭い，全島で 1,600 戸が倒壊し，7 名が溺死している．この台風による被害で，黒糖生産の見積もりには到底達しなかったので，担当の役人がクビになったということである．

　翁が満 3 歳のときに，明治維新になる．徳之島の士族 38 家が，戊辰の役の軍資金として農民から絞り取った約 400 万斤の黒糖のうち，20 万斤ほどを薩摩藩に献上している．

　翁 5 歳の頃，阿三村などで天然痘が大流行し，全島では約 2,000 人の死者が出た．また，本土では廃藩置県が行われたが，徳之島を含む奄美群島では，そのままの状態として残った．しかし，当時はまだ富農の私有財産として認められていた農奴を，身代金の黒糖 1,500 斤と引き替えに解放するようにとの指令が出た，という時代である．

　明治 5 年，翁が 7 歳の時に，亡父から家督を相続して戸主になった，とされる．しかしこの「事実」も，だいぶ後になって「養父・勝澄」に入籍した，と訂正されているのである．裁判で訂正するほどに当人たちには大きな理由があったと考えられるが，これも今もって謎である．

　すべての基になった「戸籍」は，ちょうどこの年に戸籍法が制定され，調査が為されたことによって作成されたものである．徳之島の人口は 23,356 人，5,273 戸であった．8 歳の時に，郷校(小学校の前身)が創立された．ただし，重千代翁が入学し，実際に通学したかどうかは不明である．当時は，入学者のほとんどが，郷士か大地主の子供であった，という．

　泉姓を名のったのは明治 8 年(1875 年)で，徳之島支庁が全島民に苗字使用の許可を通達したことがきっかけとなった．ただし，本土の士族と紛らわしいという理由で，二字以上の苗字は禁止された．このとき士族にのみ，来歴明細の提出を命じたとされる．つまり翁にとって，家系や履歴をきちんと書き留めておく必要はなかったのである．

　その 10 歳時に，翁は学校(寺子屋変則学校)で文字の書き方を習ったという．金銭の流通が始まり，石油も日常生活に使われ出した頃である．

　翌年，島民の服装制限が解除となった．長髪の琉球髷を切って，島民の風貌も一新した．新しい時代の到来を肌で感じて湧きかえる島民の熱気，笑いや息づかいが伝わってくる．

　明治 12 年からは，本土より 6 年遅れて，奄美群島でも最初の徴兵検査が始まった．この「本土より 6 年遅れて」という点が重要であろう．「徴兵制」という，当時の国家にとっては重大であるはずの国家制度の前提となる検査でも，実施が遅れたり情実で免除になったりする話もあったようであるから，さらに 10 年も前の「戸籍法制定」に至ってはその信憑性たるや，推して知るべしであったかもしれない．

　この頃，明治 5 年の戸籍調査で平民籍とされた士族 38 家が士族復活を求めて嘆願書を提出した．明治 12 年(翁 14 歳)，戸長・副戸長は官選になり，県議会議員の選挙も始まっている．

　明治 15 年には，後に妻となるミヤが生まれている．

明治19年6月，翁は21歳で徴兵検査を受けた。健康にして頑強な体格だったので十分合格ラインに達していたが，「長男で家業の農業を継がねばならない」という理由で兵役を免除されたといわれる。また，この年は干ばつや台風が立て続けに村を襲い，全島で3,000戸ほどが倒壊し，農作物のほとんどはダメになり，餓死者も多く出た。海草，つわぶき，ソテツなどあらゆるものが島民によって食べ尽くされたという。政府からも救援金28,274円が支出されている。太政官制が廃止となり，伊藤博文を初代内閣総理大臣とする内閣制が発足した年のことである。

明治20年(22歳)，全島6区分を4区分に改め，戸長が任命された。翁の生地・浅間村は阿三村に組み入れられた。隣村には用水路が完成し，村内にも水道がひかれた。

明治22年(24歳)，黒糖の自由販売要求をめぐる闘争で，喜界島の農民数百人が徳之島の派出所を襲撃している。徳之島の人口は，この年31,882人であった。翌年から島の3港(山・亀徳・平土野)に月1回の定期船が寄港するようになる。このことが，後に翁の人生に一つの大きな転機を支えた。

明治26年(28歳)，鹿浦ほか7ヵ所に駐在所が設置された。また，徳之島の就学率は全島で23.8%だったが，地元の女性は1人も就学していなかった。

明治28年(1895年)，30歳の時，重千代翁は生まれて初めて島を出て大阪へ旅行した。この旅行はとても楽しく満足であったと話している。しかしこの年，再び徳之島は大型台風にみまわれ，家屋3,865戸が倒され死者も12人に上った。砂糖キビ80%，稲90%，甘藷30%が被害をこうむり，家畜も32頭ほど死んだ。島民の多くは家を失い，小屋を建てて雨露を凌いだ。

この頃，砂糖キビ畑での草取り時に，翁はハブに右手中指を咬まれたという。かろうじて命は救われたものの，晩年も指には痕跡が残り曲がったままであった。またこの年，奄美大島の警察は，島の婦人の髪型が「異様不体裁」ということで内地風に改めることを命じた。

明治30年(32歳)の2月，同居していた徳芳が39歳で死亡した。戸籍上は祖父・勝徳の五男で，翁の7歳違いの伯父となっている。また翁の話では，このときからミヤとの結婚まで一人暮らしだったということであるが，21歳の頃から内縁の妻がいたと証言する者もいるという。

明治34年(1901年)，翁36歳時，11月8日の裁判で「父・勝澄長男」という戸籍をわざわざ「父・勝澄養子」に変更し，12月6日に再登記している。金も時間もかかる裁判という法定手続きを敢えて行わざるを得ないほどに，財産上はじめ幾つかの何か大きな問題が生じていたものと考えられる。裁判記録はすべて焼失し残っていない。もっとも，基本的には，先述のように重千代翁の両親の年齢も，また名前さえも，本当のところは不明であるとさえ言われている。つまり，我々の知りたい「重要な点」がヴェールで覆われている人生なのである。

翌年37歳時に，妻の妹であるカマが生まれる。ミヤとも「20歳違い」の妹で，後に翁とも同居している。姉が亡くなった後に，翁の身の回りの世話をした，ということになっている。

日露戦争が勃発した明治37年，39歳時に翁は同じ部落の直富賢氏の長女で「15歳年下」のミヤと結婚した。当時の徳之島の結婚適齢期は，男性で18歳，女性で16歳程度であったというから，かなりの晩婚であった。この晩婚の理由は不明であり，真実のところ「晩婚」であったかどうかを知る人も，もはや誰一人としていない。

重千代翁は翌年，新妻のミヤを連れて，一風変わった行動に出る。彼女と一緒に，小さな糸満船を二艘繋ぎ合わせた船を手で漕ぎながら，沖縄までのんびりとした船旅をした，と言うのである。これも，もし真実であれば，実に大変な「冒険」をしたものだと驚かされる。というのも，当時の貧弱な手漕ぎボートを操って男女2人が沖縄まで行う「大航海」は，誰が考えても危険だらけであるのは当然であろう。いくら当時でも，実際は親族友人の反対者も多かったと思われる。ましてや40歳という歳になって，また生涯の伴侶となった大切な人を連れての「新婚旅行」としては，かなり破天荒である。そういう周囲の猛反対を押し切っての航海であれば，相当の無鉄砲と言われても仕方がないことであろう。じじつ11月3日の台風では，大型船の「不老丸」でさえ，平土野港で大破してしまっているほどなのである。

明治41年(1908年)，翁43歳時，大阪商船が鹿児島経由で，奄美群島各島に寄港する航路を開設した。その4月には島嶼町村制が施行され，徳之島40ヵ村は魚津村・天城村・島尻村の3村となった。翁の住む阿三村は島尻村阿三となった。また翌年には，鹿浦港にも毎月2回ほど定期船が寄港するようになった。これが，重千代翁が60歳代になってから沖仲仕として労働をした船である。

明治44年(1911年)，翁46歳時，鬼界島沖を震源とするマグニチュード8.2という大地震があった。鹿浦では2戸倒壊し，5人が圧死，6人が負傷したらしい。

大正3年(1914年)，翁が49歳時の6月松原銅山で労働者150人が賃金の支払いを要求してストライキを起こした。これは奄美群島で記録に残る最初のストライキであった。

大正5年(1916年)，徳之島の人口は31,882人となった。名瀬市に県立の大島中学校が創設された。

大正8年(1919年)の54歳時，翁は5月1日に，17も歳が違うミヤ(37歳)との婚姻届を役場に提出している。そして，4日後の同月5日(こどもの日)には長男・末広が出生している。ギリギリの出産4日前に跳び込みで「婚姻」届を出しに行ったというのも，今日的に考えればかなり「型破り」である。

この年，天然痘が猛威をふるい，全島での死者は280人にも達した。また，当年のハブの咬傷による死者は60人で例年よりも少なかったという。その年の10月には翁の地元で全島青年大会があり，教練・相撲・闘牛などが行われて数万人が集まった。小さな村は久々に沸き返ったに違いない。

大正9年(1920年)，翁が55歳の時，普通町村制が奄美群島にも施行され形は本土並みにはなったが，財政は依然として独立採算制をとっていたので国や県から補助金はなかった。したがって，島民は学校教育費の支出増に苦しんだ。村長も官選から村会議員による互選に変わり，徳之島にも民主主義の波が訪れるようになった。

この年の12月5日，1歳7ヵ月になって歩けるようになって間もない長男の末広が死亡した。死因は不明である。翁ならびに妻・ミヤの悲しみはいかばかりであったろう。

大正10年(1921年)，56歳時，島尻村の名称が伊仙町に改称された。島のルリカケスとクロウサギが天然記念物に指定された。

大正12年(1923年)，翁が58歳時の5月2日，長女・ヨシが誕生。しかし不幸は続くものである。昭和19年に，20歳の若さで，ヨシは死去している。これも死因は不祥であるが，当時全国的に流行

していた結核であった可能性もある。

　昭和4年，世界大恐慌が日本にも及び，徳之島の基幹産業であった黒砂糖製造は大打撃を受け，価格は暴落した。そのため，農民の多くは米も買えず，来る日も来る日もソテツの赤い実を食べざるを得なかった。いわゆる「ソテツ地獄」である。農業をしていた翁も，昭和に入り将来を考えて仕事の転換を考慮せざるを得なかった。

　翌年の昭和5年，65歳になって翁は現在の阿三から鹿浦港の近くに引っ越し，沖仲仕になった。沖仲仕とは，伝馬船に乗り込み，日に何度もあちこちの港を往復して，荷物を運び出し入れする肉体労働の仕事である。これには，砂糖価格の大暴落という理由のほかに，大切に育てていた愛牛が死んだことが直接のきっかけになったようである。当時，牛は，闘牛という娯楽，肉の補給源，そして穫れた砂糖キビを運搬しキビ汁を搾る原動力にもなる重要な役割もあったのである。ともあれ，還暦を済ませた重千代翁にとって，沖仲仕の仕事はたいへんな重労働であったはずであるが，この仕事はその後10年ほども続いたという。

　この頃，日本は，満州事変，5.15事件，国際連盟脱退と，軍国主義の道をまっしぐらに辿っている。昭和16年，太平洋戦争に突入すると，沖縄，台湾につながる南進の地として徳之島も重要な戦略拠点の一つとなった。終戦間近にもなると徳之島も米軍の空襲を受けている。

　戦争は翁の人生にも大きな影響を与えた。終戦を迎えると，翁は何を思ったのか，突然サラリーマン業を辞めて，鹿浦港から阿三へと帰郷する。そして再び農業を始めたのである。昭和31年，重千代翁91歳時に，37年間連れ添ってきた妻のミヤが死去する。享年74歳であった。以後，ミヤの20歳違いの妹であるカマが，彼女の後を継ぎ22年間の長きにわたって，翁の身の回りの世話をすることになる。なぜ20歳も歳の離れた若い妹のカマが，「ミヤの後を継いで」翁の世話をすることになったかのいきさつは不明である。

　重千代翁は，昭和40年(1965年)に満100歳を迎え，時の佐藤栄作総理大臣から百歳長寿の表彰状を受ける。

　そして，昭和51年，ついに111歳で長寿日本一に輝いた。その後は，日本いな世界中が注目する「世界最長寿」という栄誉の道を突き進むことになる。

　昭和54年，114歳で，ギネスブックが長寿世界一として翁を認定した。3年後の昭和57年には，117歳の翁の銅像が，当時の居住地であった徳之島伊仙町に，それも毎朝散歩の時に自分の銅像を見られるようにとの配慮の下に，自宅の庭の一角に建てられ，名実ともに島の宝となり破格の待遇を受けたといわれている。

## 2. 移民地・ハワイからの不運な帰国

### 渡名喜元完 [1884-1997, 沖縄県]

　元完翁は，時期は重千代翁と少々ずれるが，名実ともに「日本最長寿男性」であった。彼は明治17年(1884年)10月30日生まれで，享年112歳であった。明治も半ばにもなると，全国的に戸籍に

も不明瞭な点は少なくなってくる。元完翁は，100歳時は在宅で，同居者は次男（60），次男嫁（58），孫（29）の4人暮らしであった。このとき，またこれ以後も主たる介護者は，次男嫁のヨシ子さんであった。

元完翁は沖縄本島南部の佐敷町に生まれた。家は貧農で，男兄弟はなく，1人の姉と5人の妹がいた。翁が100歳当時は，92歳になる妹が生存していた。学歴は尋常小学校4年まで出ているので，文字を読むことができる。幼少時から腕白で青年期も血気盛んであったが，他方で誰とでも身構えず話のできる気さくさも持ち合わせていた。明治38年の日露戦争時に，元完翁は21歳で単身ハワイに移住して農業経営に従事した。しかし10年後の大正5年には帰沖し，31歳時に8歳年下の女性と最初の結婚をしている。その後，元完翁は再び単身でハワイへ渡るが，まもなく家族も彼を追って同地に渡り，以後しばらくの間家族で移住した。

昭和に入って家族ともども沖縄に引き上げてきたが，孫たちはハワイに残り戦火を免れた。沖縄戦当時は，翁一家は佐敷在住であったため，まともに戦火を被った。この激烈を極めた地上戦での避難の途中，元完翁は，妻，長男そして4人の娘すべてを失ったのである。

終戦直後まで続いた失意にもめげず，翁は，その後しばらくして再婚している。しかし，その3年後には，性格の不一致で早くも離別した。以後85歳に至るまで元完翁は，佐敷で独居にて農業（主に，砂糖キビ作）をして生計を得ていた。

先にも述べたように，詳細な家族歴の存在は，とりわけ長寿調査ではきわめて重要である。これらの家系図は，戸籍謄本や家系に伝わる資料と家族・親族および縁者の複数の証言を基に調べられるべきものである。元完翁の両親については，父親は30歳代で若くして亡くなっているが，母親は87歳で死去し，当時としてはきわめて長命であり，長寿の遺伝性を考える上で参考になる（図5-2）。兄弟姉妹は本人を含めると7名いたが，92歳になる妹を除きすべて死去しており，一見早死にの多い家系とも捉えられかねない。しかし，そのほとんどは戦死者であり，事故死を含めて長寿の遺伝性に関係はない。さらに，この現存する妹の存在も，元完翁の年齢の確かさを示す重要な証拠の一

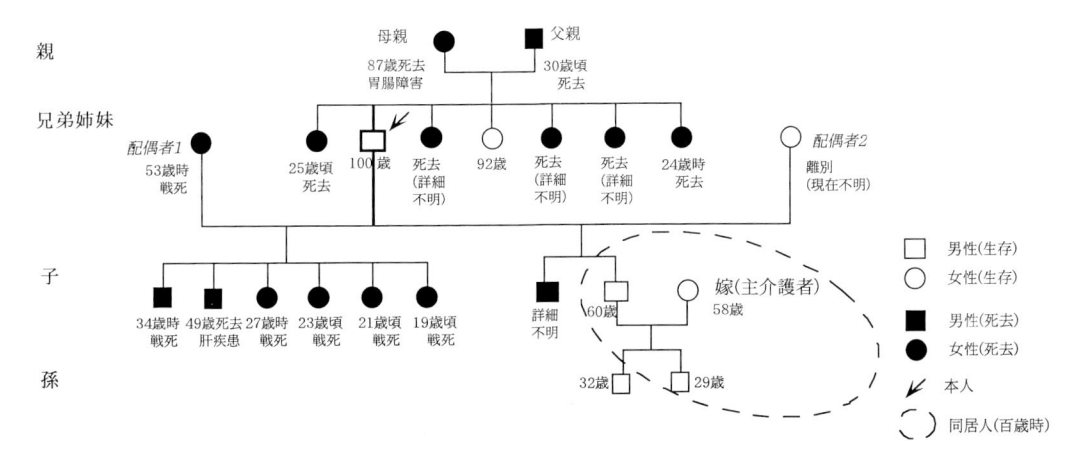

**図5-2　最長寿男性の家系図**

つになる。すなわち，同胞の数が多いことも，戸籍内容のチェックには有用な資料になる。以上から，元完翁の家系においては，母親と女同胞の一部に長命現象が認められ，むしろ女性を介した長寿の遺伝性がみられると考えてよいであろう。沖縄戦における同胞の戦死者が少なければ，その傾向はもっと顕著にみられた可能性がある。

　元完翁の結婚歴は2回で，上述のように最初の配偶者とその間にできた子供は2男4女の6名であり，その子供も一人を除きすべて戦死した。次の配偶者との間には2男でき，100歳現在は次男夫婦および孫と同居していた。こうして，元完翁の人生や生活歴を眺めてみると，貧しいながらも自由闊達に生きた若き日が偲ばれてくる。先に述べたように，若くして単身ハワイに移住し，その10年後に一時帰沖している。翁は，この時期に結婚を挟んで農業経営に従事したが，沖縄の百歳においては職業として農業に従事する者の比率は高かったのである。とりわけ，その多くは地場産業としてのキビ作であるが，その身体活動量も他の農業形態と比較しても高いものと考えられた（第4章）。しかし，さすがの元完翁も80歳を過ぎた頃から，身体的にも精神的にも独居の厳しさを感じ始めていたように思われる。また，90歳近くになると農作業自体も辛くなり，97歳で息子夫婦と同居することになった。つまり，驚くべきことに，97歳頃まではほぼ自立した生活を一人でおくっていたことになる。

　さて，翁は既往歴として85歳時に痔，88歳には右白内障の手術を受けている。次第に一人暮らしの生活や畑仕事の労働を困難に感じたため，97歳時に翁は次男夫婦に引き取られることになり，現在の沖縄市に居を移した。

　沖縄市は本島中部に位置する人口約10万の商業都市であり，それまで過ごした人口約1万の農・漁業主体の佐敷町とはかなり環境が異なっていた。元完翁は以後10年以上にわたり都会で居住したことになるが，他の百歳でも90歳前後になって，北部の山原一帯や八重山の離島から那覇市などの都会へ息子や娘夫婦を頼って上京してきた例がけっこうみられるのである。他方で，東京在住の百歳などでもこのような地方からの移住例は多いということから，居住環境や住居形態の変化が必ずしも長寿達成に大きなマイナス因子になるとは思われない。

　元完翁は，食欲不振や自立性低下に加え，介護等の問題により1993年12月2日に109歳で老人病院に入院し，112歳で亡くなった。この経過中に上気道炎・気管支炎等はしばしば繰り返されたが，抗生物質で順調に回復し，1995年5月に膀胱炎を起こした以外は特別な異常はみられなかった。しかし112歳では，ADLの低下が一層目立っていた。

　さて，病歴および家族歴については入院中も現病歴と言えるものはとくになく，既往歴には，先述のように痔手術（85歳時）と右白内障手術（88歳時）という2つの外科病歴があるのみである。

　他方で，元完翁に喫煙歴はなかった。飲酒歴については，最も飲酒量の多かった70歳頃より85歳時までは，ほぼ毎日にわたりビール（350 ml）6缶または焼酎2合程度を飲んでいたと言うが，痔の手術をきっかけにやめたらしい。

　次に，元完翁の趣味と生活パターンについて述べる。

　趣味については，自分で三味線を弾き民謡古典を歌う。日常動作および生活パターンでは，睡眠

状況は規則的で，朝7時頃に起床し，就寝は夜8時から9時頃である。食事も規則的に摂取し，ほぼ朝食8時半，昼食12時半，夕食19時となっていた。排便はほぼ毎日1回，排尿は1日5,6回であった。

一般的な日常活動のパターンは次のようなものである。起床後まず丁寧に洗面し，時間をかけて歯を磨く。そして朝食後に少し休んで，300m離れた甥の家まで嫁と一緒に散歩をする。ときには馴染みの薬局や理髪店などにも寄って，茶飲み話をしていく。その後，10時30分頃から11時30分頃まで少し昼寝をとり，昼食後はラジオのニュースを聴いたりし，再び15時頃から17時頃まで昼寝をする。17時頃から，相撲があるときはテレビで大相撲を観戦し，夕食後は家族団欒の中にテレビの時代劇を観て，最後に勧善懲悪の場面で気を良くした後は，おもむろに入浴し早めの床に就く，といった具合である。

また，翁は自ら三味線を弾き民謡も歌ったが，そういう趣味をもつ高齢者は沖縄県には多い。このような趣味は社交的な意義や脳への刺激に加え，心身医学的な意味でのストレス解消あるいは精神的なリラックスにもつながり好ましいと考えられる。また，元完翁自身も毎朝祖先の霊に手を合わせていたというが，同様の意味で祖先崇拝の高齢者は沖縄には多い。

このように，100歳時の日常動作および生活パターンとしては規則的であり，起床時間も季節によって若干変化させ，体調に合わせて無理をしない様が窺えた。また食事，排尿・排便も同様に規則的である。このような日常生活における規則性は，高齢者にとってのサーカディアンリズム（日周リズム）を守る上で重要であろう。さらに元完翁は，100歳以後も毎日決まったコース（およそ1km）の散歩を欠かさなかったが，戸外歩行という基本的運動習慣を維持していたことも重要であろう。また，これは先述の重千代翁のケースでも同様の習慣があった。

このような元完翁の保健意識の維持には，100歳時点で既に宣言していた「110歳までは必ず生きる」という彼自身の決意が，多少なりとも貢献していると思われる。また，昼食後のラジオのニュースを欠かさず聴き，社会の出来事に対する関心も失わなかった。眠たくなったら昼寝をとるというのも，年平均気温が約23℃の沖縄県で，しかも高齢者ともなればむしろ自然な習慣と考えることもできる。テレビでの相撲観戦や時代劇を楽しみに観るのも，百歳に限らず長寿者の一般的な娯楽である。

百歳を超えて最長寿に迫る事例の臨床的検討から，これらの最長寿の要因は高次機能病院への入院による「適切な医療」を受けたことであるなどと考える者もいるが，筆者はそうは考えない。それは単に，我田引水の発想に過ぎない。重千代翁は入院治療は受けなかったし，元完翁も109歳時に入院をしているが，それには家族側の介護不能に至る諸種の事情も少なからず絡んでいた。わが国の平均寿命の延びの根底に，公衆衛生の進展や医療技術の発展などがあると言うのならともかく，長寿達成に医療，それも高度医療が不可欠という発想は理解できない。これまでみてきたように，本人ならびに家族にしてみればADLはじめ入院を機会に急に低下した機能も多く，必ずしも入院を推奨あるいは礼賛できるものではないと思われる。世の中には，ほとんど医者にかかったことのない百歳や大病院に行ったことのない百歳も大勢いるし，診療所レベルのかかりつけ医であっても，親

身に最小限の「適切な」医療で百歳の面倒をみている医師がたくさんいるのである。長寿期におかれた人間ともなれば，医療技術レベルの多少の差などより，もっと大切にしたい価値観がある。これからの時代，大病院でなければ受けられないほどの，高度な機器や技術を必要とする超高齢者医療が理想とは考えられない。それはまた，本人はじめ多くの家族の意向でもある。

今後はむしろ，事情が許すならばQOLあるいは自立を重視した立場から，長寿期をおくる際も家族との精神的交流が多く，主観的幸福感も高い在宅療養の方が個人的にも，また医療費抑制の上からも好ましいと思われる。少なくとも沖縄では，高齢者が終の住処として在宅を選ぶ率も高く，在宅で家族と共に迎える長寿期が一般的には望ましいと考えられている。

以上，沖縄県在住の日本最長寿男性における長寿要因を包括的に考えてきた。その結果，男性であっても青壮年期の生活習慣を改善し正しい健康意識を保持し，豊かなADLを維持するよう運動および食習慣に留意し自立した生活を心がけることによって100歳を超える健康長寿をも期待できることが示唆された。ただし，これには個人が基礎として有する遺伝素因が長寿に関して好ましく働く，という背景にある条件がつくことはやむを得ない。

### 3. 最長寿男性例のまとめ

上でみてきた2人の最長寿男性例の，最長寿に至った要因と考えられるもののうち，もしかすると「最も重要と思われる点」について，ここで触れておきたい。

両者に共通していたものとして一つ挙げると，非常に優秀な主たる女性介護者の存在が挙げられるということである。気の合った女性介護者の存在については，男性で100歳を余っても健康で長生きするための必要条件とさえも言えるかも知れない。あえて女性介護者と書いたのは，共に生活する主たる介護者としては，男性百歳に対して男性の介護者はここ数年の調査では皆無であったからである。女性百歳の場合は，男性の介護者例もある。もちろん同性介護者はもっと数多くいるのであるが，男性同士を見た経験は非常に少ない。可能性を否定はできないが，男性にとっての介護者は異性の方が向いているのかも知れない。

ちなみに，その介護者は，重千代翁にとっては甥の三男嫁に当たる順江さんで，元完翁にとっては次男嫁に当たるヨシ子さんである。この2人の女性は，ともに最長寿男性の両者にとって，かけがえのない，きわめて重要な存在となっていた。

実際の生活では，2人とも当初は試行錯誤の毎日で，2世代も離れた男性百歳たちとは様々な衝突や軋轢があったに違いないのである。しかし結果的にみると，きわめて優秀な介護者であったことが見事に証明されたと言ってよいであろう。

多くの様々な家族や社会背景をもった百歳にお会いしてきたが，百歳になっても元気でさらに長生きするような方の背後には，これらの方々のように陰の支えと言うべき介護者の存在が，ほとんど必ず見出せるものである。一個の男性百歳の生存は，本人が意識していようといまいと，けっして己れ自身の長命素因のみならず，多くの社会的因子の，ほとんど犠牲的と言ってよいほどの献身

的な支援のおかげで成り立ったものである。したがって，少なくとも周囲の者がそのことを認め，正当に評価してやらなくてはいけない。もっとも彼女たちは，その事実や努力を否定するかも知れない。「自分は嫁として当たり前のことをしてきたまでだ」というふうに。しかし，その「当然なこと」は，余りに長期にわたり，世代の離れからくる意思疎通の上での齟齬や長寿者の介護者としての重圧などもあり，予想以上に難しいものであろう。それによって，彼女たちも成長したことも多いに違いないが，肉体的また精神的疲労は想像以上のものがある。彼女たちの多くは，絶えず死の恐怖に怯えていた十数年あるいは数十年を過してきたのであった。もちろん自分の死に対してではなく，確実にやってくる被介護者の近い未来の「死」に対してである。

　しかし，これら長寿者が亡くなる際に「家族の悲しみ」があることはもちろんだが，家族には重圧からの一種の解放感を感じたり，あるいは地域の隣人から祝福に似た振る舞いさえ受けることがあるものである。例えば元完翁が亡くなった時などは，その葬儀の際に紅白饅頭が参列者全員に振る舞われたのである。参列者たちの目に涙はなく，その偉大な長寿人生を讃える声のみが至る所から聞こえてきたものである。このように重苦しさのない，むしろ何かお祝いの場のような印象さえ受ける葬儀を，ほかに筆者は知らない。参列者に涙がないのは，もちろん冷たい心などからではない。皆，家族の気持ちは十分察しており，誰一人「紅白饅頭の振る舞い」を不思議に，いぶかしがる者はいなかった。形を重んじる他県人であれば，全く考えられない一種の「異常行為」ともなりかねず，非難，嘲笑，あるいは陰口は避けられないものと思われる。しかし沖縄の人々は，最長寿で生き抜いた長老の死を「ご苦労様でした。やっと，ゆっくりお休みになれますね。おめでとうございます」という気持ちで迎え，「紅白饅頭」という素朴で柔軟な連関発想ができ，また感情表現が実に豊かなのである。

## 4. 外国の日系百歳例

### 親川徳助 [1888–1997, Ontario, Canada]

　海外在住の百歳の代表は，享年109歳の親川徳助翁である。とは言え，厳密にはJapanese-Canadianだが，ミスター・トニーという愛称で皆に親しまれた。110歳に近い，これだけの長寿者を捜すとなると，いくら広大な北米と言え，日本人が自然と目立ってくるから面白いものである。しかも徳助翁は，奇しくも先述の元完翁と同じく沖縄県出身の日系カナダ人であった。徳助翁は，愛する92歳の笑美夫人と次男夫婦および孫たちと共に，オンタリオ州北西部のニピゴンという町に暮らしていた。惜しくも1997年に109歳で亡くなったが，それまでは病気らしい病気もせずに，毎日旺盛な食欲を楽しみ，大好きなフィッシングに精を出していた。

　徳助翁は，明治21年(1888年)2月27日，沖縄本島北部にある現在の名護市に生まれた。徳助翁の家も貧しく，子供の頃から山で木を切って家計を助けたという。翁には7人の兄弟姉妹がいるが，彼はその3番目である。家が貧乏だったので学校にはついに行けなかったと言う。当時の沖縄県の貧しい家は，男性は海外に出稼ぎ，女性は都会に出て遊廓に入ることが多かった。徳助翁も，その例

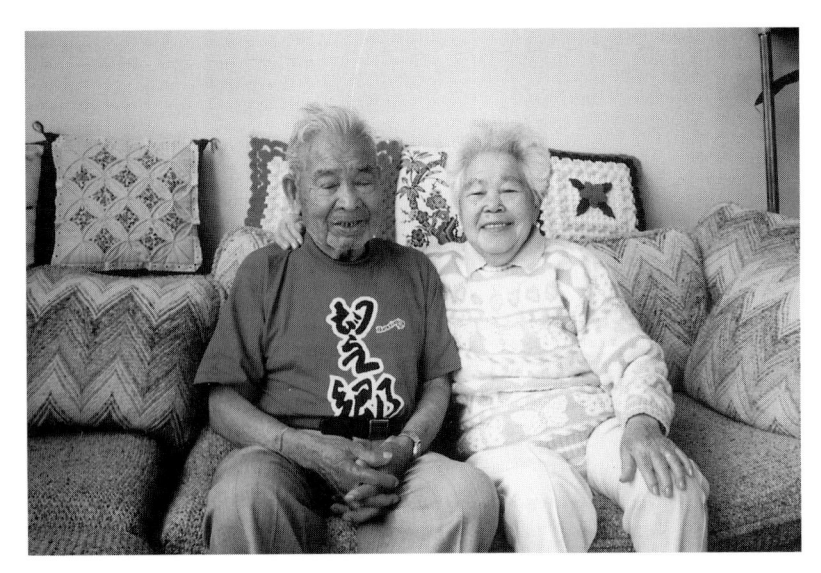

写真 5-2　最愛の夫人と共にカナダの自宅でくつろぐ

に漏れず，17歳の時に早くも移民を決意した。すぐに行動に移し，輸送船に乗り込んでカナダの西海岸ビクトリアに到着した。1905年のことである。しかし，幼い顔付きで身体が小さかった彼は，移民検査に不合格で，すぐには上陸を許されなかった。それでも咄嗟の判断で，検査官に泣きついて「18歳」と言い張って，ついに合格したという。おそらく単独移民としては最年少の部類に入る。以後，鉄道での荷積み作業，材木切り出しと運搬労働などの，いわゆる肉体的な重労働を行っているのである。

　この「重労働」については，これまで数百名の百歳を調べた調査結果から考えると，ほとんどの長寿者の若い頃の共通体験と言ってよいほどである（第4章参照）。とくに沖縄の百歳は，8割近くの方が，若い頃には砂糖キビ作という非常に骨の折れる農業に従事していたのは，前に述べたとおりである。

　しかし断っておくが，もし徳助翁が鉄道の荷積み作業，材木切り出しと運搬などの肉体労働，それも重労働をその後もずっと行っていたら，やはり今の長寿は難しかったであろう。なぜなら，そのような身体労働と一般に多かった農業労働とは，かりに身体強度の点で同様であったとしても，環境や人間関係などを含めて心身に与える影響はかなり異なっていると考えられるからである。

　鮭の加工業はカナダの日系移民には一般的な仕事だったが，当時の排日的な時代風潮や社会の中で白人経営者の元で長年やって行くには，徳助翁にとって耐えられなかったようである。次に，大きな農業経営への夢を抱き，農業研修のようなことから始めて本格的な農業の道に入って行くが，これがかえって健康保持には幸いしたかも知れない。ついに，バンクーバー近郊に50エーカーの広大な農地を手にした彼は，既に四十の坂を越えていたのである。この頃の徳助翁を知る人は，彼のことを，農業経営の道に入った頃は若い者を何名か自宅に下宿させ，自分ですべて炊事し，彼らに食べさせ，悩み事の相談にまで乗るという世話好きで，面倒見の良い男だった，と話している。

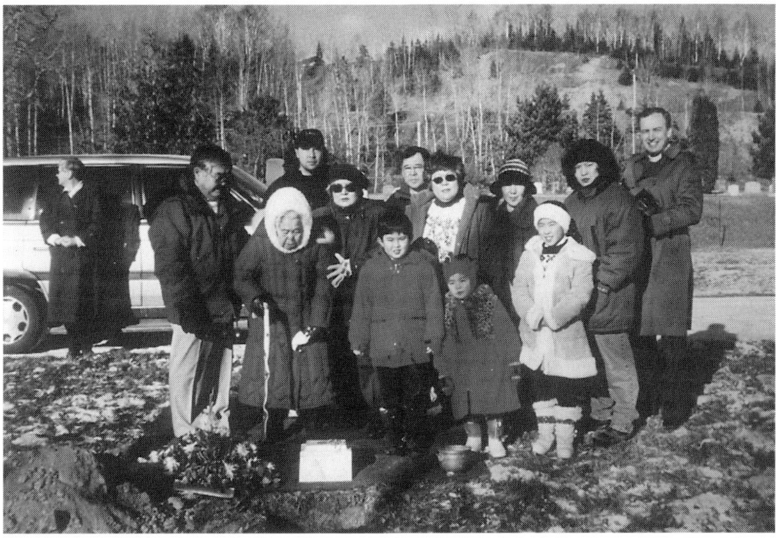

写真 5–3 大往生（異国の地に眠る）

「故郷に錦を飾る」ではないが，自分の土地を持ち経営にも目処がついて，47歳になってようやく里帰りする気持ちにもなれたのだろう。またこれは，母親の病気見舞いの旅でもあった。17歳にして故郷を後にして30年ぶりに見た沖縄であった。ついでに，嫁さんまで探しにきたわけであるから，実直にして前向き，また，なかなか行動力のあった方と見て間違いないだろう。その甲斐あって，同郷出身の笑美さんと結婚し，一緒にカナダに戻ることになる。

徳助翁が51歳になって，2人の間に初めての子が産まれた。長男であった。遅れた理由は，一にも二にも，経済的安定という移民にはやむを得ない事情からであったという。これは，当時の日系移民の辛苦と悲惨さを考えれば，容易に理解できる心情である。

しかし，晩婚で遅い子持ちという点では，先の重千代翁のケースと似ている。身体的には辛くても，子育て・孫育てが晩年まで続くのは，意外にプラス面が多い可能性がある。

さて，こうして家族にも恵まれ，農業と畜産経営も順調に行くかに見えた矢先，日本が仕掛けた無謀な戦争が，敵国で暮らす彼ら日系人の夢を無惨にも打ち砕いたのである。せっかく手にした広大な農地と，当時としては最大級の養鶏場はあえなく没収されて，白人あるいは中国系カナダ人たちの手に無償で渡った。日本人である彼は，他の者同様，それまで営々として築き上げてきた財産をすべて失い，一瞬にして無一文になったのである。失意の中に彼は，とうとう帰国を決意する。それもまた当然の心情であろう。

しかし，ここで先の元完翁と異なったのは，故郷である沖縄へ帰るのを強力に引き留めた奥さんの存在である。彼女は一言こう言った。「あんた何でそんなに帰りたがるね。沖縄はもっと苦しいはずよ。カナダよりいい国はないよ」。むしろ，彼女の方がカナダにこだわっていたように見える。たしかに，帰ったら帰ったで沖縄での生活も，今と同様に苦しくなることは目に見えていた。もともと徳助翁にしろ，家族を思いやっての帰国意志であったから，奥さんのその言葉がカナダに留まる

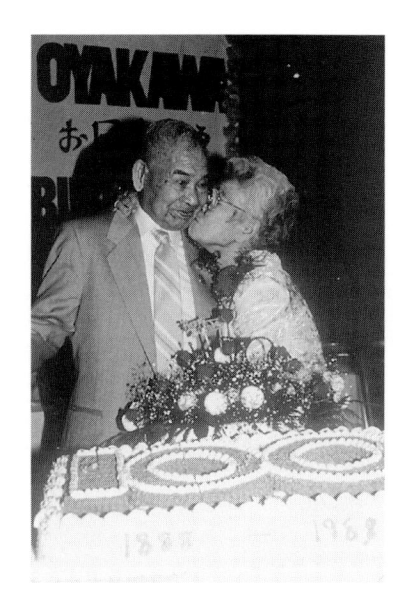

**写真 5-4** 百歳になっても「初恋」気分

ことを決定的にした。そのまま帰っていたら間違いなく，日本初の地上戦である沖縄戦の砲火に巻き込まれていたことは言うまでもない。そのときは今日の百歳長寿の誉れなど，とうてい考えられなかった。命がなかったのはほぼ確実であったからである。したがって，妻の存在は救いであり，妻の言葉は福音であった。不幸中の幸いと考えられなくもない。

　年齢については，当時は日本の平均寿命がまだ50歳前後の時代である。知らなくてよかったのかも知れぬが，もし徳助翁がそのことを知り，また日本にあって家族親類の強い影響下にいたとしたら，当時の日本の社会常識の中では「50歳にして立つ」という離れ業は困難であったと思わずにいられない。移民としての自由な意識や行動が，徳助翁を人生後半の繁栄へと向かわせたと考えることもできよう。

　しかしカナダに残っても，辛い試練は容赦なく彼らの身に襲ってきた。以後は，他の日系カナダ人と同様，冬は厳寒の大平原に散在する収容キャンプ巡りを強制されることになる。厳しく辛い経験の中に，それでも新たな子供も生まれ家族が増えていった。なかでも，4番目の子がキャンプ生活中に馬小屋で生まれた，という話はほのぼのとしたものである。どこか，イエス・キリスト誕生のエピソードを感じさせるが，彼らにとっても当時の暗黒時代にあって数少なかった光明の一つであったに違いない。その次男夫婦が，徳助翁夫婦と共に暮らし世話をしてきたのである。

　さて，遠くバンクーバーを離れ，カナディアン・ロッキーを越えて，大平原をさまよい巡り巡ってやってきたのがニピゴンで，ここで農業畜産，林業や監視業に携わって50年，いつの間にか「長寿」と呼ばれる歳になってしまっていたと言う。自分の家を建てたのが，80歳の時である。98歳の時に盲腸で手術入院したが，それ以外は「風邪ひとつひかなかった」そうだ。それからは，大好きなカナダの雄大な自然の中で，愛する笑美夫人と食事と生活リズムに気をつけた悠々自適の生活を

おくることになる。

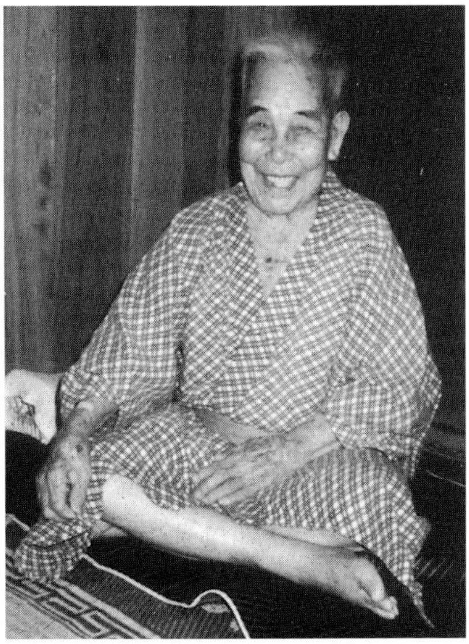

## 5. 琉球系カナダ人と沖縄人のまとめ

　徳助翁と元完翁は，同郷出身と言っても，その後の長い年月を生きてきた環境はカナダと沖縄であまりにも違いすぎた。どうして，これだけ異なる自然環境で，同様の最長寿を保てたのであろう。一見これだけ異なる環境下での，共通の長寿達成という事実にも興味が湧く。

　徳助翁に比べ，日本最長寿の元完翁は，若い頃はさほど食事に気をつけていなかった。酒に溺れた時期もある。しかし，戦争で家族をほとんど失い，また独居の身であれば，それも致し方ないことでもあろう。特筆すべきは，病気をしてからは酒を断ち，95歳頃までは独力で生計を立

写真 5-5　沖縄「最長寿男性」の笑顔

て，身体的にも自立した生活を一人でおくっていたということである。また彼は豆腐が好物で，遠くまで買いに行っていた。徳助翁も，肉を避け魚をタンパク源としていたが，これらの事実には健康食に関する相通ずる信念が感じられる。

　徳助翁は80歳近くまで働き，その後も小さな畑作業と好きなフィッシングで，継続的に身体を動かしていた。朝食を十分にし，フレッシュ・ジュースにハニー・シリアルと，かなり食に重きをおいた。これなど，いわゆる「学歴」などはないと言っても，今の栄養学の考え方と同じである。俗な意味で「学」があっても，タバコ，アルコール等に溺れて自分の健康というものに関心をいだかない人と比べて，どちらが本当に「学がある」と言えるのであろうか。

　長寿者と呼ばれる方は得てして，彼のように自分の夢や行動そして意志を，暦の上での年齢によって制限したりはしない。老人医学の観点でも，暦上の年齢と実際の身体年齢とは個人差がきわめて大きく合致しないことが多い，といわれている。長寿を考える際，この「個人差」がきわめて曲者なのである。

　徳助翁は，子供の頃から山で木を切って家計を助けたというから，山での仕事が性に合っていたに違いない。また家が貧乏で学校には行っていないので，「知に働けば角が立つ」生き方は考えられなかった。すべてにおいて謙虚であるしかない。しかし，このように「無学」で，性格的に非常に謙遜な生き方をする人が百歳には多い。彼らは身体を使った仕事で生計を立てるしかない。身体的ストレスはそこそこあっても，精神的ストレスで打ちのめされるということはない。人間関係からくる不満で，大きなストレスを生じるということは少ない。このように，心血管系に対するストレスの軽減が長寿達成に大きく関わっている可能性はきわめて高い。

　元完翁は細長い顔にして大柄な方で，故郷にありながら比較的家庭に恵まれなかったが，徳助翁は丸顔にして小柄だが，異郷を愛し家族に恵まれた。

この2人の沖縄出身の百歳同士は，一見じつに対照的な人生をおくってきたかに見える。しかし，注意深く見ると，上でみてきたように，また共通なことも少なくないことも理解されよう。

## 6. 知的百歳（Intellectual centenarian）

### 比嘉　博 [1896-1998, 沖縄県]

比嘉博翁は，明治29年(1896年)，沖縄県北中城村島袋に生まれた。父が49歳の時の4男1女の末子として生まれ，実家は貧しい農家であった。父は，那覇の商店に住み込みの番頭で，母は実家で百姓をしながら甘藷や野菜を作っては那覇まで頭に乗せて行商に出てきていたという。翁は，5歳の時に既に，仮校舎で1年生に混じって授業を受けたほどに向学心に満ちていた。父は一介の商人であったが，学問の必要性や教育の重要性をよく認識し，末子の翁にだけは学問を身につけさせてあげたいと考えていたらしい。

博翁の5代前の先祖は尚寧王時代の士族であったが，その三男が島袋の百姓の娘と結婚したことで，身分を剥奪されたという。しかし，父はその先祖の墓を前にして，いつも「我々は，この王様の子孫であるから，おまえたちも良い子になれよ」と，繰り返し諭した。このことが，子供心に翁の胸に刻まれて，自尊心や責任感の芽生えとなり，翁の一生の指針となり大きな影響を与えたという。

博翁らが子供だった頃，彼の母は毎朝，芋を蒸かして朝食にし，またその芋を蒸かす際に蒸気で蒸した米を弁当箱にいれて学校におくった。当時の義務教育年限は4年で，卒業前に父の前に長時間ひざまずき，高等科に進学させて欲しい，と頼んだということである。明治43年，翁は高等小学校を卒業して，中頭郡組合農学校に入学した。各高等小から数名しか入学できず，文字通りエリートが集合したという。60名入学したが，卒業したのはわずか25名であった。しかも翁は，首席卒業であり，学力優等と3ヵ年の無遅刻・無欠席の皆勤賞，さらに県庁役人から特別賞の激励に浴した。当時は，軍国主義一辺倒の時代であり，優秀な学生は陸軍士官学校，海軍兵学校あるいは陸軍幼年学校へと進み，羨望の的であった時代である。

しかし翁は，そのような風潮に流されず，大正2年に17歳で農学校を卒業し，尋常小学校本科教員の検定試験を受験した。その年の秋に，7日間の日程で理数科を含めて全科の試験を受け，1回でパスしたが，全科目1回の試験で合格例は全国的にも珍しく，大きく新聞報道されたという。早くも11月には学生服姿で小学校の代用教員として教壇に立っている。翌年3月には18歳にして正教員の免許状を手にした。

大正3年，1年間は小学校の正教員を勤めながら，師範学校二部入学を目指して猛勉強した。石油ランプの灯火の下，机を友とし，この1年間は床を延べて寝たことはなかったと述懐している。それほどの勉強家であったということであろう。その甲斐あって難関を突破し，師範学校では新しい教育関係の科目(教育原理・教育心理・教育史・各科教授法・学校管理法)や論理学，手工，図画，体操，教練などに触れて，一層の向学心に燃えた。3ヵ月にも及んだ教生(教育実習)では，博翁一人だ

けが1年間の現場経験者ということもあり，その実力を十分に評価された。

大正4年4月に20歳で沖縄師範学校を卒業し，5月には徴兵検査を受けた。検査には合格し，6週間で兵役を終了した。その代わり，29歳までの小学校訓導の義務が生じた。次に翁が考えたのは，中等学校教諭になる検定試験受験である。学校勤務が終えてから寝るまで，毎日50頁教育関係の本を乱読，精読したという。教育学はもちろん，哲学，倫理学，心理学，論理学，教育史を7年間かけて独学したが，「見事に」失敗であった。初めての挫折であったという。しかし翁は，独善的な受験勉強を反省し，東京に出て講義を聴いて本格的な受験勉強をしようと一念発起して，小学校訓導の義務が終了した大正13年4月に，29歳で上京した。前年，関東大震災で大打撃を受けた東京は教員が不足しており，灰燼と化した焼け野原に立ったバラック校舎に，教科書，黒板，チョークそして一台のオルガンだけで始めた授業であった。

その後は東京で小学校教員をしながら，日本大学二部の修身法制経済学科に入学している。ここでも精励克己して勉学にいそしみ，卒業時は平均80点の成績で免許状取得には十分であった。この4年間の勉学や東京生活で得たものは，沖縄での10年，否20年間分のそれらに匹敵した，と博翁は今になって述懐する。とくに夜間は大学での講義を受け，日中は小学校勤務で指導法の実践的研究をできたのであるから，日々充実し貴重な体験の毎日であった。

また，この間，翁は肺尖カタルを患い，精密検査で結核菌は見つからなかったものの，医学部の友人から「この病気は自分で治す病気」と教えられ，以後夢中で生理衛生学や医学関係の書物を読み，食事療法と運動療法で完治させた。この経験が，「苦学する者にとって大事なことは，健康で身体だけが唯一の資本であること」を翁に痛感させた。専門は違っていたが，ここで独学で得た保健学の知識は，博翁の以後の健康で長寿な人生にきわめて重要な財産となった。

また，この頃より，翁は晩年まで続けた1日2食主義をとる。カロリーや栄養価があり，消化しやすい食物を少量食べるようにしていた。睡眠時間は1日5時間くらいで通したという。

昭和3年9月，32歳で沖縄県へ赴任となり，首席訓導(教頭)を任ぜられた。教職員の信頼を得て，翌年4月には33歳の若さで美里小学校長に任命され，普天間小学校長と歴任した。当時は，日本全国が一致団結して，軍国主義の下に総動員態勢であり，翁自身も天長節には拝賀式を挙行し，勅語の奉読と神勅の朗唱を進んで行っている。日本は，当時このようにして発展し，これによって敗戦に導かれ，教育の力の偉大さと恐ろしさの両面を反省している，と翁は考えている。合理的な学校運営に対して，当初は若き校長非難の声も多かったが，徐々に理解してもらえるようになった。

糸満国民学校長をしていた昭和16年，太平洋戦争が勃発し，次第に戦局が悪化し，沖縄は要塞化してきた。県民の志気が昂揚され，沖縄も戦時一色になった。県の指示で，各学校は学童の団体疎開が奨励されたが，児童に親元を離れて他県に行けということは他に子供の命を預けることであり，これには学校長として責任は持てないと，翁はこの命令にだけは従わず，結局呼び出されて叱責を受けるはめになった。翁の家族は6名とも疎開せず，祖先の前で死ぬと決意していたが，国頭の山中で敗戦を迎えた。3ヵ月間はソテツだけを口にしており，栄養失調で歩くのもやっとの状態であった。あと数週間終戦が遅れていたら，確実に自分の命もなかった，と話している。生死の境を彷徨っ

た当時の経験が，今でも時々脳裏に浮かぶという。

是は是，非は非として，己れの信念に基づいて，教育者として沖縄の教育界を引っ張っていた意気軒昂とした若き日が偲ばれる。

戦後，博翁はコザ中学校長(昭和23年)，文教局研究調査課長(昭和27年)，普天間高校長(昭和30年)を経て，昭和35年には琉球国際短期大学(現沖縄国際大学)の講師になり，以後倫理学の助教授，教授(昭和38年)として教鞭をとっている。この間も，コザ地区PTA連合会長，学校法人中央高等学校校長，私立学校審議会委員，学校法人国際学園理事，私立学校振興会評議員，同議長，等の役職を歴任している。さらに，昭和45年には勲四等瑞宝章，昭和61年沖縄県功労賞，平成10年正五位に叙せられた。

平成10年7月，ついに体調を大きく崩し入院に至ったが，その時でさえ翁は，自分自身の病状の観察が鋭く，「どうも肺炎にかかったようだ」と医者の診断を待たずつぶやくほどに冷静であった。急性期を凌いだものの，回復が思わしくないとわかると，自宅療養を強く望み，その患者本人の強い意志に病院側も折れて，ついに退院することになったのである。おそらく翁にとっては予期しなかった突然の病による入院で，いったんは家で身の回りの整理をすることをおろそかにはできないと考えての，最後の強い「自己主張」であったと思われる。

家に戻るとホッとするのも束の間，身辺の整理をし亡くなる直前まで，健康に影響を与える環境変化，すなわち日時や気温などを家族に確認をして，それをメモしていたというからまことに驚くべき几帳面さである。死の前日には，いよいよ死期を悟ったのか，他の部屋に置いてあった自分と両親の肖像画を仏間に移動するように，病床から家族に指示を出した。

最期まで意識はしっかりしていたらしい。戦後53年目の終戦記念日である8月15日，午前2時27分，稀にみる碩学百歳であった比嘉博翁は，眠るように静かに息をひきとった。


## おわりに

本章および本書の最後に，この比嘉博翁の事例を紹介したのには，大きな意義がある。ついに，沖縄からこれほどの「知的百歳」が生まれたことに，筆者は大きな喜びを感じ，また誇りに思っている。しかしそれ以外にも，これからの時代は，ただ単に長寿，あるいはとくに百歳の栄誉を目指せば良いというものではないであろう。単なる長命でなく，長寿であることはもちろんだが，家族のみならず，社会的に誇れるような真の長寿でなければ，これからはその意義が薄くなってくる。

では，社会的に誇れる真の長寿とは，何か。

それは，おそらく，「生産的長寿」を保つことである。ロバート・バトラー(Robert Butler)氏も指摘しているように，プロダクティブ・エイジングの発想が重要なのである。ここでプロダクティブ・エイジングとは，いわば有償労働・ボランティア活動・相互扶助・家事や調理等のより高次の能力・意欲のレベルで，社会の中で高齢者がどれだけの役割が果たせるかの立場でProductivityを重視する老い方である。個人的でもよいが，できれば積極的に社会に関与する，意義のある内容で，プロダ

クティブ(生産的)であることが理想である。そうすれば，幾つになっても卑屈にならずに生きていけるし，家族も真に誇りとできるであろう。

　さて，父となった頃の若き日の比嘉博翁には，もう一つ面白いエピソードが残っている。生前，子供たちと一緒に時を過ごしていた頃，翁は食卓を囲みながら，ときに箸を置いて，社会問題の重大性，教育の素晴らしさ，健康の重要さ，人生観や人間観などを，子供たちに向かって説くことを常としていた。この意味で，食卓も翁にとっては，学校での教壇と同じであり，子供たちにしてみれば，またかと食事も多少まずくなったかも知れない。しかし翁が，死ぬ直前まで新聞や社会問題の月刊誌を読んだりニュースをみたりしていたのも，社会との窓を失わず，子供たちに提供できるだけの話題を得るための努力もあったようである。これは翁が昔，父にしてもらったと同様のことである。そして，そのような食卓での「講義」もしくは「家庭教育」は，子供たちの浮かない態度によっては，突然「お説教」に豹変したのである。彼は，不真面目に聞く子供たちを前にして，「人間は喰うために生きるのか，それとも生きるために喰うのか，どちらか」と，一人ひとりに詰め寄ったという。生意気盛りの子供たちも，ときには父の気迫に押されず，反論したりすることもあったという。翁を知る筆者には彼の「家庭教育」の場面がイメージとして彷彿とするのである。現代，どれだけの家庭でこれほど真剣な親子の対話がなされているのだろう。しかも翁の場合，代々受け継がれてきた知的長寿に向けた家庭教育につながるものがあったかも知れない。

　この小さなエピソードからも，しかし，男性百歳としての翁の新しい一面がみえ，独特の人間像が窺い知ることができる。

　比嘉博翁のような百歳は，必ずしも100%，上で述べた「社会的生産的長寿」を全うしたとは断言できないが，少なくともその一端を示してくれた。これからの長寿者に求められる「理想的百歳」あるいは文字通りの「百歳長寿」の片鱗を，我々に垣間見せてくれたような気がしてならないのである。合掌。

　(以上，敬称一部略)

(秋坂真史)

編著者略歴

秋坂真史（あきさか　まさふみ）

1956年，千葉県に生まれる。
1980年，筑波大学生物学類，福島医科大学医学部卒業。琉球大学附属病院，沖縄県立中部病院等で医師としての臨床研修，同大学院，琉球大学医学部地域医療研究センター，ならびに沖縄アジア医学研究センター助手等を経て，現在茨城大学教育学部教授。医学博士。
（主要著書・論文）
『気がつけば百歳』（単著，大修館書店，1995）
『日本の百寿者』（共著，中山書店，1997）
Molecular Genetic Study of DNA Polymorphism for HLA Class-II genes associated with longevity (*Tissue Antigens*, 1997)
Coronary-prone Behavioral Pattern of Okinawan Centenarian (*Jpn J Behav Med*, 1995)
Energy and Nutrient and Intakes of Okinawan Centenarian (*J Nutr Sci Vitaminol*, 1996)
日本最長寿男性の長期追跡による包括的縦断研究（日本老年医学会誌，1997）

---

男性百歳の研究
（だんせいひゃくさい　けんきゅう）

2000年4月20日　初版発行

編著者　秋　坂　真　史
発行者　海　老　井　英　次
発行所　（財）九州大学出版会
　　　　〒812-0053　福岡市東区箱崎 7-1-146
　　　　　　　　　九州大学構内
　　　　電話　092-641-0515（直通）
　　　　九州大学構内電話　8641
　　　　振替　01710-6-3677
　　　　印刷・製本　研究社印刷株式会社

© 2000 Printed in Japan　　　ISBN 4-87378-626-6

## 沖縄の歴史と医療史
琉球大学医学部附属地域医療研究センター 編

B5判 218頁 4,500円

沖縄の医学，医療が辿ってきた歴史について，沖縄の歴史背景との関連で紹介する。最初に沖縄の医療史年表を本土および諸外国の関連記事と対比させて示す。次いで沖縄の歴史とこれを背景とした医療の歴史的概観を紹介し，さらに個々の疾病対策の歴史についてまとめている。

## 沖縄の疾病とその特性
琉球大学医学部附属地域医療研究センター 編

B5判 244頁 5,000円

本書は，わが国で唯一の亜熱帯地域に位置する沖縄において培われてきた地域医療・保健技術に関する研究論集であり，本土のみならず，隣接する東南アジア地域が抱える疾病，医療の問題にも応用可能なものと考えられる。

## 沖縄の疾病像を探る
―― 新しい病理学の試み ――
岩政輝男・町並陸生 編

B5判 288頁 7,500円

本書は，沖縄の多種多様な疾病を検討し，地域の特性を病理学の面より明らかにする試みであり，その成果は同じような熱帯や亜熱帯気候を有するアジア諸国に応用されうるし，さらに本土等の疾病を見直すことができる。

## 日本における 糞線虫と糞線虫症
城間祥行・佐藤良也 編

A5判 210頁 4,400円

本書は，わが国で唯一残された寄生虫病と言われる糞線虫症について，この寄生虫の分類，形態，生活史，およびその臨床，重症化と病理，診断，治療，感染防御免疫，疫学などの全般にわたり最近の研究成果をもとに詳述したものである。

## 沖縄の人と心
沖縄心理学会 編

B5判 300頁 5,000円

沖縄人のパーソナリティ構造や意識行動は，歴史的・文化的に幼児期から民族的な特殊性が形成され，しかも，それは意識の内なる行動として表現される。本書は，沖縄心理学会創設20周年記念として，また沖縄祖国復帰20周年を記念して刊行され，沖縄研究の総合的な，しかも特色ある基礎的な研究課題を提起している。

（表示価格は本体価格）

九州大学出版会